Evidence-Based Nursing: the Research-Practice Connection

循证护理

弥合科研与实践的鸿沟

（第3版）

原著主编 Sarah Jo Brown
主　　译 郝玉芳　晏利姣
译　　者（以姓名汉语拼音排序）
丛　雪（北京中医药大学护理学院）
邓寒羽（北京中医药大学护理学院）
高尚谦（北京大学第一医院）
韩　柳（北京中医药大学护理学院）
郝玉芳（北京中医药大学护理学院）
胡立云（首都医科大学）
姜雨婷（北京中医药大学护理学院）
金宁宁（北京中医药大学护理学院）
刘红霞（北京中医药大学护理学院）
孟　静（北京中医药大学护理学院）
乔　雪（北京中医药大学护理学院）
单亚维（上海中医药大学护理学院）
尚雅彬（北京中医药大学护理学院）
苏春香（北京中医药大学护理学院）
孙　颖（北京中医药大学护理学院）
孙瑞阳（北京中医药大学护理学院）
王晋芳（北京中医药大学护理学院）
薛冬群（北京中医药大学护理学院）
晏利姣（北京中医药大学护理学院）
岳树锦（北京中医药大学护理学院）
张淑萍（北京中医药大学护理学院）
周　芬（北京中医药大学护理学院）

北京大学医学出版社

XUNZHENG HULI——MIHE KEYAN YU SHIJIAN DE HONGGOU

图书在版编目（CIP）数据

循证护理：弥合科研与实践的鸿沟：第3版 /（美）萨拉·乔·布朗（Sarah Jo Brown）著；郝玉芳，晏利姣译．—北京：北京大学医学出版社，2018. 1

书名原文：Evidence-Based Nursing：the Research-Practice Connection，3rd ed

ISBN 978-7-5659-1661-8

Ⅰ．①循…　Ⅱ．①萨… ②郝… ③晏…　Ⅲ．①护理学　Ⅳ．①R47

中国版本图书馆 CIP 数据核字（2017）第 205254 号

北京市版权局著作权合同登记号：图字：01-2016-0530

Evidence-Based Nursing: The Research-Practice Connection, third edition
ISBN: 9781449690991
Author: Sarah Jo Brown

ORIGINAL ENGLISH LANGUAGE EDITION PUBLISHED BY
Jones & Bartlett Learning, LLC
5 Wall Street
Burlington, MA 01803

循证护理——弥合科研与实践的鸿沟（第3版）

原著主编： Sarah Jo Brown
主　　译： 郝玉芳　晏利姣
出版发行： 北京大学医学出版社
地　　址：（100191）北京市海淀区学院路38号　北京大学医学部院内
电　　话： 发行部 010-82802230；图书邮购 010-82802495
网　　址： http：//www.pumpress.com.cn
E-mail： booksale@bjmu.edu.cn
印　　刷： 北京瑞达方舟印务有限公司
经　　销： 新华书店
责任编辑： 赵　欣　刘春艳　　**责任校对：** 金彤文　　**责任印制：** 李　啸
开　　本： 787mm×1092mm　1/16　　**印张：** 19.75　　**字数：** 487千字
版　　次： 2018年1月第1版　2018年1月第1次印刷
书　　号： ISBN 978-7-5659-1661-8
定　　价： 98.00元

中文版前言

循证护理（evidence-based nursing，EBN）是受循证医学的影响而产生的护理观念，是护理人员在计划护理活动过程中，审慎地、明确地、明智地将科研结论与临床经验、患者愿望相结合，获取证据，作为临床护理决策依据的过程。随着循证护理的引入，护理学科发生了巨大的变化，如开展以患者为中心的整体护理、用批判性思维寻求最佳护理行为、实施全面护理质量改进程序、以最低的成本提供最优质的服务等。同时，有关临床实践和健康服务的护理研究论文显著增多，加之护士掌握了文献计算机检索方法，这些变化又同时极大促进了循证护理的发展。

目前，国内各地区、各级别卫生保健服务机构都在积极探索开展循证护理实践，也有个别机构在尝试制订循证护理指南（或方案）。但是，循证护理实践开展的深度以及广度仍欠缺。深度即循证护理实践的质量，通过文献分析发现，大部分作者介绍的循证护理实践只是简单地运用循证思维开展护理工作，并非真正意义上的循证护理实践，其科学性仍待提高。同时，循证护理指南的制订方法也需要规范。所谓广度，即循证护理仅在试点医院的个别项目上开展，而不能普及循证护理的理念，也无法将其渗透到护理的各个环节。

这本书为护理工作者详细地提供了在进行循证护理实践时获得所需知识的方法和途径，包括科研方法及如何将研究证据转化为实践的基本知识，能够很好地指导我们开展循证护理实践，提高护理质量。因此，我们团队决定翻译此书，为对循证护理实践感兴趣的护理同仁提供更多的学习便利。

衷心感谢团队中每一位成员在本书翻译和编辑、校对过程中所做的大量细致工作，也特别感谢清华大学生物系 2015 级本科生许诗瑶、叶泽轩在该书翻译和校稿过程中给予的帮助和支持！

我们相信这本书对广大护理工作人员在循证护理的理论与实践中都将有所裨益。但是由于时间和个人水平有限，此书翻译可能并不完美，疏漏和错误在所难免，我们殷切希望得到广大读者的反馈，以便重印时予以纠正和完善。

主译

原著前言

“证据胜于雄辩。”

——温斯顿·丘吉尔（Winston Churchill），1897，《名人传记》

现代社会，意见比比皆是。然而当事情很关键但有风险时，就很有必要越过意见去选择可靠的知识和信息。比如为患者提供护理。这也是所有照护专业行为都依赖于循证实践的原因。

循证实践包括搜寻及合并最可靠的证据并应用于实践，如运用由研究得来的科学知识。科学知识是可靠的，一是由于它是以方法学为导向的，二是由于它的开放性，即所有感兴趣的学者均可对其进行检验。

对于一项特定问题的科学研究体系要经过很多年才能建立起来。一项研究检验问题的某一方面，另一项研究则检验另一方面。进行某些研究是因为研究者想要更深入地理解在之前研究中没有被完全发掘出来的方面，有的研究则是为了挑战之前的研究结果。从某种意义上说，所有研究均是建立在之前研究的结果基础上的。就像拼图一样，随着研究的增多和不断深入，图画逐渐地开始变得完整起来。

事实上，发表在专业杂志上或是在专业会议上汇报的研究报告都是科学的自查过程。开放的科学报告允许同行们去思考并挑战该研究。在接下来的几年里，他们则在相似或稍微不同的情境下，验证、反驳、微调之前研究的结果或增加内容。这些连续的在之前研究基础上的微调或增加，使得我们知道科学原来是个积累的过程，也就是说它会随着时间而不断充实，就像拼图的图画一样。

在护理学中，我们具备一个不断增长的来源于科学研究的知识体系，用以为不同的人群（譬如群体患者或个体患者）设计照护方案。护理部和护理机构在制订临床方案和护理规范时采用的均是来源于科学研究的知识。在个体护理方面，当面临常规护理知识不足以解决临床问题时，个体患者通过搜寻来源于科学研究的护理知识并遵循它来解决问题。

重要的是，基于科学的照护最有可能使患者获得最佳结局。为提供科学的照护，21 世纪的护士必须具备阅读科学报告的能力，并且决定是否或如何在制订临床决策及照护计划时应用科学研究证据。这本书提供给护理学生在进行循证实践时获得所需知识的方法和途径，包括科研方法及如何将研究证据转化为实践的基本知识。

注意

- 辅助学习网站：请大家注意本书的辅助学习网站 go.jblearning.com/brown3e. 按照本书的章节分配，该网站提供了互动学习指导、补充论文、附加阅读参考文献以及到可能感兴趣信息内容的链接。
- 易于阅读的文本。有些担心研究课的同学告诉我说，他们发现这本书阅读和理解起来都非常容易，甚至觉得非常有趣。我希望你们也会有这样的感觉。
- 编入统计分析：你会发现没有专门介绍统计方法的章节，而是将具体的统计方法及对其结果的解释编入了介绍不同类型研究的章节中。这使得统计方法和结果得以在最常应用的研究情境下被充分解释。
- 变化的性别参考：由于所有文本都列举了一些虚拟出来的人的例子，因此她 / 他的难题又出现了。有很多方法可以解决这个问题，但我选择提到护士时有时用“她”，辅以“她的”；有时用“他”，辅以“他的”。

本版

因为某些地区的循证实践（EBP）发展得比较迅速，因此本版在上一版基础上略做调整，尤其在以下部分增加了新的信息：

- 循证实践是安全和质量行动的组成部分。
- 循证实践转化的实施研究，即转化研究。
- 临床实践指南和系统评价的制订标准。
- 个体化护理证据的格式化。

这些变化均在本版和网站上（go.jblearning.com/brown3e）有所体现。

Sarah Jo Brown，PhD，RN

目　录

第一部分　护理研究

第二部分 循证实践

第一部分

护理研究

理解发表在临床杂志上的研究报告所需要的知识水平，在某种程度上就类似于懂行的计算机使用者。要成为一名有能力的计算机使用者，你不需要懂得二进制算数、电路、程序架构或CPU如何工作，你只需要掌握一些基本的电脑语言，并熟悉你要使用的硬件和软件程序的特征即可。

同样地，作为一名专业的临床护士，你不需要懂得获取样本的方式，如何选择一项合适的研究设计，或如何选择最佳的统计方法。但你需要掌握的是不同种类研究的实施方法及如何读懂研究结果的基本知识，还需要掌握如何获取正确的数据资料，如何避免得出不正确的结论。

本书第一部分的目的就是向你介绍研究方法和不同种类的研究证据。为帮助你学习，7篇研究论文全文列在文后。我选择这种学习策略是因为我发现用实际研究解释研究方法更生动。

重要的是，掌握基本的研究方法是实施循证实践的基础。对于想知道通过学习这本书能够获得哪些收获的读者，图1-1列出了本书的学习进程概况。主要学习目标在左侧的菱形框里。更多具体的学习问题则列在右侧。

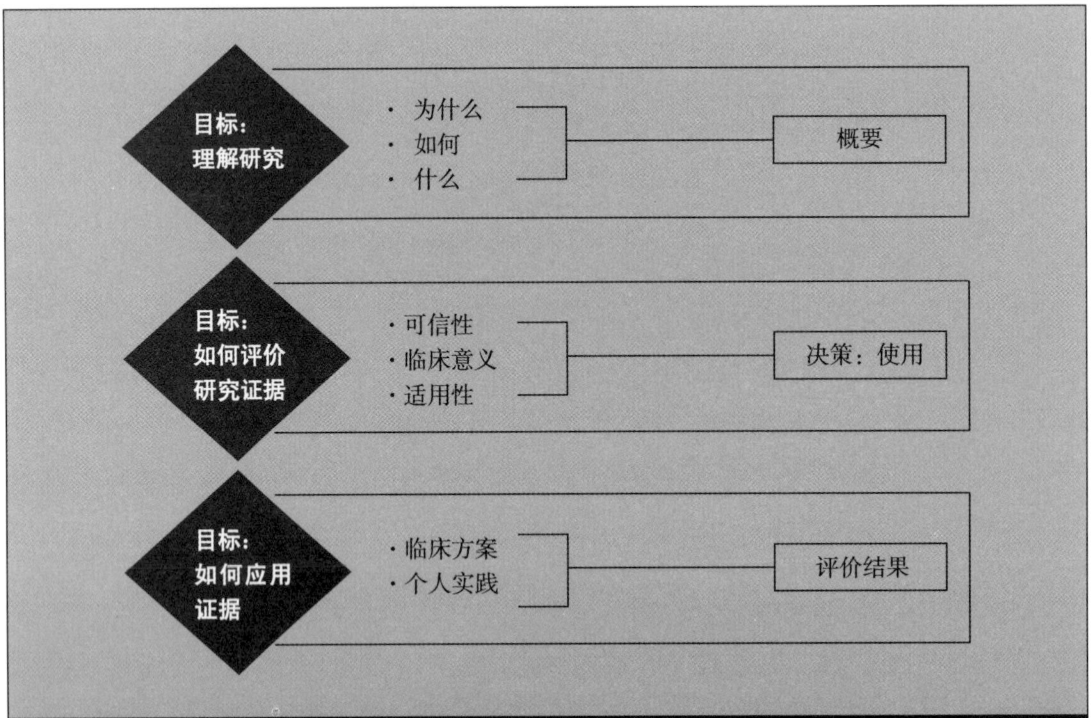

图 1-1 本书学习进程概况图

第一章

研究到实践的转化

有效的护理实践需要知识、信息、判断、技能、照护和艺术。这本书是关于知识部分，具体来讲，是关于如何将知识运用到服务患者的决策制订中去。护理服务中相当一部分关于决策制订的知识是由研究产生。理想状况下，所有关于患者服务的关键决策均应建立在证据的基础上（Institue of Medicine，2001）。尽管这是一项不能完全实现的目标，但是大量的卫生保健研究还是为设计护理服务提供了相当重要的指导。

一、从研究到实践

一项研究的结果就是“原材料”，像石油和铁矿石一样，必须经过转化才能成为日常应用的产品，如汽油和钢铁。研究结果同样也必须经过转化才能成为指导临床医生或护士进行决策和行动的临床方案（clinical protocols）的基础。从研究者进行研究到临床医生或护士依据研究结果提供临床照护，是一个伴有多次转化的过程，这些将在之后的章节里学习。

二、证据

为产生有效且实用的临床方案，必须结合研究证据和其他来源的信息。因此，当制订护理方案时，项目小组实际会采用几种不同的证据来源，包括：

- 研究结果
- 机构质量监测数据
- 国家数据库数据
- 专家意见
- 科学原则

卫生保健人员普遍认为，研究证据是最值得信任的证据来源，临床方案应当尽可能地以研究证据为基础。然而，当研究证据不可获得或不能足以解决临床问题时，那么其他形式的证据则可以补充使用。如果制订临床方案过程中应用多种来源的知识和信息，则结果通常被称为基于证据的（evidence-based）临床方案。因此，从这里开始，我将会用“基于证据的”一词取代“基于研究的（research-based）”一词，来描述以研究证据为基础的临床方案和临床实践。

说到这里，本书的重点就是关于研究证据的。事实上本书着重强调研究证据并不表示低估其他形式的证据。当然，着重强调研究证据使得我们更加重视这种对于临床实践来说非常重要的信息来源。

三、基于证据的临床方案

临床方案是一种关于护理的准则，将这种护理定义为提供给特定人群的护理。特定人群是指拥有相同或相似健康状况、健康问题或治疗的一组人群。既可以是广义的，例如手术人群，也可以是狭义的，例如接受髋关节置换术的老年患者。有些临床方案针对具体的人群提出广泛的护理计划，例如，对于髋关节置换术的老年患者进行围手术期或手术后的护理，也有些临床方案只是针对护理的某个方面，如髋关节置换术老年患者体温维持的护理。当然也有更为狭义的临床方案，可以称之为临床程序，例如，手术过程中的血液回收和输血程序。总的来说，多学科团队制订的临床方案适用于多方面的照护，但护理人员制订的临床方案主要是针对护士管理的临床问题。

临床方案可以以多种形式提出，如护理方案、标准的操作程序、临床路径、护理决策指引（algorithm）、决策树、集束护理（care bundles），所有这些均是对于临床护士站在患者角度为患者提供具体护理具有指导意义的方案。医院相关委员会、权威机构、护理部或者护理服务机构均须认可每一项临床方案。

总而言之，临床方案是获得高水平连续性照护的工具，其通过将所要提供的护理行动进行具体化处理来为特定患者人群提出清晰的护理标准。

四、循证护理

当基于研究结果制订临床方案，并且将该方案用于日常临床实践当中时，则所有参与者（包括患者、卫生专业保健人员、代理、第三方付费者和鉴定机构）将会对该特定人群的患者接受到以最佳证据为基础的护理非常有信心。

如果由每位护士自行决定该为患者提供何种护理，其护理方案的设计及应用过程会由于护士的不同而不同，这种基于方案进行的护理通常会导致相当大的护理结果差异，因为每个人对于最好的护理方法的理解难免有疏漏和认识上的不同。但以证据为基础的方案越来越多地被用做护理标准，这样可以避免这个问题，同时可被整合到数字化临床信息管理系统之中。

（一）临床方案的使用

在护理机构中，没有任何一项护理方案适用于任何患者人群或者任何护理情境。机构制订方案以提升临床管理效率，并降低在为大量“高风险”患者人群提供护理时的差异。如果制订了一项方案，除非有足够理由证明它不对，否则必须执行。总的来说，执行以科学证据为依据的临床方案是对患者最有利的，因为这样做增加了患者获得良好护理结局的可能性。这也是为什么推荐的护理行为应当在应用之前进行科学研究，并且需要相关领域专家认真考虑其适用性的原因。

方案并不是处方。当出台方案后，一般来讲是需要遵循的，但是也不能盲从。护士是患者的健康代言者，需充分考虑患者的利益，这要求护士时刻留意患者对方案的反馈情况。如果护士发现方案并没有给患者带来好的治疗或护理效果，她需要与高层护士讨论是否需要应用其他护理方案。护理方案可能是基于证据的，可能在多数患者身上产生较好的治疗或护理效果，但并不一定适用于每一位患者。

考虑如下情景：为一位颈椎手术患者提供护理时，你发现即使使用了疼痛护理方案，患者的疼痛并没有如预期得以缓解。这个发现应当使你考虑到这样的问题，“为什么患者没有缓解疼痛？是否需要提供不同的护理措施？”故需要与高层护士进行讨论并修改护理方案以减轻患者疼痛。

然而，当发现这个问题存在于 2 ～ 3 位患者身上时，护士必须考虑该方案是否恰当。继而需要查询该方案的发布日期及其制订依据。如果经过调查发现，目前的文献研究预示不同的方法或者不同的药物剂量对于该类患者有更好的治疗效果，那护士就需要将该信息告知护理管理者或质量控制部门。

即使方案已实施并对多数患者有效，护士仍然要酌情考虑很多护理方面的问题。有一部分酌情权属于护理艺术，也就是说，是一种护理的个性化风格，而相对来说，其他的护理措施则是为了完成方案的推荐措施。比如说，防跌倒护理方案要求评估新入院老年患者是否存在直立性低血压，但方案并没有明确如何测量，护士便询问高年资护士测量方法，高年资护士告知其一篇比较评价坐位 / 立位血压变化四个步骤的科研文章（Guss、Abdelnur 和 Hemingway，2008）。这篇文章报告，手臂位置在平放和垂直时，测得的血压不同，因此，测血压时，手臂位置应保持一致。因此，推荐方案的空白可由护士基于研究所得结果加以补充。由此可得出，护理方案并不是详细的护理处方，其对照护行为的指导必须结合患者偏好、护理观察、临床决策以及科研信息等。

方案≠处方

（二）作为一名护理学生

在一名护理学生的职业生涯中，会在多家医院、诊所或机构实习，你会发现一些护理方案是基于科研证据制订的，但一些机构虽然有护理方案，制订理由却不清晰。你会想：要求执行的护理措施是否仅代表了护士的观点？是否基于某位护士阅读到的某本专业期刊上的论文？或者是该部门的医生规定的？或者是某医疗器械销售人员建议的？作为一名即将实施这项方案的人，你有权利了解它形成的基础，基于此，临床方案更有可能被以这样一种方式写出，如提供支持研究数据、研究推荐行为的描述和 / 或支持研究文章的参考文献。

（三）作为一名医院护士

当你成为一名执业护士，你可能会被要求参与某项护理方案或者程序的制订或更新。一般而言，你所在的机构会遵循专业机构或权威健康保健组织或政府机构出台的循证指南。在其他情况下，是没有循证指南的，但可能有发表的与临床问题相关的证据概要，而其研究结果则有助于方案的制订。为了完成该方案，你必须知道如何阅读并理解发表在护理专业期刊或者权威机构网站上的科研论文。

假设你在儿童健康门诊工作，参与“婴儿尿布性皮炎预防方案”的修订。你就需要阅读、评价和汇报由护理专科协会出台的临床实践指南。为完成该项任务，你需要对其证据等级、制订严谨程度进行合理的评价，如果一系列建议真实可靠，工作组将会在制订方案时着重参考这些建议。

再比如另外一个护理场景，若你阅读到一篇关于有效管理儿童发热的研究报告。你发现推荐的流程与你工作的诊所有所不同。你通过文献检索发现 1 篇将 6 项研究进行总结的研究文章，该研究总结了体温达到多少度应当给予退热药，这一结果与你诊所的护理标准是不同的。因此，你和你的同事就有了通过参考护理研究进行护理设计，进而提升护理质量的机会。

指南：是由专业机构、权威健康保健组织或政府机构出台的一系列实践建议，指南没有机构特定性。

方案：是由医院、健康机构、诊所、健康保健部门采用的一系列治疗护理措施，方案具有机构特定性。

不管你是否质疑通过临床观察提供照护的有效性，通过阅读护理专业期刊或在某些会议上获知的可能更好的护理方法，接下来都应该将其应用到你的工作实践中。你需要与护理管理者、高级实践护士或者临床指控委员会成员讨论，通过讨论，你会了解护理方案的生成路径及其有效性评估。

五、循证护理实践的简史

护理专业，经常使用的学术名词为护理学科，最早于 20 世纪 20 年代开始开展科学研究，当时个案研究第一次发表，呼吁护理实践研究的主张在《美国护理杂志（American Journal of Nursing）》第一次刊登。而今护理研究在全球开展，其科研结果发表于很多语种的学术期刊上。在很多国家，政府提供护理研究的基金支持，超过 30 个国家开展护理学博士教育以促进护理科研的发展。护理学博士作为学科骨干，在数量和质量上指导着护理科研的实施。在美国，国家护理科研组织（www.ninr.nih.gov），作为国家健康组织的组成部分，是护理科研的主要赞助组织，许多其他国家也有类似的赞助组织。

在 20 世纪 70 年代中期，有远见卓识的高层护理人员认识到，即使临床研究证实哪些护理方法有效、哪些无效，但临床工作者可能并不知道该项研究。于是，又开展了多项致力于科研结果临床应用的研究。这些科研项目将针对某些临床问题的研究进行汇总，比如术前宣教、护理院老人便秘防治、导尿管护理、压疮预防。各项研究都经过严格评价，基于循证的临床实践指南得以制订，并且关注指南在临床的实施（Horsley、Crane 和 Bingle，1978；Krueger、Nelson 和 Wolanin，1978）。这些研究激起了全美范围内护理人员对护理研究应用到临床的兴趣，与此同时，其他国家的护士也达成了共识。到 20 世纪 80 年代和 90 年代，有很多通过多种方式使护士了解到护理科研成果的研究应用项目得以开展。

在这期间，医学领域的证据运用也在推进。在英国，牛津大学 Cochrane 协作组织于 1992 年成立，通过对健康保健干预项目的有效性研究的严格评价，使临床工作者了解到最佳证据。在加拿大 McMaster 大学也有团体进行循证实践研究。该研究使得临床工作者在日常实践活动中能够获取最佳证据，以指导临床决策。医学领域的循证实践（evidence-based practice，EBP）渗透入护理学科并重新激发了护士对研究成果的应用。

另有 3 项事件发生于 20 世纪 90 年代末期和 21 世纪初期：

- 大量临床护理研究的开展；
- 循证实践的跨学科推进；
- 美国、英国、加拿大等国家政府致力于研究向实践的转化。

如今，全球健康保健机构制订高质量的循证临床实践指南（clinical practice guidelines）和证据概要，护理人员基于这些指南或概要制订适合各自工作环境的实践方案。另外，临床实践者力寻最佳证据并将其应用于患者的治疗护理中。

最近比较热点的研究为实践研究（implementation research）或转化研究（translational research）。这些都是研究如何在实践中进行循证变革，以使这些变革可以成为日常照护的一部分并改善患者最终结局，相关内容将在第十七章详细讨论。

六、参与循证实践的途径

此书以及学习经历将帮助你掌握丰富的科研知识，力求成为 21 世纪合格的执业护士。我必须强调的是，本书及其相应课程，并不是使你成为科研工作者，而是使你成为科研证据的使用者。

毋庸置疑，你需要学的东西很多。当你阅读此书时，你将学到以下知识：

- 轻松阅读科研论文
- 检索循证实践指南和证据概要
- 掌握针对临床实践指南或证据概要方法学评价的基本技能
- 判断研究证据强度是否足够将其运用于临床实践
- 参与所在工作机构、单元或诊所的循证方案制订或实施

第一部分的科研论文基本发表于临床期刊而非研究期刊上。这类论文的读者群主要为

临床医生或护士，所以侧重于研究结果的临床运用，而非研究方法学的阐述。在本书的第一部分，学习目标是掌握为什么要做研究、怎样做研究以及取得了什么研究结果。

本书作为讲授该类知识较早的著作，只对最广泛运用及最重要的研究类型进行阐述。所提供的均为精心挑选的最基本的知识，这就意味着对于主要学习研究方法学的读者来说，并不能提供综合全面的知识。本书并没有对研究方法学类问题进行深度挖掘，也未对所有研究类型的科研设计、方法、数据进行解释。然而，本书开启了评价护理科研结果的入口。

基于证据的实践（evidence-based practice，EBP）由临床项目组制订实施

基于研究的实践（research informed practice，RIP）由个体临床工作者制订实施

在本书的第二部分，将会阐述如何将科研证据运用于护理实践。你将会重温这些研究，学会对其质量进行严格评价，并考虑特定临床场景的适用性。并使读者能够在个人的临床工作中使用科研证据。本书将这种个体的证据运用称为基于研究的实践（research informed practice，RIP）。多数情况下，个体实践是通过研究来提供信息的，但不是完全基于研究的。

（一）对读者的要求

在本书中对循证护理的探索需要读者具备的素质有：①已经初步学习过统计学；②有一定的临床工作经验；③决心将临床实践工作做好。要成为一名致力于提高所在护理单元或机构循证护理质量的护士，要求必须是具有以下专业习惯的主动学习者：

- 能在临床实践中提出问题
- 当护理方案未达到预期效果时，能够检索其他知识
- 阅读在临床期刊发表的科研论文
- 能够思索如何将新知识运用到自己的临床实践中
- 参与本护理单元或单位的循证质量改进项目
- 当循证方案在自己工作环境中实施时能够接纳

（二）其他学习资源

阅读本书以及今后阅读科研论文，读者无疑需要一本统计学书用于对统计词汇及方法的查询。读者的研究方法学书及统计学书籍不必要是全新的。稍微过时的版本也许更为便宜，科研设计也不会因为版本不同而做较大修改。但要保证你使用的是最基本的书籍，不是为研究者撰写的高级参考书。若有疑问，可向导师征询意见。

WWW 本书的附属网站提供了其他学习素材，可登录 http：//go. jblearning.com/brown3e。

参考文献

[1] Guss，D.A.，Abdelnur，D.，& Hemingway，T.J.（2008）. The impact of arm position on the measurement of orthostatic blood pressure. Journal of Emergency Medicine，34（4）：377-382.

[2] Horsley，J.A.，Crane，J.，&Bingle，J.（1978）. Research utilization as an organizational process. Journal of Nursing Administration，8，4-6.

[3] Institute of Medicine.（2001）. Crossing the quality chasm：A new health system for the 21st century. Washington，DC：National Academy of Sciences. Retrieved from http：//www.nap.edu/html/quality_chasm/reportbrief.pdf

[4] International Network for Doctoral Education in Nursing（2012）. Directory of International Doctoral Programs.Retrieved from：http：//nursing.jhu.edu/academics/programs/doctoral/phd/inden/programs.html

[5] Krueger，J. C.，Nelson，A. H.，&Wolanin，M.O.（1978）. Nursing research：Development，collaboration，and utilization. Germantown，MD：Aspen

第二章

研究证据

在第一章，涉及研究证据，但是并未充分解释。我们还需要进一步介绍。作为一位刚刚接触护理学的新生，当提到什么是研究证据时，很自然地都会想到科学研究的结果。但是随着进一步学习这门课程，就会发现证据还可以是以下形式：

- 单一的原始研究的结果
- 整合许多原始研究的结果得出的结论
- 临床实践指南中基于研究的推荐

一、证据类型

知识构建

单一的原始研究的结果是研究证据最基本的形式。大部分研究都有许多结果，但是每一个结果都应该被看成是相互独立的证据，那是因为有的结果可能很好地支持这项研究，而另外一些结果却站不住脚。尽管来自原始研究的单个结果是科学知识的基石，但是知识结构更像是由许多不同种类的基石构成的（图 2-1）。

构建关于解决某一临床问题可靠的知识体，需要依据那些由来自多个设计良好高质量研究得出的结果。如果不止一个研究得到同样的研究结果，可说明这个知识并不是来自这个特定患者、环境及研究方法的偶然结果。如果一个研究结果在多个研究中得到验证，临床工作人员就会相信此结果，因为它是在不同临床环境、研究方法、患者以及临床工作人员中进行的。

有很多种合并不同研究结果的方法，总体来说，这些方法被称为系统评价（systematic reviews，SR）。系统评价的结论会被专家小组转化为循证推荐。一组循证推荐被称为循证临床实践指南（evidence-based clinical practice guideline）。尽管循证推荐不是技术层面上的研究证据，但如果是直接来自研究结果和概要的，这些循证推荐就可以作为实践层面上的研究证据。在本章节，将会依次简要介绍这几种研究证据类型，这本书的后半部分将会对其进行深入介绍。

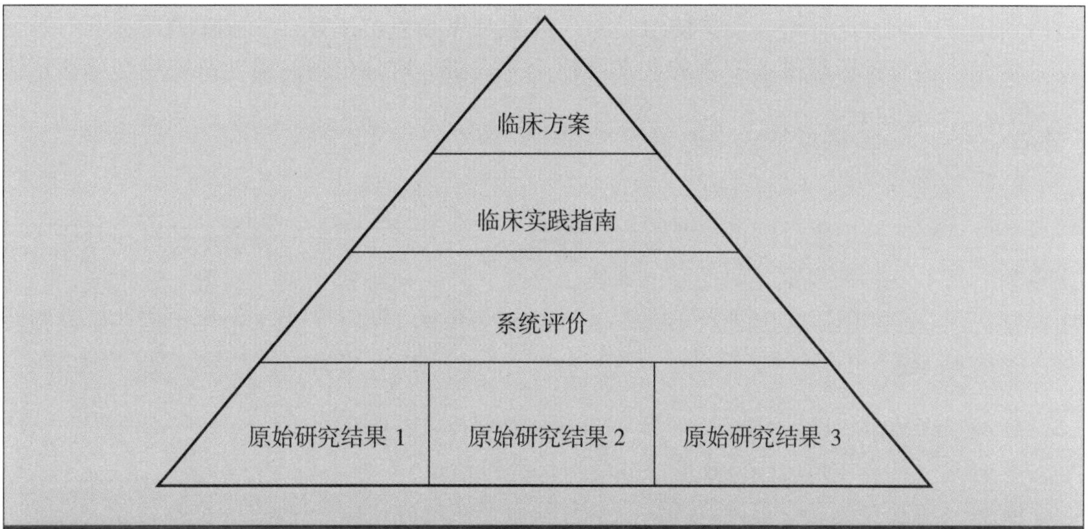

图 2-1　临床实践知识构建

二、原始研究的结果

绝大部分人认为科学研究应该包括：①大量的研究对象；②随机分组；③严格控制的研究环境；④认真收集的数据，并应用统计分析方法分析数据产生的结果。事实上，应用上述方法的研究是很普遍且有价值的，但是，这只是科学研究的一种类型（还有许多其他可行的科学研究类型）。最常见的方式是，按照研究方法将其分为质性研究和量性研究。

（一）质性研究

质性研究方法通过访谈、观察及书面材料来收集数据。数据不用量表或数字进行量化，而是口头描述资料中所表达的意思。质性研究的目标是理解，而非计数、求均值及任何量化。

质性研究用于研究患病体验或者是卫生保健体验，例如作为身体残疾的父母或者某一严重头部受伤患者的康复体验。质性研究方法也被应用于研究社会环境、社会相互作用及社会历程。下面是一些护士可能会用到质性研究方法的例子：

- 社交中心中对慢性精神病患者的人际间支持的互动性研究（亚文化环境）
- 重症监护病房工作人员如何与昏迷患者家属互动（社会交互作用）
- 加入家庭瘦身项目的家庭在饮食与运动方面改变的过程（社会历程）

这些社会情境包含典型的问题、动机、观念、价值、预期及目标等。研究者通过深入现实情境中或者应用调查的方法来理解这些社会情境并对其进行分类，通过调查可获得参与者的看法、体验、日常想法、信念、预期及行为模式等信息。为获得主观、实际的看法，会用到深入访谈、记日记、个体访谈、深入观察及焦点组访谈等方法收集数据。资料是通过尽量保留参与者所提供的故事的含义及评论的方法进行分析的。质性研究将在第四章详细介绍。

（二）量性研究

量性研究也被用来研究世界是怎样运行的。是研究者用测量的数值来探讨和验证所呈现现象的水平及各种现象之间关系的本质。这里，介绍一下提到的“现象”这个词，因为在研究文章中经常用到这个词。“现象”这个包罗万象的词在研究论文中用于描述研究领域存在的现实问题。护理领域“现象”可分为 5 大分类（Kim，2000）。各分类及举例如下：

- 患者个体（动机、焦虑、希望、运动水平及治疗依从性）
- 环境（社会支持、经济来源、同龄群体的价值观）
- 护理实践（皮肤受损风险评估、患者教育、伤口清洗）
- 护患关系及沟通（以患者为中心的沟通、参与性决策）
- 卫生保健系统（卫生照护的获得、照护质量及花费）

简而言之，护理现象是在护理领域存在或出现的备受关注的个体的、社会的及系统的客观事实。在量性研究中，称其为“研究变量”。

回到研究类型这个问题上，探索现象背后的本质，可以应用质性研究方法，但是应用量性研究方法可以更深入地探索“现象”之间的相互作用。例如，体温可以通过质性语言凉、温、热加以描述，但是使用体温度数量化标准可更准确地传达与追踪体温。

此外，通过量化变量可以探索一个因素的改变与另一因素的改变是如何关联的，例如：应用相关统计分析体温与白细胞计数的关系。量性研究方法也可以用来检验比较两种不同护理干预措施的效果。在干预性研究中，应对每一位患者仔细测量由干预措施所产生的预期结果，并确定每个干预组中有多少参与者获得了有益的结果。

（三）研究目的与方法

研究者应根据问题的性质选择采用质性研究方法还是量性研究方法。正如前面介绍的那样，在不同的研究问题方面，每一种研究方法各有优势。总的来说，这两种研究方法的目的如下：

- 理解健康、疾病及卫生健康照护体验（例如，18 ~ 20 岁的黑人女性如何看待乳房 X 线照射术）
- 发展疾病状况应对理论（例如，城市青少年运动的影响因素理论）
- 描述健康相关情境（例如，母婴交互作用）
- 衡量多个健康相关变量的相关性大小（例如，在外工作时间与母亲疲劳）
- 验证某一干预措施有效性的假说（例如，一项由学校护士管理的 6 年级学生小组戒烟项目所取得的效果将优于由计算机交互和评价系统所管理的戒烟效果，即未来 3 年内吸烟者数量更少。）

总的来说，上述每个不同的研究目的需要不同的研究策略与方法，有时候会运用质性研究和量性研究相结合的方式。不同方法联合运用比单独运用某一研究方法能更完全地说明研究问题。例如，研究者想研究非裔美国人的健康问题，可使用混合研究方法如焦点访谈法和问卷调查法。他们认为“尽管量性研究得到的是这个群体需求的具体证据，但质性研究则提供了这些问题产生的情境。”（Weathers 等，2011，p.2087）

质性研究方法一般是归纳性的，这就意味着研究者从特定的观察内容到将观察内容分类，然后再到具有普遍意义的叙述，从而形成研究结果。质性研究者在进入他们将要在其内执行观察与调查的研究场所之前，会制订研究方案，但他们也可灵活修订研究方法及实施办法。

相比而言，量性研究倾向于研究具体问题且会选择能够得出答案的研究设计。研究设计是关于如何实施研究以回答某一类型研究问题的流程或一般性指南。护理研究中常用的 4 种量性研究设计：

- 描述性研究设计
- 相关性设计
- 实验设计
- 类实验设计（Burns 和 Grove，2009）

研究者会根据他们的研究问题及目的选择最合适的研究设计，并且确保在现有可用资源条件下，研究设计是可行的。应用设计的特征作为模板，他们制订研究实施的详细研究计划。一项研究计划包括如下部分：

- 理论框架（必要时）
- 研究场所
- 样本的选取
- 伦理委员会的批准
- 知情同意
- 干预措施的设计（必要时）
- 结局测量工具
- 研究实施步骤
- 数据收集过程
- 如何控制质量
- 如何统计分析

总之，临床护理研究中两大主要研究方法是质性研究和量性研究。生成临床护士所需要了解的全部临床知识，这两种研究方法是必需的。

三、系统评价的结论

系统评价是一种重要且有用的证据类型。系统评价是对所有可获得的原始研究结果的整合。来自多个研究的结果使用表格、逻辑推理或“和/或”统计方法进行整合。形成的累积结果作为新的知识被提出，它是多个原始研究结果的统一。这种整合结果的方法被广泛认可，并有助于降低结果总结过程中产生的偏倚。

较个体研究而言，一个好的系统评价，就解决临床问题会有更清晰明确的趋向。建议读者先看一下系统评价的摘要，因为会读懂并且会应用系统评价的结果是学习的最终目的，先看一下下面内容会帮助读者达到这个目标。

- 在图书馆网站进入 CINAHL 数据库或者在线 Pubmed（http：//www.ncbi.nlm.nih.gov/pubmed）。Pubmed 是免费的卫生保健在线数据库。
- 在检索框中键入：facilitated tucking Obeidat，2009，然后点击 Search 按钮。（facilitated tucking 是指抱住或包裹住婴儿，使得他们的胳膊和腿可以稍微蜷曲并贴近身体。）
- 应该能检索到关于为降低早产儿在侵入性过程中对疼痛反应而进行协助性操作的 1 篇涵盖 5 项研究的系统综述的引文和摘要，这篇文献综述是由 Obeidat 等在 2009 年发表的。
- 摘要中会提供如下信息：系统评价纳入了多少篇原始研究，研究结果是什么，系统评价的主要结论。不要忘记：你阅读摘要，而非整篇文章。

通过快速阅读系统评价摘要，你会了解研究者做此系统评价的背景工作。为完成这篇系统评价，他们做了如下工作：

- 检索文献
- 筛选相关研究
- 提取数据
- 整合证据

显而易见，这将大大节省临床护士搜索关于护理中某一护理问题研究证据的时间。在后面的章节你将学到更深入的关于系统评价的知识。

四、循证临床实践指南的推荐意见

第三种类型的证据是循证临床实践指南的推荐意见。临床实践指南由一组推荐组成，当推荐是基于研究证据的时候，就称其为循证临床实践指南。这些指南通常由具备制订指南所需要资源（资金、专家、时间）的组织制订。建议先看一个循证实践指南：

- 进入“安大略注册护士协会（RNAO）”网站（RNAO；http：//www.rnao.org）。
- 点击“Best Practice Guideline”选项，在搜索框中输入“dyspnea”，点击 Search。结果中包含指南《呼吸困难的护理方案：慢性阻塞性肺疾病患者的第 6 项生命体征》。

- 双击点开指南。
- 在可下载的文件下面你会看到关于 COPD 的小结，双击打开将看到一系列推荐。

这项指南的制订者搜寻了关于护理评估及稳定性、不稳定性和急性呼吸困难管理的相关证据。基于这些证据，得到后面所列出的推荐。（建议你阅读实践推荐 1 ～ 5，忽略掉教育和组织及政策推荐等。）

支持每项推荐的证据的强度列在表格的右侧，等级的定义就列在表的最后，但别被这个束缚了，你应该知道等级Ⅰa 是证据等级最强的证据，而等级Ⅳ是专家意见（如果没有原始研究，专家共识就是最好的证据）。事实是，本指南的证据等级大部分由Ⅰa 级证据（非实验研究）和Ⅳ集（四级）证据（专家意见）支持，这也表明在某些临床问题上有大量的研究证据，但在其他问题上却鲜有研究。

记住你正在阅读极大报告的一部分。另一个文件，也就是 119 页的完整指南（点击免费下载即可获得）给出了更具体的指导，介绍了形成每条建议的详细的证据评述。这也告诉读者，研究证据是如何获得的，还有现在的 2010 版本的指南是如何在之前 2005 年指南的基础上得到的。

研究证据

- 原始研究结果
- 系统评价结论
- 循证临床实践指南推荐

可以看出，循证临床实践指南比系统评价和检索追踪原始研究结果能更快捷地应用于临床。在时间上，循证临床实践指南和系统评价是制订循证方案的捷径（图 2-2）。

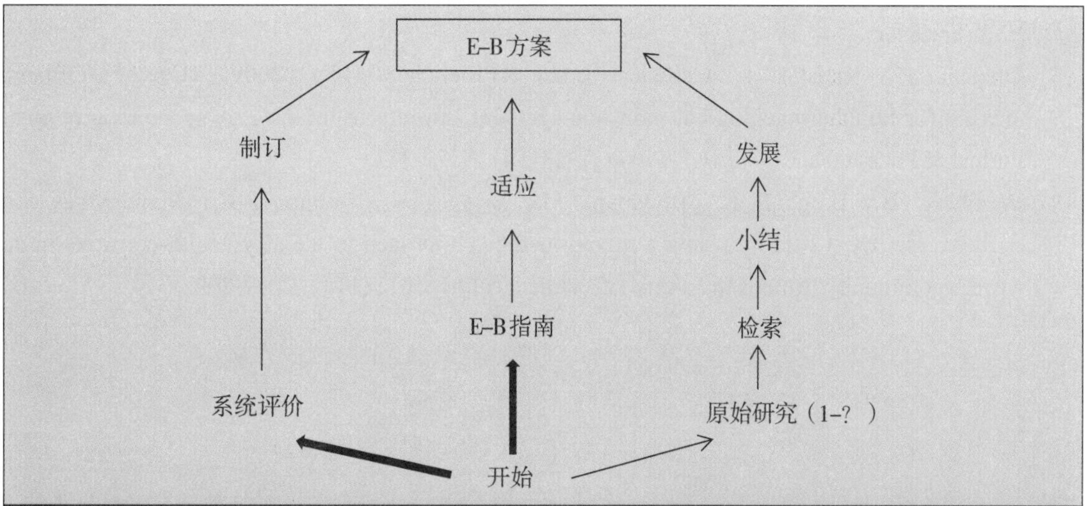

图 2-2 E-B 方案路径

如果从检索原始研究着手制订一个护理方案，就像烘培蛋糕时只有蛋糕的草图一样，系统评价就像已经买好了蛋糕粉，而从循证临床实践指南开始的话就像是在蛋糕店买好了一个蛋糕，只是加一些装饰或展示而已。

五、展望

在下一章，将会学习如何阅读研究文献。然后，从第四章到第八章，将会指导阅读5篇不同研究类型的经典文章（1篇质性研究，4篇量性研究）。随后，你将阅读系统评价并学习如何生成系统评价。之后，你将会阅读循证临床实践指南，并学习如何制订临床实践指南。

注意这个顺序是与护理方案设计团队检索证据的顺序（首先检索循证临床实践指南和系统评价）相反的。如果有临床实践指南或系统评价并且质量还不错，团队就会在此基础上制订方案。本书编纂的顺序是相反的，因为从原始研究到系统评价，再到循证临床实践指南是一个自然的学习顺序。

WWW 本书的附属网站提供了其他学习素材，可登录 http：//go. jblearning.com/brown3e。

参考文献

[1] Burns，N.，&Grove，S. K.（2009）. Practice of nursing research：Conduct，critique，and utilization（6th ed.）. St. Louis，MO：Elsevier Saunders.

[2] Kim，H. S.（2000）. The nature of theoretical thinking in nursing（2nd ed.）. New York，NY：Springer.

[3] Obeidat，H.，Kahalaf，I.，Callister，L.C.，&Froelicher，E.S.（2009）. Use of facilitated tucking for nonpharmacological pain management in preterm infants：A systematic review. Journal of Perinatal and Neonatal Nursing，23（4），372-377.

[4] Weathers，B.，Barg，F. K.，Bowman，M.，Briggs，V.，Delmoor，E.，Kumanyika，S.，Halbert，C. H.（2011）. Using a mixed-methods approach to identify health concerns in an African community. American Journal of Public Health，101（11），2087-2092.

第三章

阅读研究型文献

对于大部分读者来说，文献阅读向来是一个被动接收信息的过程。但在阅读专业性较强的文章，特别是研究报告时，并非如此。在文章上做一些注释和标记，是一种有效的主动阅读方法，比如做下划线、圈出关键词、用记号笔标记或者在留白处记上几笔，这些都可以使你在阅读过程中紧紧抓住关键信息，而且将学习内容的各个部分更好地联结起来。有些人则更愿意在电脑上建立一个文档，写下一些笔记，也没什么不好，只要找到适合你的方法即可。

我经常直接在文章上做标记。在留白处写下像“n=54”这样的标记，这样就可以迅速地找到样本量；在重要的定义、结果和发现上，用下划线加以标记；当遇到文中出现的缩写、表格中重要的或意料之外的数据时，我会将其圈出；若文章中的某种阐述和之前已知的结果不符或讲不通，就在旁边标上问号，这样我们很可能做过多且混乱的标记。然而，如果有选择性地做出标记的话，当你过段时间再回头浏览整篇文章时，重要的信息点自然就变得很容易找到了。

在本章中，我针对阅读个人研究报告的方法给出了一些建议。在学习或阅读研究型文章时的目标如下：①做这项研究有何目的？②研究是如何进行的？③研究有哪些结果和发现？当我们对研究型文章阅读过程有所熟悉了之后，可以进一步增加如下目标：④研究过程是否严谨而可靠？⑤研究内容与你所在单位对患者的护理有何联系？

阅读研究报告的目标

- 确定研究目标
- 理解研究方法
- 理解研究结果
- 估计研究结果的可靠性
- 评价该结果与你的护理工作之间的联系

本章阐述的内容以及本书的第一部分主要针对表格所列目标中的前三点，尽管读者在阅读过程中也会对后两点有些突然的感悟。举个例子，阅读时你无疑会注意到研究样本和你护理的患者是否具有相似性。这一点读者暂时有一个印象就好，针对特定患者人群研究结果的适用性这一问题的深入讨论会在后文中阐述。

在阅读本章的内容时，读者有可能看见一些不熟悉的术语。此时可以参阅术语表对它们的概念有简单的了解。大多数术语笔者都会在文章的第一部分详细解释。

一、起点

这篇文章是不是原始研究报告？这似乎是一个很简单的问题，但事实有时并非如此。有一些文章看起来像研究报告，但实际上是其他种类的报告。当你看到填满了数据、百分比的表格时，你也许会认为这是一篇研究报告，但这篇文章也许只是提供了一些数据来描述一个临床项目。这种数据都是自然发生的，没有控制收集数据的质量和实验状况。如读者所知，这种罗列了过多数字的数据评价报告，不能称之为“研究”。

很多情况下，作者在文章开头会提到那个研究，但只有在阅读到很靠后的位置时读者才会找到构成“研究”的要素。调查研究的要素有如下几点：

- 一个明确的研究问题、假设或研究目的
- 明确的、系统的数据收集和处理方法
- 数据分析结果
- 研究结果（对统计结果进行的解释）
- 最终结论

如果以上这些要素都出现的话，你阅读的这篇文章基本上就是一篇研究报告了。然而，需要谨记的是，研究的方法和设计是多种多样的，而每一种的要素看起来都大有不同。比如：大部分量性研究都会确定其研究问题及假设，而质性研究的目标和目的则非常宽泛。量性研究报告的结果通过表格、图像及数据体现出来，而质性研究的发现则是由广泛的引用、记叙、描述和主体阐释来构成。质性研究的样本量通常很小（如 n=6），而相比较而言，量性研究的参与者就非常之多（如 n=3200）。简而言之，研究型文章尽管多样，但至少需明显包含以下几点：研究目的的明确表述、数据收集和分析方法的描述、结果与发现、最终结论。

二、研究报告的格式

原始研究的研究报告组织逻辑非常缜密，在不同杂志上的排版也非常相似。这种标准化的排版可以帮助你进行阅读。它帮助读者了解这项研究提供的各种信息，并加以区分和定位。下面简要介绍研究报告的格式。

（一）标题与摘要

标题告诉读者，本文的研究所要验证的是什么，通常也指出其针对的患者群体。这些是读者判断其对这篇文章是否感兴趣的首要线索。然而，标题中所使用的措辞和术语若与读者实践中使用的有所差别的话，标题本身就带有了一定的误导性。

摘要绝大多数都写在正文之前。摘要是对研究内容的简要概括，一般在300词左右或更少。要注意摘要中提到的章节标题，这对组织阅读此文的思路非常有帮助。摘要是全文要点提炼过后的产物。通过阅读摘要你就会知道自己对这篇文章是否感兴趣。

假设一下，你决定要通篇阅读一篇研究报告。一般来说，你一定会先看看本文的前言，然后直接跳到讨论部分，而不是从头到尾一句一句看。讨论部分集合了研究的重要发现，并将之与之前的研究作比较。在阅读了引言和讨论部分之后，你应该对研究内容有了一定的了解，并以此为基础开始阅读全文。

（二）前言

在前言部分，研究者所阐述的是对与所研究问题相关的当前知识状况的观点，这包括了相关知识的已知范围和研究的空白点。在前言部分要明确研究目的，通过某种方式将其特别标出，因为其非常重要，并且与后面内容相呼应。

1. 理论框架

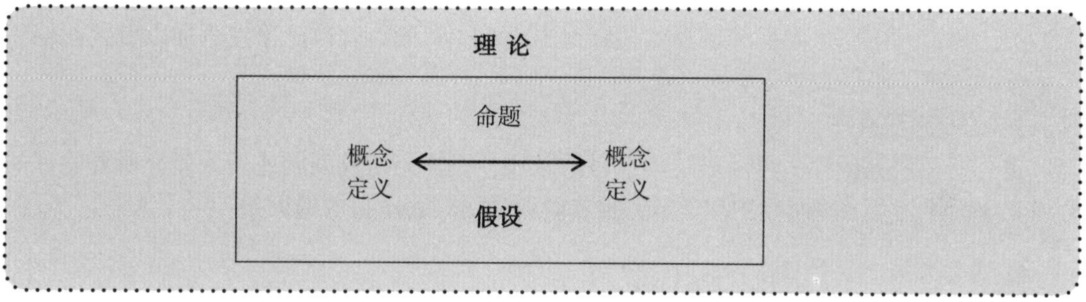

在研究报告的前言部分，作者可能有必要提到形成研究重要概念和研究思路引用的理论，并展开相应讨论。理论由通过假设、概念、定义和/或命题构成。命题往往是缜密的，通常只是试验性地解释生理学、心理学或社会学现象的发生原理。命题被视为是连接各个未证明概念的纽带。为使上面一段话和实际的工作更为贴近，请看下面的这个例子。“社区授权理论”（Persily 和 Hildebrandt，2008）为提高社区卫生质量提供了指导方向。考虑该理论的如下两点命题：①在社区健康促进项目中任用非专业工作人员，增大了健康促进机会；②了解更多健康促进相关信息有利于其改善健康行为。

以上两点中：非专业工作人员、了解信息、健康促进机会和改善健康行为都是该理论中的概念。

促进居家老人健康的研究人员会将社区授权理论作为研究的理论依据。其通过把上面的两点理论命题具体化，从而形成以下两点假设：①接受过培训的志愿者在每周社区午餐上从老年人那里收集一次健康生活问题的信息，并在下周反馈答案，这将有助于健康促进项目信息的采集。②能激起个人兴趣的健康促进信息会使社区老人调整其与健康相关的生活行为。

志愿者收集的问题都交给高级实践护士，通过在下周的午餐过程中播放的录像回答社区居民。在随后 1 年内每 3 个月对其健康行为进行一次监测，从而了解其健康行为调整的结果。因此，该研究在理论指导下设计项目的实施，并为研究结果提供相关的知识背景方面的参考。同时，该研究可作为对理论的测试，因为研究已经将抽象理论翻译成可检测的具体现实。如果研究假设得到了支持，那么理论也有了支撑，因为假设代表了理论内容。

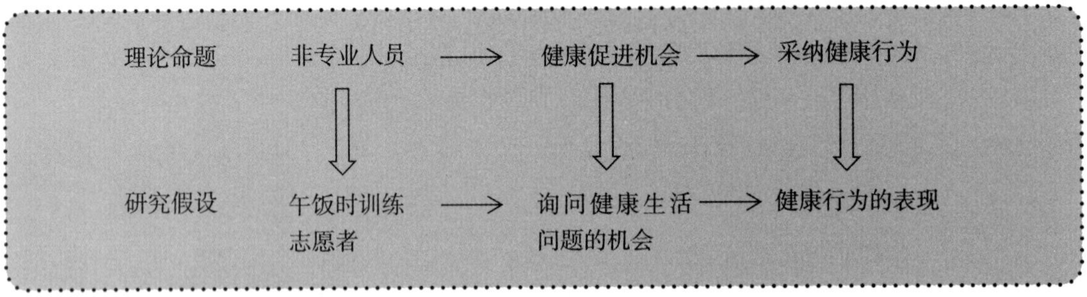

并非所有的研究报告都需要规定一个理论框架；许多研究人员，特别是那些做生理假设测试实验的，他们不会把研究放在理论框架内；相反，他们将研究定位于评价他们做过的已知实验结果和仍未确定的结果。

关于理论和研究之间的关系显然还有很多内容。然而，若以此出发再加以赘述就偏离了本章的主题，即研究型文章的格式。

2. 研究目的

进行一项研究的理由可以表述为：目的陈述、目标、研究问题或者该研究所要验证的假设。下面罗列了一些阅读护理学研究报告时会遇到的表示目的的词条：

- 需要深入了解的是……
- 理解
- 探索
- 验证
- 描述
- 对比
- 验证……与……之间的关系 / 联系
- 预测
- 证实……的假说

在研究的早期阶段，研究设计要从问题的各个方面的需求考虑。其问题来源于正处于该种情况下人们的体验、其工作状态或这些状况及体验对于个人的意义。通常来讲，这些早期研究都是质性研究。如下即质性研究研究目的的范例：

- “该研究的目的在于识别和描述间歇性导尿术使用者的状况及担忧，描述未来的研

究和 / 或训练项目的个体管理需求。”（Wilde、Brasch 和 Yi，2011，p.1254）

■ “此文着眼于新发心肌梗死对于疲劳的反应及其应对措施的研究。”（Alsen、Brink 和 Persson，2008，p.459）

要特别指出这些目的所描述的是待验证的论题，但并不能深入探讨研究问题的细节，因为它们只是着重了解参与者所处的状况及重要的经验。

对患者在经验上和社会过程的状况和问题有了一定的了解之后，随后就可以研究在不同人群中问题发生的频率或者测量当下这种状况某些方面的程度。当已经开展了几个研究，深入了解了研究所处的情境，研究者就可有目的地定量测试不同变量之间的关系以及检验干预的效果。以下例子描述了进行定量研究目的的一些方法。

■ “这项研究探讨了‘患者的个性、临床状况、护理单元的特点、药剂、护理干预等与老年人住院期间跌倒发生率之间的关系’”（Titler、Shever、Kanak、Picone 和 Qin，2011，p.129）
■ “这项研究的目的是针对脊髓手术后在麻醉后监测治疗室（PACU）中出现低体温症的患者，比较使用两种保温措施即保温棉花篮和光照加热器时分别达到特定温度所需要的时间。”（Yang 等，2012，p.2）
■ “提出的假设是由护士主导的临床实践的效果并不劣于常规的由风湿病学者主导的临床治疗，但护士主导者会花费更低的费用并更易使患者满意。”（Ndosi 等，2011，p.996）
■ “此研究针对高中生抑郁心理和非健康行为之间的关系，研究者提出了两个有冲突解释的假设：①随着时间的推移，早期抑郁症状会增大危险行为出现的概率；②随着时间的推移，有早期危害健康行为的客体出现抑郁症状的概率会增大。”（Hooshmand、Willoughby 和 Good，2012）

这些研究目的的陈述说明了用于阐明量性研究目的的不同方法。

（三）方法

在方法部分，笔者将阐述研究的实施过程，并包括如下一些信息：研究的整体安排及逻辑；研究实施场所；针对此项研究从评审委员会获得的伦理认可；样本的获得方法；样本量；数据的收集方法；会用到的各种测量工具（工具、问卷调查、心理学测试）；数据的分析方法。

研究设计的具体步骤，将在后面的章节中详细讨论。简单地说，样本信息应该足以告诉读者该样本具有很好的代表性，足以代表目标人群，并向读者提供将该结果推广到类似人群的足够信息。

关于如何获得数据，这之中包含有关伦理委员会批准该研究、收集数据步骤及测量工具的使用描述的声明。现在，就方法学部分，你会了解纳入人群的具体信息、具体研究步骤及数据收集方法。

（四）结果/发现

结果部分，要报告数据分析的结果，其是对结局的分析。在量性研究中，结果以表、图、百分比、频率和统计指标展示出来。结果应该与研究问题、假设或目标的每一部分都相关。举个例子，考虑以下可能存在于量性研究结果部分的假设陈述，“*t* 检验用于比较干预组 A 和干预组 B 的功能状态得分，其结果是两组差异有统计学意义（A 的平均值为 8.4；B 的为 6.1；P=0.038）”。这是结果陈述，报告了数据分析的结果。

结果的解释叫做发现（findings）。一般表述为“干预组 A 较干预组 B 的功能状态得分为高。”需要注意的是，发现部分只是解释统计结果，但不是在客观统计结果基础上拓展。发现部分通常在量性研究报告的结论或讨论部分出现。

为了进一步说明这一点，看看以下这个例子的结果和发现，某研究为比较预防骨质疏松的新的健康教育方法与常规方法的不同，数据分析采用 *t* 检验来比较两组骨质疏松症预防问卷得分，检验的结果是：t=1.99，P=0.025。这一结果表明，比较两组分数的统计计算得到了一个 *t* 值为 1.99，而 P=0.025，显示差异有统计学意义（我会在后面的章节详细解释 *P* 值）。这一发现是：新的健康教育方法相对于标准的教育方法，患者对骨质疏松症知识的掌握程度较高，且这种结论为错的概率很小。

结果→发现→结论

质性研究报告中，数据（如观察结果、索引）、发现（如主题）经常混杂。一般来说，质性研究报告没有结果部分。然而一般会有发现模块，包含主题、描述或理论陈述并配有实例。后面的章节解释了更多质性研究的分析过程。

一开始要读研究文章的时候，可能想跳过表和图。这并不是明智的选择，因为结果的重要部分往往就在其中。大部分作者会在文中强调或总结图表的内容，但有一些作者可能觉得读者会在图表中得到信息，所以就不再赘述了。在研究图表的时候，仔细阅读图标题和表标题很重要，这样就明确地知道到底在看什么。在表格里，行、列的题头对于理解数据提供的信息也很重要。看表格有点像和新的舞伴跳舞，慢慢练习就很快学会了。

（五）讨论/结论

在讨论部分，研究者将研究的许多方面联系到一起，并分析结果可能的应用前景。研究者通常通过陈述最重要的结果来开启这部分内容，并将其与其他研究已发现的主题或问题相比较。在讨论结果时，很多研究人员描述了他们认为的所发现结果的临床意义。在这里，他们有权自主发表各自对其结果意义的理解。在刚刚给出的对高中生进行预防骨质疏松症健康教育的案例中，研究者可以这样解释：“结果表明，短期教育对于增加高中生的‘预防骨质疏松知识’是非常有效的。”这段总结就非常接近于发现结果。但是在另一方面，如果研究者解释说：“短期教育是增加高中生采取预防骨质疏松行为的一种非常有效的方法。”这样就会造成研究发现高于实际研究结果的情况。因为该研究仅仅是对于高中生相关知识掌握程度的测量，并非对于行为的测量，作者擅自增加关于结果的假设，即这种认知会引起行为的改变，而这一改变恰恰是一个重大的假设。

作者们同时也希望给研究发现的结果寻找另外一种解释。这也许会包含研究方法如何对结果产生影响，例如"样本太小以至于无法证明干预措施有效"或者，"事实上在干预组中有很大比例的患者没有回来接受随访，这种现象可能导致干预组结果好于在获得组内每个人实验后数据的情况下得到的结果"。在文章的结尾，作者通常会阐述研究的局限性和结果对于未来研究的启示。

（六）参考文献

参考文献需要包含文中引用文献的所有完整信息。你会发现，完整的参考文献信息对于你想要获得的文献或了解感兴趣的患者人群是非常有用的，例如，在市中心独立生活的老年人的研究，仔细阅读参考文献也可以获得更多关于本问题的其他研究现状，如谁在做类似研究，哪些杂志发表类似研究。

三、阅读方法

当你第一次阅读研究型报告时会觉得有些晦涩难懂。就像从事其他新任务一样，最开始都会存在困惑。然而这些迷雾般的困惑很快就会散去，整个画面也很快就会集中地展现在你的眼前，各个部分之间的关系也会变得清晰。从现在开始，你应该为自己设定三个简易的目标。你应该通过阅读研究型报告了解以下内容：

为什么？如何做？是什么？

- 为什么要做这个研究？是出于什么目的？

见引言部分：研究背景、文献回顾、理论框架、目的和假设

- 研究是如何完成的？

见方法学部分：设计、场所、样本、数据采集、测量工具、数据分析

- 调查结果是什么？

见结果、讨论、结论

最重要的是，在阅读研究型报告时，即使经验丰富的读者也认为有进行二次阅读的必要性。因为在第一次阅读时只能掌握一些关于研究目的、研究方法、研究结果的浅显信息。但在第二次阅读时，对于目的、方法和结果的理解就会更加清楚明了。

在进行二次阅读时，还要开始关注使你困惑的问题，例如以下几点：

- 为什么研究者将心脏病患者排除在外？
- 当他们进行自我护理能力的评价研究时，有没有考虑到患者的身体平衡能力？
- 正在进行的调查中，护士参与者的行为是否达到规定的最佳行为？

这些都是重要的观察结果和问题，尤其体现在后期当你对研究结果的可信性进行评价时。此时，阅读的目标是弄清楚研究的目的、方法和结果。

四、文献阅读

理解了研究报告的组成，明白了质性研究和量性研究格式的区别之后，你就可以开始阅读并钻研文献了。你的导师或许会让班级里的每个人都选择阅读 1 篇，或者分配 1 篇文章让你们分别阅读。

接下来的章节中，列出的文献均是典型的具有代表性的卫生保健研究文献。绝大多数的文献都是很好的例子，但未纳入本书中，是因为每一个研究都会有它的局限性。而被纳入书中的文献并不是因为它们是最完美的案例，而是因为在卫生保健研究领域中，它们采用的是研究设计中最普遍的研究方法。我希望你们能够通过仔细阅读这些文献，从而深入了解它们的含义。

WWW 本书的附属网站提供了其他学习素材，可登录 http：//go. jblearning.com/brown3e。

参考文献

[1] Alsén，P.，Brink，E.，&Perssonn，L. O.（2008）. Living with incomprehensible fatigue after recent myocardial infarction.Journal of Advanced Nursing，64（5），459-468.

[2] Hooshmand，S.，Willoughby，T.，& Good，M.（2012）. Does the direction of effects in the association between depressive symptoms and health-risk behaviors differ by hehavior ？ A longtitudinal study across the high school years. Journal of Adolescent Health，50（2），140-147.

[3] Ndosi，M.，Lewis，M.，Hale，C.，Quinn，H.，Ryan，S.，Emery，P.，···Hill，J.（2011）. A randomized controlled study of outcome and cost effectiveness for RA patients attending nurse-led rheumatology clinics：Study protocol of an ongoing nationwide multi-centre study. International Journal of Nursing Studies，48（8），995-1011.

[4] Persily,C.A.,& Hildebrandt,E.(2008).The theory of community empowerment.In M.J.Smith&P. R.Liehr（Eds.），Middle range theory for nursing（2nd ed.，pp.131-144）. New York，NY：Springer.

[5] Titler，M.G.，Shever，L.L.，Kanak，M.F.，Picone，D.M.，&Qin，R.（2011）. Factors associated with falls during hospitalization in an older adult population. Research and Theory for Nursing Practice：An International Journal，25（2），127-134.

[6] Wilde，M.H.，Brasch，J.，&Yi，Z.（2011）. A qualitative descriptive study of

selfmanagement issues in people with long-term intermittent urinary catheters. Journal of Advanced Nursing, 67 (6), 1254-1263.

[7] Yang, H-L., Lee, H-F., Chu, T-L., Su, Y-Y., Ho, L-H., &Fan, J-Y. (2012). The comparison of two recovery room warming methods for hypothermia patient who had endergone spinal surgery.Journal of Nursing Scholarship, 44 (1), 2-10.

第四章

质性研究

质性研究是一种深度探究过往经历、社会过程和亚文化的研究方法。不同于其他研究方法，质性研究：

- 承认每个个体都处于周围的社会环境之中，包括社会风气、价值观和社会影响等
- 尊重个体赋予发生于自身或周围的事情的意义和理解
- 承认文化和亚文化的多样性以及它们对个体的深刻影响

质性研究者认为一个人的经历、态度和社会互动并不能简单地用数字或类别来表示，这些贯穿于人整个生命历程中的经历、态度和社会互动是非常复杂的。研究者们如果试图理解当事人的这些方面，就必须进入到其生活世界，并对当事人的语言和解释进行更加深入的、开放式的探索，才能领悟其最真实状态（Munhall，2007）。因此，质性研究者们在进行探索研究时会尽可能少地使用假设。

一、资料收集与分析

资料收集技术用于帮助研究者理解那些主观性很强的现象，它包括：

- 无干扰的、长时间的观察
- 访谈
  - ✓ 开放式问题
  - ✓ 认真倾听
  - ✓ 追问
  - ✓ 帮助人们反思他们的经历
  - ✓ 要求细化
- 验证（研究者在解释所观察到的内容或是被访者所说的内容时，会与被研究者确认这种解释是否准确）

一般来说，质性研究需要详细地记录笔记，录制访谈内容并及时进行转录。研究者会花费大量时间反复阅读这些资料以期从中识别出一些重要的联系。因为越深入研究某个问题，获取的信息量会更大，因此，研究者可能会调整他对后续研究对象的提问内容（Swanson，2001）。归纳一下研究者们的工作，那就是，从细节出发，逐步归纳，形成短语或者概念，最后再形成一系列的主题或模式，能够形象概括研究对象的经历、社会过程或文化。

事实上，质性研究涉及各种传统方法论、各种资料收集技术和分析技术。这些方法是在社会学和人类学等学科中发展起来的，护理学则采用了这些方法（表 4-1）。

现象学研究（phenomenological research）对于获取人类社会经历非常有用，而扎根理论尤其适用于使研究者理解涉及医疗情境的整个基本的社会过程，比如说急救护理转运的工作过程，或者……，患者家属是如何最终决定给小孩做器官移植手术的等问题。质性研究中的民族志研究（ethnographic research）可以让研究者从被研究者“局内人”的角度去描述一个医疗亚文化，如对慢性肾病的透析单元、阿尔茨海默病的支持团体深入探究。其他两种质性研究方法是话语分析和历史分析。话语分析主要用于分析对话的结构和动态过程，如在一个患者主导的对话中，患者说话的结构和动态过程。历史分析一般是通过以往的录音录像、文档、文章或个人日记来探究研究对象过去的事情和趋势。

质性研究的不同方法都有相应的资料收集方法和资料分析方法。表 4-1 的每一行全面介绍了某一方法的质性研究的研究目标、资料收集方法及资料分析方法，每一列则可以对比不同质性研究方法的目的和方法有何差异。

二、质性描述

并不是所有护理和医疗领域的问题都可以使用上述提到的方法来进行有效的临床调查。因此，另一种在传统方法基础上衍生出来的新方法便应运而生，这种新方法便是质性描述（Neergaard、Olesen、Andersen 和 Sondegaard，2009；Sandelowski，2010）。质性描述的目的是尽可能像研究对象自己叙述的那样去直白地描述研究对象的过往经历。虽然并不总是，但大多数情况下研究对象都是患者。常用的质性描述的方法涉及（但不局限于）以下几点：

- 多样化抽样方法
- 通过个体访谈或小组焦点访谈来收集资料
- 通过内容分析法分析资料
- 从谈话内容里捕获并形成主题或模式

此外，一些定量的资料收集和资料分析方法也可以在质性描述的研究中使用。

弄清楚如何进行内容分析是理解质性研究方法的关键。如果你仔细想想，你就会意识到，质性资料的收集产生了大量的数据，如一页又一页的记录采访、对话转录稿或者一些书面材料。为了从这些原始数据里提取出有意义的东西，研究者们必须识别出那些有特别意义的内容，或者用一个词组对这些内容所蕴含的本质含义进行编码。编码必须是源于资料的，比如来源于资料本身（Sandelowski，2010）。在对转录稿或某一段日记内容进行编码

表 4-1 质性研究的方法

研究方法	研究目标	资料收集方法	资料分析方法
现象学研究	理解在特定医疗情境或健康状态下个体的生活体验	1. 选择正在或曾经经历过某种医疗情境或健康状态的个体 2. 抛开主观成见 3. 参与到每个参与者的对话中 4. 探索他们的生活世界 5. 帮助参与者反思他们的过往经历以及这些经历对他们的意义 6. 直到所有问题都被解释并且没有新问题出现时，研究者才可从该情境中出来	1. 转录采访内容 2. 捕捉有用的片段 3. 识别出其中的重要语句 4. 将这些重要语句归类到不同主题 5. 向研究对象确认这些主题
民族志研究	完整描述某个医疗文化或亚文化中的规范、价值观、语言、角色和社会规则	1. 研究者自身融入这种文化或亚文化中，这通常需要持续很长一段时间 2. 观察这种文化或亚文化中的社会互动 3. 寻找好的信息提供者，并向其进行非正式提问 4. 分析文本资料 5. 详细地做笔记	1. 识别这些社会规则和社会共识 2. 分析社会网络 3. 对解释进行确认 4. 前后一致地解释该文化 5. 与关键的信息提供者确认信息描述
扎根理论研究	形成一个能够解释社会过程尤其是社会互动如何起作用的理论	1. 进入到所要研究的社会场景中 2. 观察社会互动 3. 进行非正式的访谈 4. 现场记录 5. 识别有用的书面材料 6. 待在社会场景中，直到没有新问题出现，且所有问题已全部被解释	1. 整合资料收集和资料分析过程 2. 整理资料并进行编码 3. 分析语言的使用 4. 从具体的编码升级到理论解释 5. 将新获得资料和前期获得的资料进行不断比对 6. 形成核心概念和相关假设，并向研究对象进行确认

时，研究者必须意识到她正在进行的是一个解释工作，这个工作最重要一点的是不可改变研究对象的原始含义。

内容分析并不是单向的、持续向前的过程。相反，它是动态的、反复循环的过程。如果初次编码没能很好地概括某段文本的内涵，研究者会重新生成一个新的编码。这个新的编码可能会使研究者再次修订其他的已经提炼出来的编码，当然也可能不会。

这一系列的编码富含了所有信息，但如果对这些编码更进一步加工会更加有用。这一步包括识别相似的编码，并在不改变最初一轮编码原始意义的基础上把相似的编码进行合并分组。这个分组可能是按类别、时间顺序或某一主题进行的。同样的，研究者需要注意在这个过程中不能改变原始资料和一级编码的含义。

初级引证 ——→ 编码

几个相似的编码 ——→ 主题

例如，在一项应用扎根理论探索那些持续哭泣小婴儿母亲们的体验的研究中，我们提炼出的一些一级编码如“待在家里”“被人们当作一个母亲”“保护婴儿的完美形象”都可以归纳到同一个二级编码即“隔绝”中（Megel、Wilson、Bravo、McMahon 和 Towne，2011，p.146）。“隔绝”这个术语蕴含了母亲们为了保护自己和婴儿免于遭受那些不喜欢的建议和批评的干扰而决定呆在家里的含义。

重要的是，尽管质性描述似乎是一个有些折中的研究方法，但研究者们在应用它时依旧努力使用那些被质性研究者们广泛认同的方法论原则来规范它。总之，用质性描述的方法进行质性研究是一个非常实用的方法。它的特点是多种方法结合在一起去有效地描述某些经历、看法和感兴趣的事件。这些解释不应该偏离研究对象所提供资料的真实含义。

三、质性研究的独特性

质性研究的部分研究结果是可以直接运用的，但另一些研究结果所形成的假设则需要进一步的量性研究来验证。很显然，深入阐述患者的疾病体验和医疗护理体验，对于护士理解患者的体验并与患者进行有效沟通有直接的帮助。同时，这些经验也可用于促进改进护理评估指南和教学计划。

质性研究还可以得到另外一些成果，即对那些感兴趣情境的普适性和因果关系进行假设。这些假设需要进一步的量性研究来验证，包括：通过对不同人群进行测试以确定这种普适性的程度，并以此得出一些结论；测试质性研究所获得的因果关系结论是否真实。

起初，你可能会觉得质性研究的方法不科学。没错，这些方法确实非常不同于大多人所认为的“科学的”方法，但这些方法经过不断发展已经被用于探究主观体验和社会过程，即那些不可分割的、无法操控的、不能用物理方法检测的复杂的人类现象。通过质性研究的方法对人类体验和社会互动形成丰富而微妙的解释，这些解释是其他研究方法很难获得的，因为其他研究方法往往会将人类的特征变成数字，将人类生活环境变成不同的变量状态。

质性研究常因样本量小和不够客观而受到批评。这些批评主要是因为批评者对质性研究缺乏了解，不清楚质性研究是如何产生独特的、有价值的临床专业知识的。质性研究和量性研究同为研究临床专业的科学方法。如同建筑一座房子不可能只使用一种类型的工具（如只使用锯子）一样，要获得全面的临床实践知识也必须兼用质性研究和量性研究两种研究方法。

四、范例

阅读提示

我希望你能注意到本章节的结构，因为本书中第一部分的其他章节会使用同样的结构。每章节由如下三部分组成：

- 在某个领域关于专题研究方法的导入信息，比如你所读过的质性研究方法
- 一篇转载的使用了某种方法进行实际研究的范例文章
- 对于范例文章的概要评论

Jacobson 等（2008）的文章使用了质性描述方法。在读完本文中方法部分之后，在开始阅读结果部分之前，请阅读名为“更多关于方法及解析”的方格图。关于范例文章的概要评论需要参考很多方格图内的信息。

患者对于全膝关节置换术的感受

ANN F. JACOBSON，RODNEY P.MYERSCOUGH，KIRSTEN DELAMBO，EILEEN FLEMING，AMY M. HUDDLESTON，NATALIE BRITHT，AND JOSEPH D.VARLEY（2008）.
AMERICAN JOURNAL OF NURSING 108（5），54-63.

摘要

目的：由于很少将全膝关节置换（TKR）手术患者的感受作为研究的主题，本研究旨在研究他们的术前及术后感受。**方法**：使用质性描述设计，研究者采取便利抽样从 27 位即将接受手术或者最近接受过 TKR 手术的患者中收集数据。术前数据从集中的小组会议（n=17）中获取；术后数据从个人访问（n=10）中获取。全部数据收集工作都有录音及转录，并对文字记录进行分析。研究者通过辨认重复出现的单词及短语进行主题分类，然后将数据排序为主题类别。**结果**：出现了四个主要主题。第一，尽管有不断增长的疼痛及活动限制，很多患者还是将手术推迟了数月以致数年。第二，当患者决定接受手术，他们会进入到等待并担忧术中及术后会发生什么的时期。第三，术前及术后患者进入独立自主的需要以及适应新膝盖的努力过程中。第四，患者要经历与手术及康复有关的术后疼痛，但却对能够再次获得相关功能抱有希望。结论：这些结果显示患者在接受 TKR 手术前后需要

接受更好的教育及支持。需要更多研究以阐明患者的经历会怎样影响他们关于手术的决定及其所带来的一系列后果。

关键词 全膝关节置换；全膝关节成形术；患者对手术的反应；疼痛；功能性能力；患者教育

* * *

1. 前言

全膝关节置换（TKR）术在美国是最常见的骨科手术之一，[1, 2]但却鲜有关于患者在术中感受的研究。该手术是为了帮助骨关节炎患者及风湿病患者增强关节功能以及减轻关节疼痛的，该手术需要重塑损伤的骨骼及软骨组织，并且以塑料或者金属物质替换它们。[2]目前有很多关于全关节置换（臀部或膝盖）的研究表明，符合条件的患者会因为不确定因素推迟或者取消手术。[3, 4]一项最近的综述文献报告称，相当比例的患者虽然符合关节置换的条件，但是却不愿进行外科手术。这表明，患者对结果的期望会受到诸如性别、种族、民族、社会经济地位等的影响，对患者进行教育的材料“可能不会解决许多人的担忧。”欲了解更多关于全关节置换的信息，请参考“全膝关节置换术的事实”部分。

一位骨外科医生 Peter Bonutti 对此话题曾写道，“可能我们并不了解我们的患者在担忧什么。”[5]他引用两项研究发现的观点表明，1/3 接受 TKR 治疗的患者对治疗结果不满意，他指出需要从患者角度而非医生角度来考虑手术程序。在另一项关于 108 位接受过 126 次 TKR 患者的研究中更加明确此观点：患者对于结果的主观感受以及医生对结果的客观评估相关性较差。[6]该研究者得到结论：“外科医生比患者更满意。”

2003 年美国国立卫生研究院举行了关于全膝关节置换的发展共识会议，特别呼吁要进行关于患者决定手术及影响结果因素的研究。[7]座谈小组的专家会员们也建议说质性研究的应用可能会比量性研究更能揭示出更全面的经验。英国一项关于检测质性研究的综述得到这样的结论，质性研究“在揭示有关研究人员或执行者预先假设差异性的证据”方面有很强的优势，并且揭示了“重要但不显著的因素”[8]。

关于全膝关节置换术的事实

- 在 1891 年首次由德国外科医生 Themistocles Gluck 利用金属制成的铰链式膝关节假体嵌入来替换结核性关节[1]。
- 据医疗研究机构及质量的医疗成本和利用项目（HCUP）（http：//hcupnet.ahrq.gov），在美国施行全膝关节置换术（TKR）的数量由 1995 年的 293 086 例升高至 2005 年的 549 867 例，几乎翻倍。
- 40 ~ 49 岁及 50 ~ 59 岁的年龄组接受 TKR 的患者从 1990 年到 2000 年分别增长了 95% 及 54%[2]。
- 值得注意的是，符合条件且愿意接受 TKR 的黑人患者数量明显少于白人患者[3, 4]。
- 根据 HUCP 的资料，2005 年时，41% 的患者去诸如康复中心或护理院这样的机构进行 TKR 的急症护理处置，32% 的患者选择去家庭健康护理，26% 的患者选择回家。
- TKR 手术的指征包括“关节损伤的影像证据、持续的中到重度疼痛、并且无法通过延长非手术治疗过程缓解，以及临床上显著的能使生活质量锐减的功能受限[3]。”

■ 移植物组成以及定位技术的进展提高了 TKR 手术的知名度。移植物的使用时间由诸如术后活动的数量及类型以及患者的体重、年龄以及性别等个人因素决定[5-8]。

参考文献

[1] Shetty AA，et al. The evolution of total knee arthroplasty. Part II：the hinged knee replacement and the semi-constrained knee replacement. Curr Orthop 2003，17（5）：403-7.

[2] Jain NB，et al. Trends in epidemiology of knee arthroplasty in the United States，1990-2000. Arthritis Rheum 2005；52（12）：3928-33.

[3] NIH Consensus Development Conference on Total Knee Replacement. NIH Consensus Statements 2003；20（1）：1-34. http：//consensus.nih.gov/2003/2003TotalKneeReplacement117main.htm.

[4] Weng HH，Fitzgerald J. Current issues in joint replacement surgery. Curr Opin Rheumatol 2006；18（2）：163-9.

[5] Beadling L. TKA can be an option for the young active patient. Orthop Today 2003；23（10）：43.

[6] Dennis DA.Trends in total knee arthroplasty. Orthopedics 2006；29（9）：S13-S16.

[7] Jenabzadeh AR，Haddad FS. Novel strategies in joint replacement. Br J Hosp Med Lond 2006；67（6）：294-8.

[8] Vazquezz-Vela Johnson G，et al. Patient demographics as a predictor of the ten-year survival rate in primary total knee replacement. J Bone Joint Surg Br 2003；85（1）：52-6.

2. 研究方法

为探寻如何描述患者们接受 TKR 的经历，我们使用质性研究设计，从 17 位术前患者的焦点小组会议及 10 位术后患者的个人访问中分别收集数据。焦点小组会议在医院的关节置换讲座之后随即展开。由于术后康复以及不同的康复场所的限制，我们通过对患者进行个人访谈来收集关于患者的术后体验。表 1 描述了样本的统计学数据，从中可以了解更多关于设计和分析方法的细节。

2.1 设计

质性描述方法需要收集数据并将结果以日常语言展示出来，且最小程度地使用研究者的推论及解释，不同于其他质性研究方法（比如扎根理论）。[1] 正如 Sandelowsi 所述，“在回答关于与开业者的特别联系这个问题时，该方法尤其适用于获取直接的、纯粹的回答”。[1]

该研究由第一作者（AFJ）所在大学、患者计划接受手术的医院和拥有活跃骨科的地处市区的大型医疗中心的机构审查委员会批准。已将本研究的内容告知所有的参与者，并签署知情同意书。在数据收集的最后，每位参与者得到了 25 美元报酬。

2.2 样本

以便利取样法选取 27 位患者（参见表 1），这些患者是在 1 个月内即将接受 TKR 的患者，或者是2个月内接受过该手术患者，并对其进行了数据收集。术前数据从总共有17位患者参加的四个焦点小组会议中获取；术后数据从与10位患者的个人访谈中获得。纳入标准为：使用英语；21周岁及以上；之前未接受全关节置换以及在规定时间内将要接受（术前样本）或已经接受（术后样本）一次TKR。排除标准为：有意识障碍；手术关节有风湿性关节炎或者有明显的术后并发症（如手术部位炎症或有血栓性静脉炎）。另外，术前样本的参与者们不能成为术后样本，以避免加入术前焦点小组这件事情影响术后观点的可能性。参与者们在数据收集完成（数据饱和）之前被分成两组样本（舍弃了有多余信息的附加谈话）。

表1 参与者特征（N=27）

平均年龄（年）（SD）	**66.5（12.8）**	**65.6（11.9）**	**66.03（12.1）**
年龄跨度	45～83	49～83	45～83
人种，n（%）			
非裔美国人	1（7.7）	2（14.3）	3（11.1）
白种人	12（92.3）	12（85.7）	24（89.9）
婚姻状况，n（%）			
已婚	8（61.5）	7（50）	15（55.6）
丧偶	3（23.1）	2（14.3）	5（18.5）
离异	1（7.7）	1（7.1）	2（7.4）
单身	1（7.7）	4（28.6）	5（18.5）

SD=标准差

备注：中间栏中的百分比是该栏总数（n）的百分比而不是总体（N）。人口学数据未根据术前及术后样本进行分类，因为本研究不对比组间差异；相反，它旨在全面描述患者的经历。

2.3 工具

全部数据收集会议被录音并且转录，录音文件被用来作为分析解释的单位。

术前焦点小组。即将在1个月内接受第一次TKR的患者被分成四个焦点小组。焦点小组由本文其中1位作者（RPM）组织，他是在组织小组成员讨论方面有足够经验的临床心理学家。1～2位其他成员作为助理协调员，其均为有研究经验的注册护士（AFJ和EF），负责募集参与者、知情同意过程、记录时间、观察并记录非语言性提示及做其他注释。

焦点小组成员从参加了一项全关节置换讲座的人群中募集，该讲座在他们将要接受外科手术的医院中的一个会议室举行。主持讲课的护士（非研究组成员）在讲座结尾提到本项研究，如果预计进行TKR的参与者想了解更多信息，邀请他们留下来。感兴趣者会与我们（AFJ）的成员见面，会向他们解释该研究。参与者签署了知情同意文件，并且留下来参加焦点小组会议。会议上，参与者们与协调员们坐在一起进行讨论。会议由协调员从讲解基本概念与期望开始（比如，在描述性研究中没有对或错的答案，并且我们希望所有的人都参与进来）。

之后，协调者逐步推进讨论。首先，为避免"从众性"（一种以因为感受到群体共识而不能表达不同观点为特征的现象），要求参与者们写下他们对于将要进行讨论的三个主要顾虑。接下来，协调者们用提出问题来促进讨论，从普遍的问题（比如"在你想到外科手术的时候，在你脑海里出现的最重要的是什么"）到更明确的问题（比如"你的顾虑是什么？"）。（焦点小组及访谈会议的所有问题可以在以下网址查到：http：//links.lww.com/A422.）接下来是基于患者反应，即在讨论过程中激发出来的问题。每个焦点小组会议持续大概一个小时，随后协调者们举行了一个总结会议来回顾参与者的反应并记下析出的主题。

术后访问。潜在参与者，即过去 2 个月内接受了 TKR 手术的患者，由 1 位骨科注册护士，告知他们关于此研究事宜并获取他们的许可后方可让研究组联系他们。有兴趣参加的患者们签署知情同意书，并且与 1 位研究组成员（NB）、1 位具有围手术期经验的研究生学历的注册护士预定访谈时间。访问在度过急性期的康复单元或者患者的家中进行。研究者使用开放性问题提问患者。访谈的时间从 15 分钟到 60 分钟不等。

2.4 数据分析

首先通读了焦点小组的文字记录、总结以及小组会议记录。然后，使用质性内容分析原理阅读并分析了每个文字记录，该原理旨在使用最少推论及解释，来总结概括数据中带有有效信息的内容。[1] 将既定目的作为该研究的向导，研究者们选取了文字记录的相关部分，并通过辨识出重复出现的词句来定义主题，将数据按照主题种类分类，并且下结论。2 位研究组成员（AFJ 和 KD）独立分析数据，并定期见面来对比各自的发现，并且分析归类解码不符之处（"解码"）。通过记录各类主题之间的相似之处和不同之处，不断修订代码，直到最终的分类足够有说服力，且解码者之间完全达成一致为止。

参考文献

[1] Sandelowski M. Whatever happened to qualitative description？ Res Nurs Health 2000；23(4)：334-40.

3. 结果

通过对做过 TKR 的患者进行访谈，确定了四个首要的主题，分别命名为"忍受和推迟""等待并焦虑""放手并允许进入""疼痛并且期望着。"我们的目的是描述总体经验；没有将术前及术后样本进行比较。

3.1 "忍受和推迟"

指的是在决定做外科手术之前的这样一段时期。它经常会持续数年，包括对膝盖疼痛及由此导致活动受限的"忍受"；并且通过改变行为、使用适应性器械以及进行强度较小的治疗等方式来"推迟"TKR。

3.1.1 "忍受：疼痛限制着你本能做的事情。"参与者描述称膝关节疼痛是逐渐增加的，通常在步行或做其他运动时持续并加重。甚至有时候当他们在步行或者爬楼梯时，膝关节会突然出现无力的状况。他们将膝关节频繁地描述为"骨头连着骨头，之间没有软骨连接”。有些人说膝关节会向旁边弯曲或者“弯曲得像鞠躬一样”。

一个参与者说：“疼痛限制着你本能做的事情，”对此很多人都有同样的感触。还有人说，“我对此感到厌烦……我是个非常活泼的人。我最喜欢的评论是‘我不能’。我不能将垃圾丢到路边。我不能剪草……我是个汽车销售员。我感觉自己像是一个瘪了的轮胎，然而在我的工作中，你不能有一个瘪了的轮胎（重点补充）”。

膝盖的疼痛限制了参加者完成日常活动的能力，包括穿衣、做饭、打扫卫生、购物、上下楼梯、跳舞以及玩高尔夫球。许多活动需要详细的计划，比如拿拐杖或使用轮椅，术前使用止痛剂以及对活动路线的计划。

“如果去商店，我需要知道我到底要买什么，并且只能紧紧抓住超市货车……（最终我只能去有电动购物货车的超市）。我真的连走路都不能……医生甚至鼓励我去申请残疾人停车许可证，我照做了。”

出趟远门总会导致疲劳以及持续或者加重的疼痛。有些参与者描述由于疼痛而哭泣并且变得沮丧、孤立。随着情况变得越来越糟糕，他们开始限制自身活动，去做那些仅仅需要很少的走动、或者可以由频繁简单的休息或使用移动性辅助物完成的活动。有些人需要靠其他人来帮助他们移动；有些人取得了残疾人停车许可证。一个参与者即使是在她自己家里也随身带着手机，这样，当她“被困住的时候可以打电话给某些人。”其他人描述了他们怎样改变他们完成任务的方法，比如，当跪着时在膝盖下垫枕头，或坐着或躺着来取代跪着，并且用爬行取代步行。

对于一些人来讲，膝盖的疼痛以及功能受限改变了他们如何看待自己或者他们认为的别人如何看待他们。他们认为自己由活泼的人变成了不活泼的人。他们将他们的膝关节问题视为生命中限制性的甚至是控制性的问题。

3.1.2 推迟。大多数参与者总是尽可能地推迟手术，并且对于很多人来说，进行手术已是这个念头第一次出现的好多年之后。

“我知道我应该去做手术，但就是在期望着事情会好一些……当你最终明白的时候你才能直截了当的讲，‘我需要做点什么’。”

有些人说，他们推迟手术是因为他们期望着医学会最终发展到能够提供一个更小刺激的选择，或者是他们本想着增强他们的膝关节。大多数参与者表示希望他们没有推迟手术并且会建议其他人不要等这么长时间。但是这样的观点并不被普遍认同。一个术后参与者说“想确定……对于这（手术）是唯一的选择，没有任何疑问。”

在这期间，参与者经常接受诸如肾上腺皮质酮等注射治疗。对某些人来讲这会使他们得到暂时的缓解；其他人说这样的治疗没有效果或者会加重他们的情况。参与者们将这些治疗描述为“创可贴一样的治疗”“仅仅是暂时的”或者是“在完成（TKR）之前的前奏”。

3.1.3 “等待并焦虑着”。一旦参与者们决定进行 TKR，他们会进入到一个等待并且担心术中及术后会发生什么的时期。

等待：让我们一起度过。在参与者们准备接受 TKR 的时候，他们由于焦虑会推迟手术：“我推迟了数年，直到我不能再等。”他们将等待期描述为充满着焦虑的时期；有人说“焦虑诅咒着我的生活”。

有些人在此期间通过维持或者增加他们的活动水平进行准备，相信这样会有助于他们的恢复："进去的时候状态越好，就能越容易度过这段手术时期。"有些人为术后活动功能受限时期将"所需的东西都尽可能准备好"。

担忧："有些事情会变坏"。参与者们反映会对麻醉、手术以及并发症有担忧。很多人认为麻醉特别有风险。参与者们可以选择椎管内麻醉或全麻。大部分人选择全麻，即使觉得这会有更高的风险并会延长恢复期；他们不想知道术中的任何事情。

"我就是采取的全麻……（我是）护士，我不想在手术中醒来并且听到声音……我曾经是骨科手术的手术助理护士，所以我知道那些声音和噪声，而且我不想醒来听到线锯的声音或者其他。"

有些人表达了对手术的普遍恐惧：

"任何时候做手术，任何事情都可能会发生。"具体的恐惧包括发生并发症的可能性，比如血栓、感染甚至死亡。有些人在之前就有并发症或者知道其他人有，这导致了他们现在的恐惧。但是有人说他们没什么担忧的。很多人说他们试着保持一种乐观的态度，相信悲观的态度会使他们的预后变坏。

"我当然不想悲观地进入手术室……我是说，不是乐观地进去再出来，就是悲观地进去出来。然而当你悲观地进去出来的时候，会有……更严重的情况，就是你会有并发症。"

一个导致担忧的因素是对手术几乎没有了解："我不知道手术会持续多久……所有的事都是模糊不清的……请告诉我接下来你要做什么。"大多数人都希望在手术前，能从他们的外科医生那里获得更多信息以及在恢复期应该期待有什么。一名术后参与者说提前明白关于术后康复"前前后后"的特点使手术变得"没那么恐怖以及让人不快"（详情参见参与者关于手术的疑问部分）

有些参与者报告说对手术及康复已经准备好了。患者非常喜欢从医生那里得到详细的图表式信息："他对将要发生什么很明确……手术是必须的。（外科医生）很棒……他让我亲自拿着（替代）关节。"

参与者们对手术的疑问：

- 我什么时候能洗澡？
- 我要怎样上下楼梯？
- 他们会给我的车一个暂时轮椅卡吗？
- 我将会承受多大的疼痛？
- 我什么时候能开车？
- 切口看起来是什么样的？

3.2 放下并接纳

术前及术后，患者们挣扎于独立自主性需求与需要得到别人帮助、安慰以及支持中。"接纳"也包括学着接受习惯膝关节植入物做为他们身体的一部分。

3.2.1 放下：接受损失部分控制力这一事实。参与者们将自己描述为非常独立的人，很难依赖别人："我必须接受损失控制力这一事实。"很多人说他们在术前需要越来越多日常生活活动方面的帮助。参与者们担心在康复时需要依靠别人（通常是家庭成员）。

“当你习惯于充当照顾者的角色后，就很难接受让别人来照顾你……我从医院回家的第一夜……我进了厕所，但我大便了却没办法清理它……那晚我丈夫很好，他不介意清理我的大便或者做所有我要他做的事情，但是我让他离开卫生间，让音乐响起并且关掉所有灯光。我把枕头放在头上然后失声痛哭。”

有时候参与者们拒绝放弃控制力并且继续锻炼他们的独立自主能力，忽视了医生以及家庭成员的建议。一个参与者想在术后禁止流食期间喝姜汁饮料，相信喝姜汁饮料会缓解术后恶心。有些人计划在术后离开病床用他们自己的腿走路：“我不能被绑起来”。有个人计划把他的睡衣带到医院，说他不能穿着其他东西睡觉。一个患糖尿病的参与者计划在术后坚持他的惯例饮食而不是遵照医生的处方。

宗教信仰会帮助一些参与者；有个人这样说到上帝：“他会照顾好我”。其他人能够冷静地接受这些：“生活就像漫漫长路，你必须走下去，在这其中，有我必须要经历的事情。”

我们观察得知，放下经常伴随着接纳，从其他人那里得到鼓励，与医生建立信任，接受新的膝。

3.2.2 接纳：接受鼓励。很多参与者认识一些做过 TKR 的人，并且认为他们关于成功结果的描述很令人振奋：“这真棒……只要想想我也会以同样的方式恢复”。一些这样的熟人们说真希望他们能早几年做手术，并且对结果表示很满意；他们对我们的参与者们说，在 TKR 术后他们“感觉自己是全新的”。但是消极的结果（比如持续疼痛或者膝关节功能不良）会给参与者们带来沮丧或者恐惧的感受，很多人说他们试着避免听到这样的故事：“目前我不想有任何悲观的事情发生在我身边。我想要乐观。”

一些参与者们说术前有更多机会与做过手术的患者或者手术的提供者们对话会增强他们的信心。

“别让我只在书中或者小册子或者任何东西里读。(重点强调）那都是很好的结果，但我想跟一些人说说话。我想掂量掂量他们的经历。(重点强调）我想让自己更放松。我想把压力都消除掉。”

他们也很欣赏那种结构性的同伴支持小组：“（它有助于）了解其他人也有像我一样的不适……你知道，悲剧总是相伴而生，我很确定我们有很多共同话题。”

3.2.3 接纳：信任团队。参与者们赞扬那些花时间解释手术并且解答问题的医生。他们很直接地赞扬：“他就是那种我喜欢的医生类型”；“他不想愚弄大家，他告诉你将会发生什么。”他们对他们的医生以及那些推荐者们表达了“百分之百的信任”。很多人听从朋友或者家庭的建议而选择某位医生；一些人向那些做过 TKR 的患者们征求有关外科医生的意见。

参与者们还提到了来自护士还有其他医院工作人员的关怀以及技术，尤其是那些在转移和步行上对他们给予帮助的人们。他们称赞那些评估他们疼痛并且建议或者管理止痛的护士。他们从那些“盘旋在他们上空”或对他们给以私人帮助的护士身上得到关怀。

3.2.4 接纳：接受新的膝关节。参与者们提到他们自己的膝关节是怎样的“破”，并且询问关于新膝盖的问题（了解更多，参见参与者们关于新膝关节的疑问）。术后参与者们说他们的肌肉需要学习与新的膝关节配合，他们将新膝关节描述为稳定而强壮的。

“我就觉得它是我膝关节的一部分。我不觉得这里有什么金属的东西或者什么不一样的东西在里面，当你把一个这样的关节握到手里的时候，它们真的很沉。但我真的没感觉到……实际上，它比我的另一只腿在站起来的时候更让人感到稳定。很多人想看到一个实际的模型。一个术前参与者看过，但也只是在请求医生给她看的情况下才看到。另一个人问他的外科医生说手术会不会被录像，这样他在以后可以看看。”

参与者们关于新膝关节的疑问：

- 它是由什么做成的？
- 这个膝关节可以用多长时间？
- 如果植入物丧失功能了怎么办？
- 它沉吗？
- 我能通过机场安检吗？
- 他们需要护膝吗？
- 我能跪着吗？
- 在我游泳的时候我会沉下去吗？

3.3 *疼痛但充满希望*

在恢复期内患者们忍受着疼痛，同时他们希望如果能够恢复失去的功能，这一切就都是值得的。

3.3.1 疼痛：疼痛是主要的。疼痛是普遍的问题。术前，参与者们预想到术后疼痛；有一个人如此说，“对于膝关节来说，疼痛是主要的。”他们希望能用足量的止痛药；有些人在术前与外科医生及麻醉师讨论了疼痛管理。一个人引用了她麻醉师关于规律服用而非需要时服用止痛药的建议，“因为当你让疼痛控制着你的时候，它真的很难被除去。”另一个患者的医生说，“按我告诉你的服用时间用止痛药，这样你就不会感觉那么痛了。”

很多术前参与者们说术后疼痛不可避免，并且他们可以忍受它。

“我不介意你给我多少止痛药……它还是会痛的。止痛药会慢慢失去作用。并且我知道我可能会忍受……两周非常痛的时期。并且一旦疼痛过去，愈合开始的时候，事情就会开始变好。”

所以接受过手术的患者说术后疼痛会立刻出现，并且会由于腿部活动以及物理治疗而加强。对于少数人来讲，疼痛水平会逐渐降低。少数患者很惊喜地发现他们所承受的疼痛比预想的轻：“我本以为会比我经受的要更疼一些……我觉得这是一种不同的疼痛。”然而其他人的描述则是强烈而持续的疼痛。一个人解释说她准备怎样跟要接受 TKR 的人解释术后疼痛。

“即使他们给你吗啡，还是会疼……我想我会告诉患者：疼痛在后来会缓解，但是你肯定会很疼。止痛药会轻微地缓解疼痛，但却不能完全带走它。”

药物治疗是主要的疼痛管理策略，而诸如冥想、步行、经皮神经电刺激以及局部用冷等非药物治疗方法不常见于报道。一些患者关怀小组建议术前用药。有些人指出，护士的术后策略有帮助。比如，一个家庭健康关怀护士建议一位参与者少量多次服用氧可酮和对乙酰氨基酚（扑热息痛），而非长间隔大量服用，这样的效果很好：“这对我来说很管用。”

另一位患者说，“我在早上感觉很好因为他们晚上对我用药了……他们说他们会在我感到很强烈的疼痛之前给我用药。”但另一个人说由于疼痛，他整夜失眠，并且反复要求用止痛药。

“我……早上刚哭了，因为它实在是太疼了，我忍不了。我不能得到更多的药片了……多想我身边能有个医生来……给我更强效的药物。”

一些患者担心止痛药带来的潜在问题（比如便秘、噩梦、上瘾、突然而来的疼痛以及脑力活动的下降），有些人报告称有副作用。

3.3.2　疼痛：康复是我的工作。术前患者将康复期视为是恢复正常生活所必需的，说他们知道这会包括“漫长，痛苦的工作”。术后患者将物理治疗法（包括锻炼、步行以及其他方法）描述为一个必需的阶段：“你必需要给它时间”。适应性工具的使用包括手杖，辅助步行器以及服装上的辅助物（比如裤子上的提拉）。定期的监督对保证坚持物理治疗项目来说是很重要的。

“我在门诊的第二个物理治疗期是很艰难的……他们让你弯腰，让你弯曲你的膝关节……他们试着分裂瘢痕组织并且继续这么做直到你尖叫……我知道他们必须这么做。我知道我不能独自完成。”

有些人进展稳定：“我期望着能立马站起来走路，竟然做到了。”一个人将康复过程描述为“不像我想象的那样困难，”其他人也这样说。但是有很多人声称没有进步而产生沮丧。康复会持续多久？因为我并不觉得有什么改变。人们都说看上去有进步但我看不见，我也没感觉到。

3.3.3　充满希望：眼睛盯着胜利。患者预想着恢复的时间，尽管恢复期的时间节点不同，一些患者比其他人更特殊。很多人预想着他们能独立，能返回工作或者两项都能在三星期内完成。一些人预想着恢复期会经历几个月到一年。他们强调在恢复期保持积极的重要性：“让你的眼睛紧紧盯着胜利。”他们说他们会督促自己或者由监护人或者家庭成员督促着。

“由于我不能经常走出去，（物理治疗师）对我说，‘走就好了。’因此我从房子的这一头走到那一头。我试着一直走路。”

患者相信，如果他们不按照规定的康复训练进行锻炼，他们的新膝关节会粘连起来或者变疼或者不能弯曲。一些人说他们认为如果他们不按照规定弯曲膝关节，外科医生会“把你重新带去手术来帮你弯曲。”

“于是我对自己说，我也会对别人说‘千万别放弃直到你将原有的活动性锻炼回来。’因为如果你不在时间窗内得到锻炼……你再不能锻炼回来了。你总不能从现在开始一年都这么想，‘我要恢复我的膝关节并且得到更多的灵活性。’时间早过了。”

很多人指出，在术前以及术后保存乐观的态度是非常有必要的。有人把这称为“情绪管理。”

充满希望：回到正常。患者清晰地指出他们希望手术能使其恢复某些具体的活动，尤其是那些他们曾有能力做的“想都不用想的”，而且不会伴着疼痛的，诸如家务活，修建花园以及遛狗。（详情请浏览 http：//links.lww.com/A423）“正常人”这个词语经常被使用。“我想出去爬山、骑自行车，还有做我本来能做的事情。同我的孙子、孙女们在地板上坐着。我不担心事情不会变好；我知道它会变好。”

4. 讨论

尽管疼痛与活动受限逐渐加重，我们27位患者中的许多人还是会将手术推迟数月以致数年。在一项对9位接受TKR手术的新西兰患者的质性研究中同样提出患者长时间的“忍耐”。[9]尽管我们的研究是对最终接受了手术的患者进行的，他们的言谈表明延长手术的可能原因包括希望膝关节能自己好转或者外科手术的发展能提供相对于全关节置换来说没那么剧烈的选择。后一个原因与一项于1997年针对30位臀部或膝关节骨关节炎患者执行的研究的结果不谋而合，表明女人比男人更可能推迟手术，因为她们希望科技会进步。[10]

一旦参与者决定做外科手术，他们一般都会怀着焦虑以及能“成功完成”的期待。常见的焦虑源自于麻醉、手术及并发症。另一个比较常见的顾虑是由于对植入物及详细手术和康复过程信息的缺失。相反，2项关于患者计划接受全关节置换的量性研究确定了更多明确、具体的顾虑，其中最突出的是包括了术后疼痛、活动性以及对自己的照顾能力。[11,12]可能是由于对量性研究强迫式选择性回答导致这样的差异。在我们的研究中，参与者的回答不是那么受限制。

尽管我们是在患者与他们的外科医生谈过话以及参加完医院的关节置换课程之后才开展术前谈话，但我们的结论表明患者们需要更多信息。但是更多的信息会让结果更好吗？近期纳入9项研究包括782位将要接受关节置换术患者的文献综述表明不是这样的。研究者得到这样的结论“鲜有证据支持术前教育的使用……会让（大多数）术后结果变好，”尽管他们说“有证据显示术前教育对术前焦虑有着温和有利的作用。”[13]同样，一项瑞士研究表明在TKR术前对患者提供明确的关于疼痛管理的信息会减轻他们的焦虑。[14]这样的教育项目越来越普遍，但是由于他们在设计上缺乏理论或者经验基础，解释他们能够奏效的机制仍然不清楚，这就限制了他们的应用，[15,16]需要更多研究来阐述。关注患者年龄、种族以及性别的研究方向可能更有价值。[11,12]

很多参与者表示他们喜欢跟那些成功地接受了TKR的患者交流；那些这样做的人说感觉帮助很大。其他针对全关节置换患者的研究也有相似的发现[10,17]。关于对准备接受TKR患者进行同伴支持干预的效果需要更深入的研究去证实。同伴支持在其他疾病的患者中有效（诸如患有癌症[18]或者糖尿病[19]的患者中）——对参与者来说足够的术后止痛存在争议。对一些人来说，可接受的疼痛可以通过诸如常规用量（而不是需要时用量）以及与药物提供者的谈话进行控制。一些评论反映可以接受术后疼痛，认为这是不可避免的。由于术前对术后疼痛的期望以及对控制疼痛的能力缺乏自信会提升疼痛等级[20]，因此，有效的疼痛管理策略应该被发扬并且在术前就与患者分享。

4.1 局限性

这项研究存在着一定的局限。参与者们是以便利抽样的方式从一家健康管理机构中选择的，他们的经历可能在全部地区不具有代表性。另一项局限是缺少对可能影响患者经历的可变因素（比如外科医生，手术技能以及止痛方法）的控制。虽然我们试着鼓励我们的参与者坦白地进行回应，我们发现的事实是小组调解员以及健康机构的专家可能会改变受访者的一些回应。

4.2 进一步研究方向

我们的研究揭示了患者在期望以及从 TRK 手术的恢复过程中存在的四个主题，延展了针对此人群中的其他一些研究的发现。

本项研究以及其他类似研究表明患者需要更好的教育、支持以及强调健康关怀队伍的角色，尤其是从护士和医生中得到。患者没有做好接受 TKR 的决定，他们不知道在术后阶段要期待什么。焦虑与疼痛在术前和术后都是很常见的，可能会对结果有消极影响。参与者强调了同伴帮助以及从有能力提供关怀的外科医生，麻醉师以及护士得到的受益。应进行描述性及干预性研究，来评估消除或减轻 TKR 手术不良反应（诸如术前疼痛及焦虑）以及推行提升积极效果（诸如同伴帮助）的方法。也需要更多关注患者观点的研究来探索患者经历会怎样影响他们关于 TKR 手术的决定以及对结果的影响。

* * *

Ann F.Jacobson 是肯特州大学（KSU）护理学院肯特（俄亥俄州）分校的副教授，Rodney P.Myerscough 是 Summa 健康系统亚克朗市分部（俄亥俄州）的临床心理学家；这项研究是在圣·托马斯医院 Summa 分院举行的。在本项研究进行时，Kirsten DeLambo 在亚克朗市 Summa 健康系统进行博士后工作，主要研究治疗外伤性压力，现在是 KSU 健康服务中心的一名心理学家。Eileen Fleming 是护理科研协调员，Amy M．Huddleston 是 Summa 健康系统的一名临床心理学家。Natalie Bright 在本项科研进行时在 KSU 大学护理学院读研究生课程，现在是俄亥俄州 Mayfield Heights 市 Hillcrest 医院的组织学习以及展示专家。Joseph D.Varley 是 Summa 健康系统精神病科的主任。

本项科研由 Summa 健康系统 -KSU 创伤应力治疗和研究中心、KSU 科研委员会以及 Sigma Theta Tau 和 Delta Xi Chapter 提供资金支持。作者声称与一些有可能对出版这个教育活动感兴趣的公司无利益冲突。特别感谢 Patty Costigan（MSN，RN）以及 LeAnn Speering（MS，CCRP）在数据收集方面提供的帮助；Claire Draucker（PhD，RN）在质性研究方法以及解释上给予的帮助；感谢 Elizabeth H.Winslow（PhD，RN，FAAN）审核了本文之前版本。
通讯作者：Ann F.Jacobson，ajacobso@kent.edu。

参考文献

[1] Agency for Healthcare Research and Quality．HCUPnet，Healthcare cast and utilization project [database online]．http：//hucpnet.ahrq.gov.

[2] Kane RL，et al．Total knee replacement．Rockville，MD；Agency for Healthcare Research and Quality；2003 Dec．AHRQ publication no.04-E006-2．Evidence report/technology assessment，no.86． http//www.nccbi.nlm.nih.gov/books/bv.fcgi ？ Rid=hstat1a.chapter.16930.

[3] Ballantyne PJ.et al．A patient-centered perspective on surgery avoidance for hip or knee arthritis：lessons for the future．Arthitis Rheum 2007；57（1）；27-34.

[4] Hawker GA．Who，when and why joint replacement surgery ？ The patient＇s perspective．Curr Opin Rheumatol 2006；18（5）：526-30.

[5] Bonutti PM．Improving patient satisfaction through technique：minimally invasive TKA．Clinical counterpoints：new techniques in total knee arthroplasty and pain management；2005

Feb 24；Washington，D.C.；Medscape and the Postgraduate Institute for Medicine；2005.http：//www.medscape.com/viewarticle/502313-9.
[6] Bullens PH，et al. Patient satisfaction after total knee arthroplasty：a comparison between subjective and objective outcome assessments. J Arthroplasty 2001；16（6）：740-7.
[7] NIH Consensus Development Conference on Total Knee Replacement.NIH Consens State Sci Statements 2003；20（1）：1-34. http：//consensus.nih.gov/2003/2003TotalKneeReplacement117main.htm.
[8] Murphy E，et al. Qualitative research methods in health technology assessment：a review of the literature. Health Technol Assess 1998；2（16）：iii-ix，1-274.
[9] Marcinknowski K，et al. Getting back to the future：a grounded theory study of the patient perspective of total knee joint anthroplasty. Orthop Nurs 2005；24（3）：202-9.
[10] Karlson EW，et al. Gender differences in patient preferences may underlie differential utilization of elective surgery. Am J Med 1997；102（6）：524-30.
[11] Macario A，et al. What questions do patients undergoing lower extremity joint replacement surgery have？ BMC Health Serv Res 2003；3（1）.11.
[12] Trousdale RT，er al. Patients' concerns prior to undergoing total hip and total knee arthroplasty. Mayo Clin Proc 1999；74（10）：978-82.
[13] Sjoling M，et al. Pre-operative education for hip or knee replacement. Cochrane Database Syst Rev 2004（1）：CD003526.
[14] The impact of preoperative information on state anxiety，post-operative pain and satisfaction with pain management. Patient Educ Couns 2003；51（2）：169-76.
[15] Prouty A，et al. Multidisciplinary patient education for total joint replacement surgery patients. Orthop Nurs 2006；25（4）：257-61.
[16] Tribbey F. Total joint replacement program. Med-Surg Matters 2005；14（1）：9.
[17] Clark JP，et al. The moving target：a qualitative study of elderly patients' decision-making regarding total joint replacement surgery. J Bone Joint Surg Am 2004；86-A（7）：1366-74.
[18] Ussher J，et al. What do cancer support groups provide which other supportive relationships do not？ The experience of peer support groups for people with cancer. Soc Sci Med 2006；62（10）：2565-76.
[19] McPherson Si，et al. The benefits of peer support with diabetes. Nurs Forum 2004；39(4)：5-12.
[20] Granot M，Ferber SG. The roles of pain catastrophizing and anxiety in the prediction of postoperative pain intensity：a prospective study. Clin J Pain 2005；21（5）：439-45.

五、概述和评论

（一）研究目的

在介绍中，作者描述了他们进行此项研究的理由，即在之前的研究结果中缺乏对患者接受全膝关节置换术（TKR）主观感受的深入理解。尽管患者们有相当程度的疼痛以及活动受限，他们还是会长时间推后 TKR 手术。2 项研究表明，手术后有 1/3 的患者对结果不满意。需要注意的是，本研究源自于：①之前的研究发现了什么；②目前还不知道什么；③关于 TKR 的事实。本研究的目的是描述患者在接受并不复杂的 TKR 之前以及之后的感受。对患者的选择上应该有一定的限制，因为对有并发症患者的看法无疑与对术后恢复相对平缓患者的非常不同，不同的对象会有不同的结果。

（二）研究方法

该研究是如何进行的在本文正文的报告中只是一小部分，其在名为“关于研究方法及分析”的方格图中有更详尽的解释。

1. 设计

在文章中以及我们刚刚说过的方格图中，研究者为描述患者的日常语言而使用了质性研究方法。

2. 伦理学回顾

该研究被本文第一作者所在大学以及患者所在医院的伦理审查委员会批准。伦理审查委员会（institutional review board，IRB）是由大学、医院或者其他健康保健机构中的人组成的，在研究进行时用来确保人类的权利被保护。联邦法律规定 IRB 需要在国内注册。

任何一位研究者在开始研究之前需得到 IRB 的支持，并且需要向 IRB 提供调查的现状。IRB 考虑以下信息来提供建议：

- 如何保护参与者免受不舒适以及伤害，并被尊重。
- 怎样确保知情同意（明智地决定是否参与研究）
- 能否在完全不受压力或者强制性影响情况下决定参与该研究
- 怎样告知此研究的参与者研究的目的、选题的基础、实验性处理方式、实验小组的分配以及各实验方式的风险
- 怎样保证私密性、保密性以及匿名性

重要的是知情同意文件及日期必须由参与者或参与者的法定监护人签署。如果研究需要，知情同意文件需包括一条关于允许研究者了解参与者被保护的健康信息的声明。

根据其性质，有些研究违背人权的风险较小，而有些研究却则非常敏感。涉及婴儿、儿童、生殖主题、导致疼痛或悲痛风险的研究被视为敏感的研究，这样一来，就必须要详尽地计划试验的步骤。只有 18 岁以上及有法律行为能力的人才能自行签署知情同意。未成年人需要父母或监护人签署知情同意。IRB 充分考虑到有认知及精神障碍者表达知情同意的能力。

意识到研究的多样性，IRB 主席或者委员会将研究定为：①免审；②快速审查；③需要全面审查（药物不良反应通报中心，2005）。免审标准在美国健康服务部的政策中被详细地描述。如果某研究风险很小，IRB 主席或者由一位或更多有经验的研究者可将其定为审查合格。一项有更高危险性的研究必须接受 IRB 全部成员的审查。从范例文章中，我们无法得知这项研究是否经历了快速审查或全面审查；我们只是知道它是审查合格的。

3. 样本

表 1 中提供了一个简单的统计学样本简况。在 27 位参与者中，17 位患者组成了术前焦点小组，10 位参与了术后个体访谈。焦点小组的参与者从术后谈话中剔除，以避免术前焦点小组对术后访问谈话的影响。注意严格按照纳入排除标准筛选研究对象，以保证两组研究对象的全程参与，并控制外界因素的影响（如术后并发症）。不对样本量进行预设，样本人群的招募在信息饱和时截止（即，数据饱和）。白种人参与者的高比例会影响到本研究结果在其他种族群体中的应用。

4. 数据收集

术前焦点小组参与者是在医院里举行的关节置换讲座中招募的；焦点小组在讲座后立即组织起来。拥有领导小组讨论经验的调解人在开始鼓励参与者描述他们内心想法时使用提示，但随后便让参与者讨论更多更详尽的专题。请一定要思考对焦点小组使用的问题以及本文中描述的在线举行的讨论会议。我可以说访问中提出的问题要比其他质性研究者提出的更聚焦。术后访谈是在接受 TKR 2 月内的患者中进行的；一般持续 15 到 60 分钟。记录焦点小组对话以及访谈用以帮助实施分析。

5. 数据分析

研究者使用质性研究方法原则详细地分析了文字记录。他们标记出与理解患者经验以及感受的相关数据，并用单词或词组对传递该部分含义的内容进行概括编码。然后基于表达概念的相似性将这些编码归入相应主题。请注意研究者在解释阶段通过由两个研究组成员独自解码数据然后解决分歧的方式，来逐步控制他们的预想。

（三）结果

结果包含了四个首要主题；在读完文章，并且参考了你做过的笔记，你应该能列举出来这几个主题。在这几个主题的每个标题下面，研究组提供了一般叙述来描述参与者的经验。这些描述扩展了缩写的主题标识。同时还需提供用于开发每个主题引用的参与者描述性语言。注意到这几个引述是怎样将所有抽象的描述生动地显示出来。就应该是这样，主题与描述的联系应该是真实的；主题不应该是强行揭示的。研究者为读者提供这些引述来表明这些主题确实由数据推导出而且非常接近于数据。每个读者随后自行判断主题的准确性。

（四）讨论

在讨论部分，研究者将他们的结果与其他研究结果联系起来。构建一个关于此主题的连贯而宽泛的体系是很重要的。这些作者①将他们的结果与新西兰研究的结果联系起来；②将他们的结果与 2 项关于将要接受全关节置换患者的质性研究进行了对比；③讨论了患者希望在术前得到更多信息的观点。为将研究结果展示在更大的知识环境中，研究者阐述了他们察觉到的局限性。最后，提出对临床含义以及主题需要进行更深入的研究。

本书的附属网站提供了其他学习素材，可登录 http：//go. jblearning.com/brown3e。

参考文献

[1] Jacobson，A.F.，Myerscough，R.P.，DeLambo，K.，Fleming，E.，Huddleston，A. M.，Bright，N.，&Varley，J. D.（2008）. Patients' perspectives on total knee replacement：A qualitative study sheds light on pre- and postoperative experiences. American Journal of Nursing，108（5），54-63.

[2] Megel，M. E.，Wilson，M. E.，Bravo，K.，McMahon，&Towne，A.（2011）. Baby lost and found：Mothers' experiences of infants who cry persistently. Journal of Pediatric Health Care 25（3），144-152.

[3] Munhall，P.（2007）. The landscape of qualitative research. In P. Munhall（Ed.），Nursing research：A qualitative perspective（4th ed.，pp. 3-36）. Sudbury，MA：Jones and Bartlett.

[4] Neergaard，M. A.，Olesen，F.，Andersen，R. S.，& Sondergaard，J.（2009）. Qualitative description—the poor cousin of health research ？ BMC Medical Research Methodology，9，52-57. Advance online publication. Retrieved from http：//www.biomedcentral.com/1471-2288/9/52/prepub

[5] Office of Human Subjects Research（2005）. Basic HHS policy for protection of human research subjects. Retrieved from http：//www.hhs.gov/ohrp/humansubjects/guidance/45cfr46.html/

[6] Sandelowski，M.（2010）. what's in a name？ Qualitative description revisited. Research in Nursing & Health，33，77-84.

[7] Swanson，J. M.（2001）. Questions in use. In J. M. Morse，J. M. Swanson，& A. J. Kuzel（Eds.），The nature of qualitative evidence（pp. 75-110）. Thousand Oaks，CA：Sage.

第五章

描述性研究

当要了解患者健康行为、健康状态或者健康照护状况时，一种早期的有效措施是首先了解这些知识是由什么元素及特征组成的。量性描述性研究通过获取结构化数据，即分类数据或者数值数据，详细描述该现象。结构化数据包括：

- 对某生理状况的测量，由此产生的数字性变量
- 有可供选择的答案和评分标准的问卷
- 可分类和 / 或计数的观察及口头回答

通常情况下，量性研究中所用的问卷及量表的条目，会受先前相关质性研究结果的影响，当然，情况并非总是如此。

一些量性数据可以数字形式（比如，白细胞计数）直接获取，而其他量性数据可通过将事件或行为从自然形态转化成分类数据或者数值数据（比如，数据收集者可将患者所描述的锻炼行为转化成定义的锻炼水平）。量性数据的一个优点是可以通过对其进行总结分析，以建立关于某种经历或者状态的简明描述。

一、自然状态

在量性的描述性研究中（此后简称描述性研究），数据是在参与者自然状态下获取的，没有任何要改变现状的企图，不采取治疗措施或干预。正因如此，描述性研究被称为非实验性或观察性研究。它的目的是获取研究现象特征所发生的自然变化。描述现象特征的数据从个体收集后，经过总结、分析，以建立一个关于该现象更加详尽、综合的描述，该综合的描述能够描绘出该现象包含的要素或特征的发生频率及其表现出来的不同水平。

一项描述性研究调查了影响脑卒中患者从发病到到达医院时间的影响因素（Maze & Bakas，2004）。该研究所调查的特征性要素包括：①能够引起患者作出寻求医院照护决定的脑卒中警示信号是什么；②从开始出现这些警示信号到患者到达医院的时间。调查者通过面对面的结构式访谈方式对 50 位脑卒中幸存者和 / 或他们的陪同人员进行数据收集。关

于脑卒中警示信号的数据是由访问者与患者的访谈中获取的，然后对每一警示信号类别的病例数量进行统计。到达医院的时间则是访问者从患者或陪同人员所提供的信息中获取，并以分钟进行记录。

结果包括以下几点：①“导致患者决定要寻求医院照护的最常见脑卒中警示信号，即突然出现的思维混乱以及说话或语句理解困难，继而出现（以频率计）突然的一侧躯体麻木感或无力感”（Maze 和 Bakas，2004，p.136）。②“只有 28.9% 的患者在第一个警示信号出现的 3 小时内到达医院，该组的平均到达时间为 330.4 分钟（5.5 小时）”（Maze 和 Bakas，2004，p.136）。

二、研究变量

在描述性研究中，关于人、经验、情境或事物的要素、属性或特征均被称为变量。根据定义，变量会因人、因事或因情形而异，换而言之，它不是固定不变的。实际上，人或情境的特征都是可变的。变量有很多，例如焦虑程度、血压、性别、体重、压疮发生率、母乳喂养的时间长短、对于生育控制的态度、家庭团结度以及洗手的频率。以焦虑和性别为例进一步说明：并不是所有患者都在手术日处于同一焦虑水平；也就是说，一个人的焦虑水平随着发生在他或她身上的事情而改变。这样，焦虑在同一个人身上会随着时间而改变，在人与人之间也会不同，它就是一个变量。性别是通常只有两种改变方式的变量，即男性、女性两类，然而种族识别却有几种类别，有亚裔美国人、黑人或非裔美国人、西班牙或拉丁美裔、白人或高加索人等。

（一）变量的测量

对变量可以分类、计数或者计量，比如数字性变量是可以计量的。在任一时间点上，一个人的整体焦虑水平都可以用量表进行测量，让回答者描述出哪种程度的描述对他或她来说是恰当的（图 5-1）。所有条目的分数在之后会相加得出一个总分。

变量的测量是为了确定以下条目中的一项或者所有项：

- 变量当前是否存在
- 它以怎样的水平存在
- 变量包括哪些方面
- 这些方面以怎样的水平表现出来

焦虑包括频率、感受到威胁的程度、生理敏感度、对功能的影响情况以及持续时间等几方面。这些方面的每个分项分数以及总的焦虑分数可以计算出来。用来描述这些变量的称为工具或者方法。在护理科研上常用的工具包括评定量表、问卷、生理学测量以及观察评分。

在下列选项中，在符合你真实感受的数字上画圈

我的焦虑影响我工作的能力

非常不同意	有些不同意	既不同意也不反对	有些同意	非常同意
1	2	3	4	5

图 5-1 李克特评分示例

在临床工作中，健康照护提供者会对如下变量的信息感兴趣：

- 变量在各种人群中的水平（平均值及全距）

例：中年男性对心脏病的症状有多少了解？

- 变量怎样随着时间推移而发生变化

例：确诊为乳腺癌的女性的信心大小是如何随着时间推移波动的？

- 变量间怎样互相影响

例：一般健康状况如何影响 60 ～ 70 岁女性的运动水平？

以上这些对变量的兴趣点均源于临床实践，在临床实践过程中，会运用关于预期水平、致病因素以及相关因素的信息来诊断个体所患疾病，并为他们制订预防、治疗和康复照护计划。

1. 质量好的数据

在量性研究中，当变量的测量结果是一致且真实的，这些数据就被认为质量良好。“一致性”的意思是无论时间、人或环境如何变化，使用该测量方法所获得的数值非常接近真实数值。这种能够获得接近真实值的测量方法在科研术语中被称为可信的。

一种好的测量方法总是能够抓住需要通过它测量得到的事物的本质及属性。换而言之，这种方法真的将注意力集中在对变量的兴趣上，并完全抓住其实质。当一种测量方法能够完全抓住所感兴趣变量整体的时候，研究者称该方法有效。随后，你将要学到，有很多检测测量方法信度和效度的方法，并且这些测量结果会在科研报告上呈现出来。

2. 信度

测量并不像想象的那样客观，误差以及不一致性可以在很多点上出现并影响测量。请考虑两位护士测量同一位患者的稳定血压时的临床状况。假设：①当第一位护士遇见患者时，他正站在房间的门口；②测量被中断，中间有 5 分钟间隔；③第二位护士不知道第一位护士的测量数据。即使使用电子仪器，这两位护士测得的血压值也很可能不会完全相同。这样的差异可能更多是归于她们测量方法的不同，而不是患者血压的变化。袖带的尺寸、袖带的不当使用、不一致的患者体位、使用不同的手臂、手臂的位置、重复测量时中间没有间隔一定时间，以及仪器的校准都会导致血压值的变化。在研究中，由于测量技术差异

而导致的读数差异被称为测量误差，因为由于测量技术差异导致的两个读数不一致和由于血压的实际差异所造成的不一致是截然不同的。

在某种程度上，每次测量血压都应用正确的测量方法，测量结果就会有更少的误差，并且会更稳定地反映实际血压。当一种测量方法能持续取得真实值或很接近真实值，这样的测量方法被认为是可信的。为提高在科研中血压测量的可信性，研究者需要清楚详尽地说明获取及记录血压测量的步骤，以保证所有收集数据者采取的是同样的方式。

在本章节以及后续章节中，将会详细阐述工具稳定性测试的具体步骤。

3. 效度

当在不同的时间节点及不同人群进行测量时，信度低不是唯一的问题。测量工具或方法还可能无法完全获取所关注现象的本质，换句话说，该测量方法没能真实地反映出它应测量的数据。出现这种情况，经常是因为变量很难定义。比如，“应对有压力的环境”就很难定义，与血压相比，哪一个更容易定义呢？

从概念上来说，血压是指左心室的血液在流入主动脉及分散到全身各大动脉和毛细血管时由于喷射所形成的压力。因此，血压是左心室喷射张力、动脉系统的弹性特征以及与心脏水平相关的测量位置的组合。最直接的血压测量方式是在外周动脉放置一个小的导管，并将之与可以感受到压力的传感器连接，转化成波形图，最终转化成数值。当然，血压也可以间接通过血压袖带、血压计或无汞装备测得。在多数情况下，间接血压测量能取得作为总体的血压值，这就是说，它被广泛定义为“血压”的有效测量方式。

在日常应用中，“有效”意为“真实”，这与该词被用于描述一种测量方法时的意思类似。如果有数据支持这种测量方法能从根本上完全抓住了其应该代表的含义，那么，这种测量方法就是真实的（有效的）。多年以来，大量的数据支持直接血压测量法具有较高效度，而间接血压测量法效度相对略低。间接血压测量法效度略低可归因于在范围广泛条件下，包括低心输出量、高外周阻力及患者肥胖等，直接血压测量法能够得到精确的数字。然而，间接测量法在这些条件下，要么难以测量，要么结果不精确，这样一来，在某些人群中间接血压测量法是有效的，但在其他人群中效度降低。

与“血压”相比，“应对有压力环境”的本质和特征更难了解。在某种程度上，这是由于应对是一种复杂的、心理上的，并且随时间不断变化的一个人的主观反应。它有许多特点，即情境互动以及表现形式等，然而“血压”是由更少的、并且是由一些已经被确认的人与人之间非常相似的决定因素组成。此外，我们对“应对”的理解相当程度上比我们对“血压”的理解要少。“应对”的复杂性、主观性以及知识的有限性，使捕捉其属性和多样化表现显得很模棱两可。

研究的参与者能够报告他们的应对水平，但是对不同的人来讲，这个词本身有着不同的含义。或者，研究者可以让参与者完成一份关于其日常功能、情绪、思维过程、睡眠及饮食等诸多方面的问卷。据此可以算出每位参与者的应对总分，并用以反映不同的应对水平。这个测量过程听起来合情合理并且直接，但真实的情况是问卷需要耗费时间将其做好，以保证该问卷可以真实地掌握“应对”的众多特征及表现。由于问卷可能对一些群体有效，对其他群体无效，所有问卷也需要在多种群体中检测。它可能对有慢性疼痛的群体有效，却对处于有压力婚姻中的群体无效。简而言之，应对的测量比血压的测量更复杂也更不客观。总之，获取有效的心理状态的测量方法比获取有效的生理状态的测量方法更困难。

信度 = 测量的稳定性
效度 = 准确地揭示潜在的概念

4. 社会心理学变量

由于社会心理学变量不像物理实体那样存在，所以测量社会心理学变量比测量生物物理学变量更棘手。当然，它们存在于思维、情绪、观念、经历以及个人的行为中。在概念上，他们也被医生、研究者以及理论者赋予多样的定义。因此，社会心理学变量既主观又难以理解。研究者通过研制问卷、量表以及观察的评分表获得概念特殊定义下事物的特征。为保证问卷及量表可信且有效，研究者们研发并不断对其进行修订，就像血压的间接测量方式不断改进一样。

简单地说，制订有效的社会心理学测量工具需要弄清楚概念、测试、修订以及重测等步骤。就问卷而言，很容易测量出另一种与其本打算测量的社会心理现象类似但略有不同的特征结果。比如，自信与乐观的概念都与应对有相似之处，甚至重叠。如果问卷的条目选择不正确，并且对应对多样特征的条目平衡性掌握不好，这样的问卷可能会得到关于自信或者乐观的结果而不是应对。有时生理学测量可以用来作为社会心理状况或行为的指标。这样，就可以对生理上的指标变量进行跟踪测量，而不是通过参与者自我报告的形式测量心理变量。例如，唾液皮质醇水平被作为压力的一项指标（Galvin、Benson、Deckro、Fricchione 和 Dusek，2006），血清糖化血红蛋白（HbA1c），可以反映在过去 1 ～ 3 个月（但更主要在过去 2 ～ 4 周）的血糖平均水平，被用作糖尿病患者自我管理的一项指标（Whittemore、D' Eramo Melkus 和 Grey，2005）。

在此，不介绍解释研究者如何报告关于工具的信度和效度，在整本书中以评论研究范例的形式进行解释。当你在阅读本章的范例报告时，会获取足够的信息来理解作者在写什么，面对具体数字，理解起来更容易。

（二）额外变量

合适的测量工具 + 有效的测量工具 + 可靠的数据收集程序→可信的数据

在结束谈论变量这个话题之前，我想指出，在研究设计时，研究者需要决定研究哪些变量。其他变量对研究结果可能会有影响，但在特定的研究中却不是研究所感兴趣的变量，这些变量被称为“额外变量（extraneous variables）”，“额外”意为在研究感兴趣的范围之外。即使它们与研究目的不相关，如果它们影响到了收集的数据，也会导致错误的结论。为避免这种情况发生，研究者试着在做研究之前发现这些变量以消除或控制它们。控制意味着隔离、消除影响或使它们对研究的影响保持稳定。

假设研究者对不同收入水平的女性是否对预防骨质疏松的电视广告存在不同水平的接受能力这样的研究感兴趣。如果这个研究包含了 15 ~ 50 岁女性的随机样本，年龄可能是潜在的额外变量。这样，即使数据可以解释收入水平怎样影响电视健康信息的接受程度，但所得出的任何差异实际上可能是由工资和年龄（收入低的女性可能比收入高的女性年轻）共同造成的。这样，年龄对本研究目的来说是一个额外变量。它可能不是本研究兴趣所在，但会在本研究中起作用（比如，年轻的女性可能更多地看电视），并且可能混淆结果，意思是它会使结果的解释变得混乱、模糊。

提前意识到这个问题可能会使研究者在做数据分析时将年龄的影响考虑进去。为做到这样，研究者可以通过只研究很窄年龄段的女性，比如 35 ~ 50 岁，来控制年龄变量的影响。研究问题仍然是关于收入水平和对电视广告的接受程度的，但是年龄差异的影响会大大降低。然而，这个过程中研究者获得的信息可能会相对减少，但从研究问题角度出发，这种方式可能是可以接受的。或者，通过统计分析方法来控制年龄的影响。

应当牢记的一个额外影响因素是，在大部分研究中，参与者知道他们是被研究的，或者他们的回答会被研究者仔细检查。这可能使他们比通常思考更多的问题，这样他们报告的问题可能是未参与这项研究的人没意识到的问题。另一种可能性是在问卷上的问题会影响到人的思维，并且改变他们回答接下来的问题，这就是所谓的霍桑效应（Hawthorne effect），研究者们试图通过考虑数据收集的顺序，并且 / 或者对所有数据收集小组给予同等的关注，将研究者的影响减到最小。

研究人员通过研究设计来控制额外变量，从而产生有关真正感兴趣的变量的研究结果。然而，世界是复杂的，几乎不可能控制所有起作用的额外变量。因此，研究者经常在报告的讨论部分指出在他们的研究中没有很好控制的额外变量，并可能会讨论它们对结果可能造成的影响。而且，在临床医生阅读报告时，他们经常会去识别可能影响结果的额外变量，而这些额外变量往往是研究者没有意识到的。

三、目标人群及样本

最终，量性研究的目标是创造关于某个具有共同特征的特定群体的知识体系（比如，在各种复杂的腿骨骨折后均出现慢性骨痛）。然而，现实中不可能对某个特定群体中的所有人收集数据，从逻辑上和成本上来说都是不可能的。取而代之，研究者从广大群体中选取一小部分来获取关于变量的数据。这个小群体就是一个样本，研究者认为他们研究成果适用的群体就是目标人群（target population）。

因此，数据从样本中收集并且对其进行统计学分析，进而可以得出样本人群中研究变量的水平，从样本中获取的水平值就成为了估算目标人群水平值的基础。目标人群数据是从样本人群数据推断而来的。换句话说，样本数据是对目标人群数据最好的估计（图 5-2）。

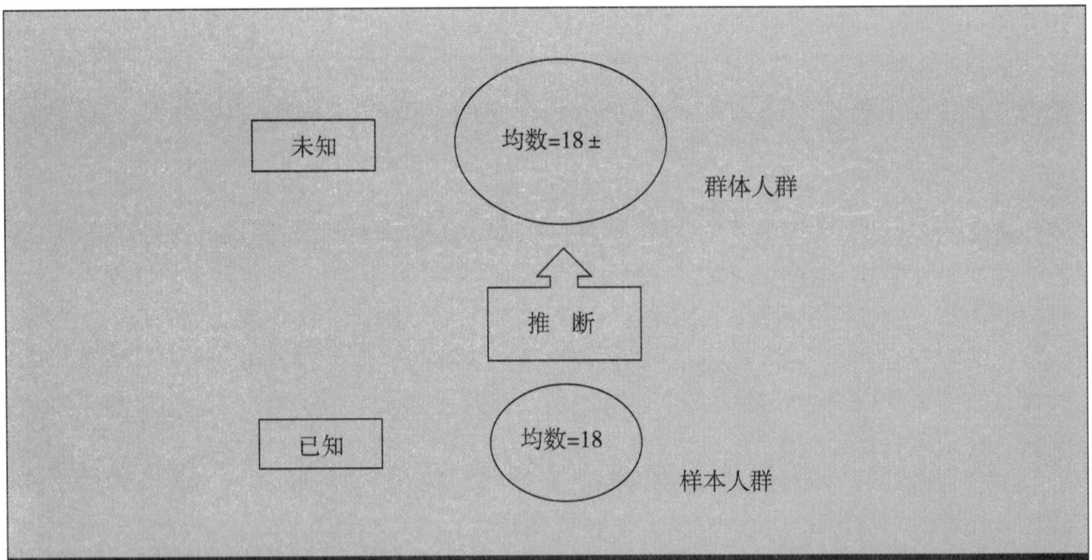

图 5-2 样本的推断

这种关于群体数值估测方法的缺陷是，它只是基于一个样本。我们知道，如果研究者从同一群体中获取其他样本，这些样本的数值不会完全一致，但是有可能不会相差很大。但是，考虑到从其他样本中获取数据不太现实，关于群体数值最好的估计是该研究中取得的数值。

然而……有一种统计学方法可以用来估测总体参数方法。这种方法被称为此样本统计量的可信区间，它是指总体中很多其他样本数值的估计区间。虽然它是基于目前所有的样本数据，这个区间很可能会捕捉到真实的总体参数。在图 5-2 中，这里有一个 ± 符号表明推断出的总体参数是一个估计值，且很有可能不是这个数值，这就是讨论的可信区间。

重要的是，要合理地由样本推断总体，样本必须能够代表总体。这就意味着样本必须与总体有相似之处；样本必须符合或者能够准确反映总体。任何差异都可能会导致对总体的推断无效。

（一）随机抽样

从总体中随机选择特定数量的群体作为样本是保证样本能够真实地反映总体最好的方式。"随机"选择意思是只用概率来决定谁会被选择成为样本，这样总体中的每个人都有相等的概率被选为样本。应用抓阄的方法从某个特定群体所有成员的列表中随机选择一部分成员作为样本时，这是可能出现的。当然，我们经常使用电脑程序，而不是抓阄，从总体列表中选择随机样本。这种在总体列表中随机选择的样本被称为简单随机样本（simple random sample），并且这种样本的属性与总体特征非常相似。然而，一般而言，样本容量相对于总体容量越大，样本越有可能真实反映总体情况。这种获取样本并且从样本推断总体结果的方法在图 5-3 的上方图框中显示。

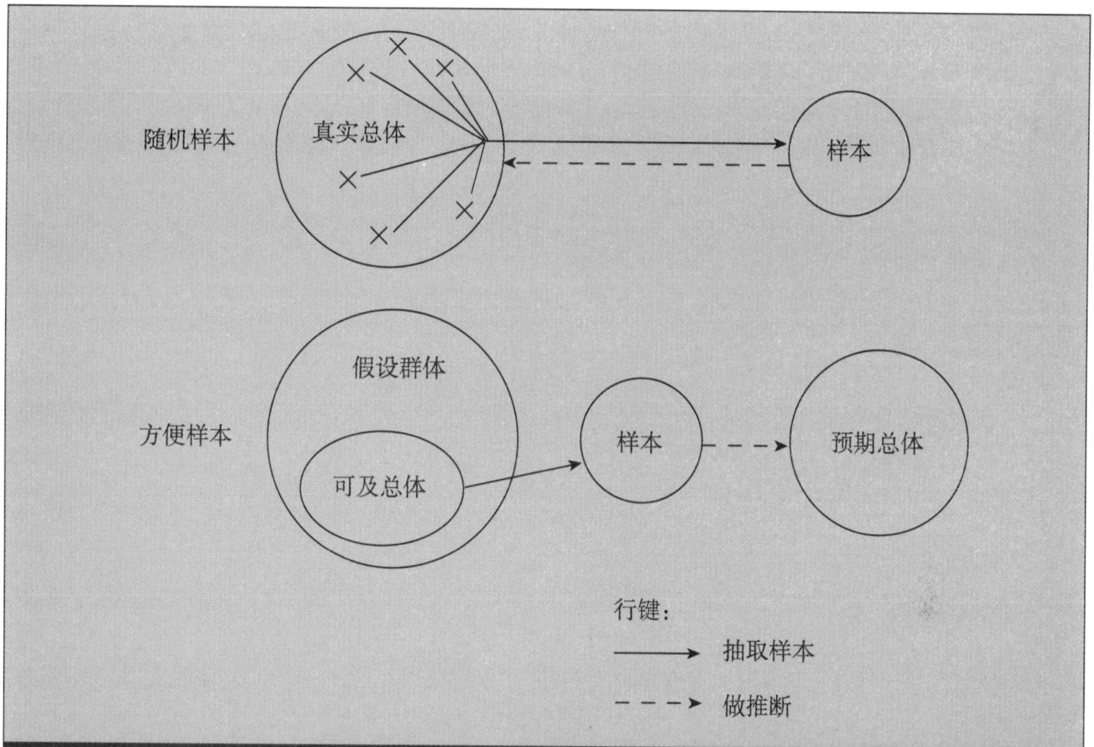

图 5-3 两种总体 - 样本关系图

简单随机抽样

- 从列出总体中所有成员的名单开始
- 根据预先设定的样本大小随机抽样
- 对样本进行研究
- 对总体特征做统计学推断

有很多更加复杂的获取能够代表特定群体随机样本的抽取方法。

- 当研究者希望确保数据是来自总体中的不同子群中，但是有些子群可能很小并且在简单随机抽样中被抽取的数量不够，这时就可以采用分层随机抽样。研究者们首先确定研究总体的相关层次以及他们在总体中的真实构成比。这些构成比决定了在每一层中，有多少人要被随机抽取。比方说一个研究者对糖尿病患者、有潜在糖尿病风险的患者以及非糖尿病患者的心身感兴趣，并且他能够取得某健康中心中所有患者的名单。那么首先，应确定这三个层次中人数在总体中各占的比例。然后，从每个层次中，根据需要随机抽取尽可能多的人，以保证样本中各层人口比例符合总体中比例一致（参见图 5-4）。

- 整群抽样在目标人群又大又分散并且研究者需要在几个地点集中收集数据时使用。通常依据地理位置，将总体被分成几个整群，并从中选择特定数量的群体，然后选择所有在整群内的个体（或其他感兴趣的个体）作为样本。例如，如果研究者对某个州的家庭照护机构感兴趣，但却无法走遍整个州来采集数据，就可以随机抽取这个州内的 5 个地区，并从这 5 个地区所有的家庭照护机构中采集数据（图 5-5）。

其他随机抽样的方法较少使用。将来如果你遇到以上随机抽样方法的任何一种或者在科研文献中遇到某个（对你来说）未知的抽样方法，请在研究方法书籍或者在线检索中查阅它们是怎么做的。

种群 =1000 只生物

800 只老鼠 = 80%

200 只鸟 = 20%

样本 =120

96 只老鼠 =80%（从 800 只老鼠中随机抽取）

24 只鸟 =20%（从 200 只鸟中随机抽取）

图 5-4 分层随机抽样

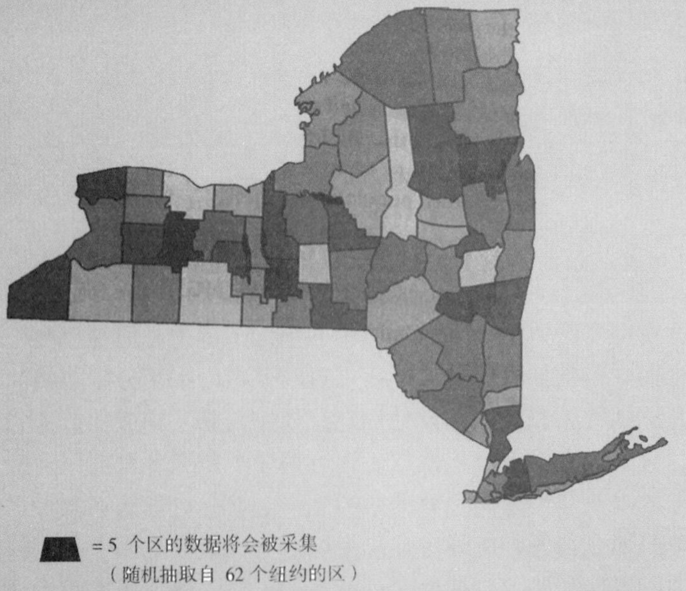

图 5-5 整体抽样

（二）便利抽样

在护理研究中，总体成员的完整列表比较难获得，而往往是从某个可获得的总体中取得样本。很多护理研究从可获得的 1 ～ 2 个健康护理机构中招募参与者。从可获得的总体中抽取样本被称为便利样本（convenience sample）。为避免偏倚，公认的从可获得的总体中科学抽样的方法随后介绍。

便利抽样是从某个基于人口统计学、疾病、功能、症状或健康特点而被定义的总体中进行抽样。样本人群为：①存在于假设的总体人群中；②对研究者来说是可获得或可接近的，这些人群在现在或之后可获得。在报告研究时，需要提供关于参与者，即研究样本的详尽资料。这项资料将会成为详细描述通过统计结论及概括能够推断的预计总体（projected population）情况的基础。图 5-3 对便利抽样有具体的描述。

便利抽样

- 确定一个假定总体人群。
- 确定现在和 / 或将来可获得的目标人群样本。
- 对样本进行研究。
- 对一个样本特点进行详尽介绍。
- 依据研究结果，对目标群体特征做统计学推断。

便利抽样减少了科研的成本，但是它们仍然有样本结果不能被目标群体广泛应用的可能性。可能组成研究样本的人具有特殊性或这项研究的环境不同于目标人群中的其他人或环境。由此，将便利抽样的研究在其他环境中进行重复研究，以确定本研究结果是否确实能够被广泛应用于目标群体中的其他人群，这一点是非常重要的。

（三）代表性减弱

就随机抽样及便利抽样而言，应该特别注意的是，即使在研究中选定的样本可能对目标群体来说有代表性，但对最佳数据来源的人群，即真实的研究样本来说，代表性取决于被选择参与的人群是否高度认同，以及研究开始后退出人数较少。代表性减弱尤其可能发生在那些被选为样本，但可能参与度减少或退出的人有一些共同点时，如非法移民身份状态，无人协助照顾孩子或语言困难。

目标群体可能是

- 真实总体（采取随机抽样）

或者

- 预期总体（采取便利抽样）

总之，抽样是一个宽泛且复杂的主题。前面只是作简要的解释。你将会在这章以及之后的章节中读到关于不同的样本获取方法，以及这些方法会产生的后果。

（四）样本量

没有简单的方法来决定在研究中要选定多少参与者。之前，我们已经知道研究者进行质性研究时不能预测他们的样本大小，而是，当他们在没有新信息出现时停止招募参与者。研究者进行量性研究时，预测他们的样本大小，需要考虑以下几个因素：

- 研究类型
- 研究变量的数量
- 所使用的统计学方法
- 测量过程中预计会有多少变化
- 预期在对照组中会有多少差异
- 有可利用的资源来进行研究

通常，样本必须足够大，这样统计数据才可以精确地估计整群数值或判断组间差异是否可能会在群体中存在。

（五）调查

描述性研究的一个共同形式是调查研究。在调查研究中，自主报告的数据通过邮件、互联网、电话以及研究者亲自收集等形式。由于其成本和花费低，很多数据可以从大量的群体获得，所以调查研究被广泛运用。然而，调查研究也很有可能会被错误地应用——人们没有意识到那些会导致其得出错误的结论（Dillman，Smyth，& Christian，2009）。在研究中主要的问题包括：

- 从一开始就没有获取能够代表目标人群的样本
- 问卷以及访谈的问题，不能让所有被调查的人都明白
- 低回收率降低了调查对象对目标群体的代表性（Dillman 等，2009）

比如，在心血管危险因素和从事心血管疾病预防护士的生活习惯的研究中存在回应率的问题（Fair、Gulanick 和 Braun，2009）。研究者通过会员数据库的电子邮件地址给所有现在以及之前的预防性心血管疾病护理联盟的会员发电子邮件（n=5163）。全部的 1358 份数据在 Survey Monkey 数据库上完成，其回应率是 26%。尽管使用了诸如早期通知、提醒以及激励等促进参与策略，回应率仍然很低。作者在报告中承认低回应率是该研究局限。不幸的是，低回应率需要面对将结果普遍应用到预防性心血管护理的更大群体的问题。实际上，对邮寄以及电子邮件在线调研来说，这个回应水平很普遍，甚至是相当高的。这样的调研结果对研究者下结论有相当的挑战，但是当调查结果被合理应用时，会呈现有用的信息。当被无经验的人应用时，经常会产生误导性信息。

四、结果

（一）百分数

描述性研究报告以多种方式呈现。可能最常见的方式是百分数。在一项关于澳大利亚心脏病患者对舌下三硝酸甘油酯含片（也称舌下含片）的了解以及使用情况的研究中，结果包括以下几点：① 82% 的参与者一直随身携带着治疗药物。② 24.4% 的人知道以适当的方式服用该药物会防止胸口疼痛（Fan、Mitchell 和 Cooke，2007）。

（二）数据的集中和离散

为表明数据的典型性或代表性，常用平均值或中位数。平均数是反映数据的平均水平，并且当数据在平均数周围平均分布时，平均数是关于群组平均水平的最好描述。中位数，是一组数据中间位置上的变量值，其特点是不受数据极端值的影响。对于具有偏态分布的数据，中位数的代表性要比均值好。

在一项关于为什么对老年人群延迟采取措施处理心衰症状的研究中（Jurgens、Hoke、Byrnes 和 Riegel，2009），报道了在入院前多种症状持续时间的中位数。患者在感受到呼吸困难后到入院的延迟期为 3 天。作者将中位数报道出来，是因为有几位患者的延迟期长到 90 天，这会导致整个延迟时间跨度变长；这几个病例提升了平均值，所以平均值无法代表平均水平或者典型个体。因此，通过报告中案例延迟期的数据可以为反映数据情况提供一个更好的方式。

为描述数据的多样性或分散情况，研究者通常将数据的全距报告出来（真实的低值和高值之差）或者是四分位数间距数值，它可以描述反映数据中 50% 数字的分布（图 5-6）。四分位数间距比全距数据更集中些。有时数据的离散程度和平均数值一样有很多价值。

例	1	2	3	4	5	6	7	8	9	10	11
分数	52	54	55	57	58	59	60	62	65	66	68
四分位数点			Q1			Q2 中位数			Q3		

[-----------IQR=55~ 65------------]

图 5-6　四分位数（IQR）分布示例

小结：百分数、平均数、中位数、全距及百分位数在报告描述性研究的结果中经常使用。再加上数据都是在自然状态下被收集的，使得描述性研究读起来以及理解起来变得容易。描述性研究可以作为量性研究的第一步。

五、范例

阅读提示

如果你不知道气管导管是什么，那么你最好能够花几分钟的时间从内外科书籍、医学词典或网上查阅等方式中得到一些关于它的基础信息，此外，还可通过研究论文得到更多信息。

重症科护士在开放式气管内吸痰实践情况的观察性研究

SEAN KELLEHER AND TOM ANDREWS
JOURNAL OF CLINICAL NURSING（2008），17（3），360-369

摘要

目的：这个研究的目的是为了调查重症科护士开放式气管内吸痰（ETS）实践情况。具体目标是检测在 ETS 之前、中、后的护理实践并将其与目前的最佳实践推荐进行对比。背景：ETS 是一种具有潜在危害性的操作，如果操作不当或者不正确，则会引起患者致命性的并发症。有文献提示重症科护士吸痰实践各不相同。然而，证据主要是来源于回顾性研究，这就导致研究无法回答 ETS 在日常工作中是如何实践的。设计和方法：在 2005 年 3 月，在两个成人重症监护病房进行了一项结构化的观察性研究，使用的是一个预试验性的，由 20 个观察性条目组成的观察表。这项研究是为了判断重症科护士（n=45）在日常实践中是如何实施 ETS 的，并了解其是否遵循了目前的 ETS 最佳实践推荐。结果：研究发现参与者的 ETS 操作方法各不相同；并没有遵循最佳实践的吸痰推荐；进而导致提供的 ETS 治疗效果比预期差。另外发现参与研究的护士在呼吸系统评估技术、高氧治疗、控制感染、安抚患者和所使用的吸痰负压等方面都有显著差异。结论：研究结果显示重症科护士在实施 ETS 时没有遵从 ETS 最佳实践推荐。但这项研究结果只提供了爱尔兰 / 欧洲地区的重症科护士吸痰实践的情况。与临床实践相关性：基于最佳实践推荐制订的政策和指南需要尽快地在临床应用，并且需要通过教学干预来提高护士的 ETS 实践水平，尤其是有关听诊技能、高氧治疗、吸痰负压、感染控制措施等，通过实践不断改进。

关键词 临床重要性 重症护理 循证实践 护理实践 观察

1. 前言

护理的终极目标是提供循证护理以促进患者、家庭、卫生保健人员和卫生保健系统高质量的结局（Cram 和 Smyth，2002）。然而有文献显示护士越来越意识到在现代卫生保健中其应该承担研究者角色（Hundley 等，2000），许多规定的护理实践似乎并没有足够充分的证据支持（Glacken 和 Chaney，2004）。对插管患者的气管内吸痰（ETS）是引起大家关注的护理实践之一（Swartz 等，1996；Thompson，2000；Sole 等，2003）。ETS 对于护理使用人工气道的患者来说是非常重要的干预措施（Thompson，2000），并且是重症疾病中有效气道管理的必要措施（Wood，1998b）。这是一项侵入性的有潜在危害的操作，如果操作不当或者不正确就会导致严重的并发症（Celik 和 Elbas 2000；Paul Allen 和 Ostrow，2000）。因此实施这些操作的护理人员应该了解这些潜在风险并且在确保有效性和患者安全的基础上进行操作。

1.1 文献回顾

尽管对于重症患者护理来说 ETS 是非常重要的干预措施，然而不同的机构和实践者在 ETS 操作上各不相同（wartz 等，1996；Sole 等，2003），他们很多都是根据经验和护理常规而非研究证据来进行的（Paul Allen 和 Ostrow，2000；Thompson，2000；Day 等，2002b）。导致这种结果一部分原因，是由于缺乏与护理气管内导管患者的实践相关的研究证据（Thompson，2000）。在过去的十年，关于如何实施和什么时候实施 ETS 有了越来越多的文献（Glass 和 Grap，1995；Wainwright 和 Gould，1996；Wood，1998b；Thompson，2000；Day 等，2002b；Moore，2003）。这些证据很多都是采用简明的文献回顾（Wood，1998b；Day 等，2002a）和系统综述（Thompson，2000）的形式，不论他们理解研究结果的能力如何，均可以使实践者更快、更简单地了解目前的研究推荐。尽管如此，关于 ETS 最佳实践准确内容仍然存在分歧（Wartz 等，1996），主要原因是由于缺乏关于 ETS 技术的高质量研究。然而 Thompson 在 2000 年的一项文献系统评价中，将 ETS 操作程序中拆分成一些比较重要的步骤，由于缺乏同质性和一些方法学缺陷，导致产生了 13 项非规定性的实践推荐。相反地，传统的文献综述（Wood，1998a；Day 等，2002a；Moore，2003）通常被认为比系统评价缺乏严谨性（Dickson，2003），其明确地描述 ETS 是如何实施的，但是却忽视了它们所引用证据的质量。尽管关于 ETS 实践缺乏严谨的研究，但是大家普遍认可当 ETS 技术使用不适当、不正确时，会对患者造成伤害（Wood，1998b；Celik 和 Elbas 2000；Paul Allen 和 Ostrow，2000）。因此，确定重症科护士如何实施 ETS，以及如何将其与目前最佳实践推荐相比是很重要的。

1.2 重症科护士 ETS 实践

Swartz 等在 1996 年使用量性描述性设计，采用调查法对美国国内 80 个儿科重症监护病房（PICU）的吸痰技术进行了调查。结果显示重症科护士的吸痰技术各不相同，而且都是基于个人判断和病房护理常规。Paul Allen 和 Ostrow 2000 年在针对 241 位随机挑选的重症科护士进行的密闭式 ETS 实践调查的研究中报道了一个相似的结果，120 位（50%）护士对邮寄的问卷做出了回应。结果显示护士的吸痰技术各不相同。尽管 2 项研究结果均显示重症科护士 ETS 实践不同，但是由于是事后回顾，可能不一定是护士日常实践情况的准确反映。Carter 在 1996 年的研究中发现，研究对象对于其如何实施一项技术的书面回复和其在实际中是如何实施的相似性较小（Cormack 和 Benton，1996）。

Day 等（2002b）通过观察、采访和问卷三角测量法探究了护士 ETS 的理论知识和实践能力。使用便利抽样，从英国的一个大型教学医院的 3 个重症监护病房招募了 28 位护士。结果显示许多护士没有能够展示出可接受的理论知识水平和实践水平，并且护士的理论知识和观察的实践水平之间没有显著关系。另外，许多护士不知道实践推荐指南，一些护士的实践操作有潜在危险。这些事实得到了文献（Celik 和 Elbas，2000）支持，并对重症病患者的安全有重要影响。

Day 等（2002a）的研究和先前讨论的描述性回顾性研究（Swartz 等，1996；Paul Allen

和 Ostrow，2000）相比，其观察要素更准确地反映了护士的实践情况。这个观点有文献支持，该文献提示观察法可以很直接地提供目前现实实践情况的数据（Zeitz，2005）。Day 等（2002b）的研究很有意义，因为他们支持了先前的研究结果，即护士的 ETS 实践情况大不相同（Swartz 等，1996；Paul Allen 和 Ostrow，2000），以及护士倾向于依靠个人经验和病房护理常规而不是其他资源来执行 ETS 实践（Sole 等，2003）。

1.3 文献总结

文献检索发现关于临床 ETS 是怎么实施的实验性证据很少。现存的文献引起了大家对于护士进行标准 ETS 实践的关注（Paul Allen 和 Ostrow 2000；Day 等，2002b）。相关的文献主要产生于美国，并且是基于密闭式吸痰系统的描述性回顾性研究（Swartz 等，1996；Paul Allen 和 Ostrow 2000；Sole 等，2003）。尽管这些研究对于描述和文件记录 ETS 实践的各方面是很重要的，但是它们都存在共同的局限性，那就是参与者可能会给出与当时主流社会观点一致的答案来歪曲地表达她们的态度和特征（Polit 等，2001）。在这些研究中，只有很少研究回答了护士 ETS 实践是如何进行的（Day 等，2002b；Mckillop，2004），其中只有 1 篇评估了现实中的护理实践和推荐实践指南的对比是如何进行的（Day 等，2002b）。

关于护士 ETS 实践研究的文献检索结果提示需要更多该领域的观察性研究。只有通过区别实际和理想的 ETS 实践情况，才能准确地了解现实中 ETS 实践情况和基于研究证据所确立的最佳实践之间偏离的程度。

2. 方法

2.1 目标

这个研究的目的是为了调查重症科护士的开放式气管内吸痰（ETS）实践。具体目标是：

- 检测在 ETS 之前、中、后的护理实践
- 将 ETS 的护理实践与目前的研究推荐进行对比

基于以往研究证据，假设在实施 ETS 时重症科护士没有遵循最佳实践推荐。

2.2 设计

这项研究使用的是一个非参与性结构式的观察性设计来调查实践中的情况。结构式观察性研究包括收集那些用来观察的行为和事件方面的数据，并在参与者原本的环境中进行（Pilot 等，2000）。Fitzpatrick 等在 1994 年的一项研究显示，直接观察法可能更能确定护士在现实环境中如何实施 ETS，并识别与实践的差异。

2.3 样本和设置

这项研究是在 2005 年 3 月爱尔兰的两个成人重症监护室进行。那时综合性重症监护室（GICU）有 9 张床位和配套的随时辅助通气设备。心脏重症监护室（CICU）有 6 张床位和配套的机械性辅助通气设备。GICU 有 53 位全职护士，CICU 有 34 位。一般提倡每班护士只负责一位患者。目标人群是重症科护士，是实施 ETS 的主要人群，而样本单位是 ETS 事件本身。由于 ETS 技术的不稳定性，观察是事件取样法最合适的方法。通过定额抽样的方法，每位护士执行一个事件，一共观察了 45 起 ETS 事件。定额抽样与便利抽样程序上有

相似性，然而研究者可以选择受试者，以便样本在各个层次都有合适数量的实例（Polit 等，2001），这个例子中的层次指的是 GICU 和 CICU 的护士。本研究从在两个 ICU 工作的共 87 位（GICU 53，CICU 34）护士中抽取 45 位作为样本（n=45）（51%），与先前关于 ETS 的观察性研究［其中样本量从 n=9（Blackwood，1998）到 n=28（Day 等，2002b）不等］相比，研究样本更具代表性，纳入和排除标准保持不变。

2.4 纳入标准

- 全职的 ICU 工作人员
- 在这个研究的 ICU 中护士最少有一年的 ICU 工作经验

参与者需要满足以上纳入标准才能考虑适合这项研究。原因有两个：一位来自于其他 ICU 的有经验的护士如果被纳入研究，那么他 / 她可能会依靠其原来的 ICU 的实践经验和知识基础来开展相关工作；其次，ICU 工作经验少的护士可能无法从其工作的场所中获得较多的相关实践经验和知识基础。

2.5 数据收集

本研究使用 20 个结构性观察性条目组成的观察表（附录），改编自一个经验证过的调查工具（Mckillop，2004），该工具主要是为了反映与人工气道患者吸痰的最佳实践相关的可观察性行为（Thmopson，2000）。在这个观察表中，有一些 ETS 实践内容在 Mckillop（2004）调查工具中没有具体描述，但是在 Thmopson（2000）的系统评价中有说明，并且是某些最佳实践推荐中的内容（Day 等，2002a；Wood，1998a），那么在观察性条目中加入这部分 ETS 实践内容。应用观察表进行预试验调查，主要用于识别现实或本地可能影响试验进程的问题。根据预试验结果，没有对工具做任何改动。

所有观察表中的条目都是用数字 0 和 1，或者 0 和 2 来分配权重。基于文献系统评价（Thompson，2000）的最佳 ETS 实践组成的条目用高权重（2）表示。源于传统文献综述（Day 等，2002a；Moore，2003）最佳 ETS 实践条目则用低权重（1）表示。没有遵循以上证据来源的条目则用权重（0）表示。观察值越高代表越遵循推荐的最佳实践。

2.6 有效性和可靠性

观察表首先会发给重症护理方面的多位专家进行评估，包括一位大学重症护理讲师，两位资深的重症护理从业者以及这个工具的开发者。在预试验阶段，还有第二位观察者进行观察评分，以测试观察表的评价者间信度，结果没有发现存在显著差异。

2.7 伦理考虑

获得相关的伦理委员会同意，所有参与者都知情同意，自愿参与并可以随时退出研究。还实施了保密性和匿名性的措施。

2.8 数据分析

描述性统计资料包括分类变量的频率等级和百分比。使用单样本 t 检验进行统计推断，对比参与者的 ETS 实践和理想的 ETS 最佳实践推荐。使用 SPSS 9.0 软件进行统计分析。

2.9 ETS 操作质量

为了能够将个体参与者和群体的 ETS 实践水平与推荐的最佳实践之间进行对比，就需要有能代表“推荐的最佳实践”的变量，并将该变量命名为“ETS 操作质量”。这个变量又细分为 4 个分量表用以描述 ETS 操作质量的不同方面：吸痰前实践、感染控制实践、吸痰和吸痰后实践。于是研究者通过计算每个观察项可能的最高分数之和获得了该变量，该变量的分数为 35 分。观察表 20 个条目中的每一个都是基于其相关 ETS 方面的支持性证据，其强度用 0 和 1 或者 0 和 2 来分配权重。因此，35 分代表完全遵循了最佳时间推荐或者是最理想的治疗。参与者 / 群体的观察值分数越高提示她 / 他们的操作越接近最佳实践推荐。同样地，分数越低则提示她 / 他们的操作越没有遵循最佳实践推荐。

3. 结果

结果将和观察表对应，划分为 5 个部分：吸痰前实践、感染控制实践、吸痰、吸痰后实践和 ETS 操作质量。

3.1 吸痰前实践

当评估是否需要 ETS 操作时，只有 2 位 CICU（12%）和 4 位 GICU（14%）听诊了患者的胸腔（表 1）。所有 CICU 参与者针对即将进行的操作都以某种形式和患者进行了交流；然而 8 位 GICU（28%）参与者没有以任何形式和患者交流。同样地，和 GICU（n=22，79%）相比，CICU 有更多的参与者（n=16，94%）被观察到在实施 ETS 之前对患者进行了高氧治疗。

表 1 吸痰前实践

变量	CICU（n=17）	GICU（n=28）
患者评估		
没有	15（88%）	24（86%）
有	2（12%）	4（14%）
患者准备		
没有	0	8（28%）
有	17（100%）	20（72%）
提前高氧治疗 / 过度通气		
未给予	1（16%）	6（21%）
给予	16（94%）	22（79%）
生理盐水		
没有	17（100%）	28（100%）
有	0	0

备注：CICU（心脏重症监护室）；GICU（综合性重症监护室）；n（样本数量）

3.2 感染控制实践

进行 ETS 操作时在戴手套和穿防护服方面，两个组没有显著差异，都是严格按照实践推荐进行（表 2）。然而在操作前洗手，保持吸痰导管的无菌性直至插入气道和戴护目镜方面，在两组间存在差异。9 个 GICU(31%）和 11 位 CICU(65%）参与者在实施 ETS 前洗手。10 位 CICU（59%）和 8 位 GICU（29%）参与者没有能够在吸痰导管插入到患者气道前保持其无菌状态。2 位 CICU（12%）和 1 位 GICU（3%）参与者在进行 ETS 操作时戴护目镜。

表 2　感染控制实践

变量	CICU （n=17）	GICU （n=28）
洗手		
没有	6（35%）	19（69%）
有	11（65%）	9（31%）
戴手套		
没有	0	0
有	17（100%）	28（100%）
穿防护衣		
未给予	0	0
给予	17（100%）	17（100%）
导管灭菌		
没有	10（59%）	8（28%）
有	7（41%）	20（72%）
护目镜		
没有	14（88%）	27（97%）
有	2（12%）	1（3%）

备注：CICU（心脏重症监护室）；GICU（综合性重症监护室）；n（样本数量）

3.3　吸痰

在吸痰时间和吸痰实施方式两方面，两个组都完全遵循了最佳实践推荐。然而两个组的所有参与者均超过了推荐的 80 ~ 150 mmHg 的吸痰压力（表 3）。CICU 的 7 位（40%）和 GICU 的 8 位（28%）选择导管的尺寸大于推荐吸痰的尺寸，并且 GICU 6 位（21%）参与者需要的吸痰次数超过推荐的最大值。

表 3 吸痰

变量	CICU （n=17）	GICU （n=28）
导管尺寸		
＞ ETT 内部直径的一半	7（40%）	8（28%）
≤ ETT 内部直径的一半	10（60%）	20（72%）
吸痰次数		
＞ 2 次	0	6（21%）
≤ 2 次	17（100%）	22（79%）
吸痰时间		
＞ 15 秒	0	0
≤ 15 秒	17（100%）	28（100%）
吸痰压力		
80 ～ 150mmHg	0	0
＞ 150mmHg	17（100%）	28（100%）
吸痰实施是在		
退出时	17（100%）	28（100%）
插入时	0	0

备注：ETT（气管内导管）；CICU（心脏重症监护室）；GICU（综合性重症监护室）；n（样本数量）

3.4 吸痰后实践

2 位 CICU（12%）参与者和 7 位 GICU（24%）参与者没有在 ETS 操作后的提供高流量吸氧（表 4）。1 位 CICU（6%）参与者和 2 位 GICU（7%）参与者听诊患者胸部以评估 ETS 操作的有效性。这两个组最主要的差别在于洗手和安慰患者方面，CICU 4 位（23%）和 GICU 11 位（38%）没有在 ETS 操作完之后洗手。CICU 15 位（88%）和 GICU 11 位（38%）对患者给予了心理安慰。

表 4　吸痰后实践

因素	CICU（n=17）	GICU（n=28）
氧气再次连接		
＞10 秒	0	1（3%）
＜10 秒	17（100%）	27（97%）
吸痰后给予高氧		
没有	2（12%）	7（24%）
有	15（88%）	21（76%）
ETS 后评估		
没有	16（94%）	26（93%）
有	1（6%）	2（7%）
安慰患者		
没有	2（12%）	17（62%）
有	15（88%）	11（38%）
吸痰后洗手		
没有	4（23%）	11（38%）
有	13（77%）	17（62%）
安全性		
没有	0	0
有	17（100%）	17（100%）

备注：CICU（心脏重症监护室）；GICU（综合性重症监护室）；n（样本数量）

3.5　ETS 操作质量

从频率分布表中可以看出两个组的平均 ETS 操作质量为 22.62（标准差为 3.10）（表 5）。ETS 操作质量得分为 14 ～ 30。在各个分量表中，最高平均得分是在吸痰后实践（平均分 6.47，标准差 1.53）；最低平均得分是感染控制实践（平均分 4.67，标准差 1.17），结果发现 ETS 操作质量及其分量表的数据呈对称分布。

表 5 ETS 操作质量

	吸痰前	感染控制	吸痰事件	吸痰后	总体质量
总数	45.00	45.00	45.00	45.00	45.00
均值	5.56	4.67	5.93	6.47	22.62
中位数	6.00	5.00	6.00	7.00	23.00
众数	6.00	5.00	7.00	8.00	25.00
标准差	1.27	1.17	1.12	1.53	3.10
全距	6.00	5.00	5.00	6.00	16.00
最小值	2.00	3.00	2.00	3.00	14.00
最大值	8.00	8.00	7.00	9.00	30.00

3.6 假设检验

为了对比参与者的 ETS 实践和最佳实践推荐，进行了单样本 t 检验来对比观察的 ETS 操作质量和理想质量得分（表 6）。这个检测发现在 ETS 操作质量及其分量表（代表在两个 ICU 里的 ETS 实践）与最佳分数（代表最佳实践）之间有显著差异。在所有类别中，观察的 ETS 操作质量比所需要的 ETS 操作质量低得多（P=0.01）。这提示我们的研究样本组在实施 ETS 时只有部分遵循了最佳实践推荐。

表 6 目前实践和最佳实践推荐的对比

变量	最大可能值（代表最佳实践）	均值（实际得分）	标准差	t	自由度
ETS 操作质量	35	22.62	3.10	-24.63^{*}	44
吸痰前实践	8	5.56	1.27	-12.90^{*}	44
感染控制实践	9	4.67	1.17	-19.15^{*}	44
吸痰事件	9	5.93	1.11	-18.43^{*}	44
吸痰后实践	9	6.47	1.53	-11.10^{*}	44

$^{*}P < 0.01$

4. 讨论

这个研究结果提出了一些关于目前重症科护士 ETS 实践的问题。根据最佳 ETS 实践推荐建议，当进行呼吸系统评估，护士应该听诊患者胸腔以核实是否需要进行 ETS（Thompson，2000；Day 等，2002a；Wood，1998a）。但研究提示参与者普遍没有做这一步。Day 等（2002b）在一项关于急性高依赖性病房（high-dependency ward）护士的 ETS 实践研究中报道了相似的结果。只有两位护士被观察到实施了听诊操作。鉴于大部分参与者在进行 ETS 之前没有进行肺部听诊，那么可能他们是基于各种临床症状来判断是否需要进行 ETS 的，如：嘈杂的呼吸，气道有可见的分泌物等（Thompson，2000）。然而如文献中所提到的（Swartz 等，1996；Day 等，2002a），观察法的一个缺点就是无法确定参与者在实施 ETS 时是否知道文献建议的最佳证据以及是否仅基于病房的常规进行的操作。尽管有充足的证据证明吸痰会导致低氧血症，引起不良后果（Wood，1998a；Thompson，2000；Day 等，2002a），17 位参与者在 ETS 操作前和 / 或后仍然没有提供高氧 / 过度通气。Day 等（2002b）报道了一个相似的结果，10 位受试对象中只有 2 位在实践中提供了高氧 / 过度通气。上述结果很重要，它们给患者安全问题方面给予了重要提示，并提醒护士认真反思护理实践的不足。

院内感染是影响住院患者健康最常见的因素（Burke，2003）。因此多篇文献（Thompson，2000；Wood，1998a；Day 等，2002a）强调在吸痰操作中的无菌技术以及操作前后洗手。本研究中有 25 位参与者在 ETS 操作前没有洗手。Boyce 和 Pittet（2003）指出护士不洗手是可以预想到的，护理工作量较大，护士工作忙碌。如：重症监护病房忙碌的工作环境，有时出现病房过度拥挤和人员不足的情况。一项在 ICU 进行的研究发现从护士离开患者床旁、走到水槽、洗手再回到患者床旁进行护理平均需要用 62 秒的时间（Boyce 和 Pittet，2003）。然而值得注意的是，所有参与此项研究的护士在进行 ETS 时都有戴手套和穿防护服。这可能表明在护士看来在插入吸痰导管时戴手套，使用“无接触式”的无菌技术可以免去频繁洗手的需要。然而，有文献清楚地表明手套不能替代洗手（Pratt 等，2001）。这些发现与先前的研究结果一致，均指出护士只有中等甚至更低水平地遵循推荐的手卫生实践（Thompson，2000；Boyce 和 Pittet，2003）。

另外需要尤其予以关注的是实施 ETS 时的吸痰压力。高负压可以导致黏膜损伤，进而导致支气管感染风险更高（Wood，1998a）。使用高负压并不一定意味着可以吸出更多的分泌物。因此，推荐吸痰压力限定在 80 ~ 150 mmHg（Wood，1998a；Thompson，2000；Day 等，2002a）。研究结果提示参与者使用的吸痰压力高出推荐的安全实践水平，为 230 ~ 450 mmHg。在 GICU 的参与者普遍使用较低的吸痰压力，为 230 ~ 380 mmHg，但仍然超过推荐的安全实践的压力范围。这些结果再一次与 Day 等（2002b）的研究结果一致，即护士普遍不知道推荐的最佳 ETS 实践。

4.1　教育、实践和研究的相关推荐

- 需要尽快制订和 / 或复审制度性政策和指南，因为目前并不是基于最佳实践推荐。
- 通过教学干预来提高护士在重症护理中所需要掌握的 ETS 的知识和技能，尤其是在听诊、过度氧合实践、吸痰压力和感染控制措施等方面的技能。
- 协调并实施有效的教育干预以改变实践是很消耗时间的。因此，护士需要熟悉临床 ETS 指标以及如何对通气患者实施简单的呼吸评估。
- 需要强化和监督感染控制指南的应用以确保护士遵从该指南。
- 定期对 ETS 实践进行审查以确保患者安全。

这个观察性研究实现了目标，然而需要进行更多更深层次的研究来证实这些研究发现。观察法和以“有声思维”为形式的方法学结合可以揭示护士决策的深层依据（“有声思维”

技术，受试者被提问 ETS 实践的某个方面，并被要求边思考边说出来）。在观察性研究中，这样的方法被公认为是非常有用的数据收集方法（Yang，2003）。

4.2 局限性

观察法和其他方法一样都有其自身的局限性和伦理内涵（Parahoo，1997）。其中最主要的一个问题就是观察者对于被观察者的影响。这就是所谓的霍桑效应，它是观察性研究效度的重要威胁，据此参与者的知识在这项研究可能导致其改变其行为（Polit 等，2001）。在本研究中，霍桑效应可能已经导致参与者在被观察之前已经根据循证推荐预演 ETS。如果是这种情况，则提示参与者正常的实践水平比本研究结果显示的更低。

鉴于观察性研究的这种特性，关于 ETS 技术的某些方面难以评估。判断参与者操作的初衷是不可能的，例如，唯一可以观察到的患者评估方面是听诊实践，即便如此，不可能知道参与者听到了什么以及其是如何解读听诊结果的。这就可能已经导致了某些数据的不准确解读。

本研究没有评估样本量的统计学意义。效能检验（power analysis）已经确定这项研究所需要的准确样本数量进而强化研究结果的代表性（Polit 等，2001）。开发这项研究的观察性工具所用的证据被认为是实施这项研究时可获得的最佳证据，然而由于缺乏关于 ETS 的实证研究，最佳实践具体是由什么组成的仍然有不一致的地方。

最后，尽管这个研究是在两个不同的 ICU 进行的，但它们都来自于同一个组织。因此，研究结果对于 ICU 护士不具有代表性，并且影响研究结果的外部效度。应该通过在不同的地点、不同的地理位置的观察来提高研究质量。

5. 结论

这项研究与文献的研究结果高度一致，护士在 ETS 操作方面只部分遵循最佳实践推荐（Celik 和 Elbas，2000；Paul Allen 和 Ostrow，2000；Day 等，2002b）。根据职业操守，护士有义务确保患者的安全，并被社会和雇佣者期望能为个体提供高质量的、高效的、熟练的和适当的照护（Huber，2000）。由于没有遵循文献所确立的最佳 ETS 实践，护士无法满足前面所提到的期望。

尽管在重症科护士中注册后教育逐渐展开，并且角色认可度也在逐渐提高，然而有文献显示重症科护士提供的基础护理仍然不足。护士需要持续评估和提高其目前的实践水平，以确保其遵循了循证实践推荐，并确保患者安全。当护士更加意识到其专业责任，并在实践中得到充足的支持时就可以达到这个目标。

6. 致谢

我们需要致谢统计学家 Itai Beerei（考克大学），感谢其提出的宝贵建议。

7. 投稿

研究设计 Sean Kelleher；稿件准备 Sean Kelleher、Tom Andrews。

参考文献

[1] Blackwood B（1998）The practice and perception of intensive care staff using the closed suctioning system. Joumal of Advanced Nursing 28，1020-1029.

[2] Boyce J & Pittet D（2003）Guideline for hand hygiene in health-care settings. Recommendation

of the Healthcare infection Control Practices Advisory Committe and the HICPAC/SHEA/APIC/ IDSA Hand Hygiene Task Force Morbidity and mortality Weekly Report. Centers for Disease Control and prevention 51（RR16），1-44.

[3] Burke J（2003）Infection control-a problem for patients safety. The New England Journal of Medicine 348，651-656.

[4] Celik S & Elbas N（2000）The standard of suction for patients undergoing endotracheal intubation. Intensive and Critical Care Nursing 16，191-198.

[5] Cormack D & Benton D（1996）（ed）The Research Process in Nursing，3rd edn.Oxford Blackwell Science，pp.3557-372

[6] Craig J & Smyth R（2002）The Evidence based Practice Manual for Nurses，Churchill Uvingstone，London.

[7] Day T，Farnell S &Wilson-Barnett J（2002a）Suctioning：a review of current research recommendations. Intensive and Critical Care Nursing 18，79-89.

[8] Day T，Famell S，Haynes S，Wainwright S & Wilson-Barnett J（2002b）Tracheal suctioning：an exploration of nurses' Knowledge and competence in acute and high dependency ward ares. Joumal of Advanced Nursing 39，35-45.

[9] Dickson R（2003）Systematic reviews. In Achieving Evidence Based Practice. A Handbook for Practitioners（Hamer S & G eds.），Balliere Tindall，London.

[10] Fitzpatrick JM，While AE & Roberts JD（1994）The measurement of nurse performance and its differentiation by course of preparation.Journal of Advanced Nursing 20，761-768.

[11] Glacken M & Chaney D（2004）Perceived barriers and facilitators to implementing research filndings in the lrish practice setting. Journal of Clinical Nursing 13，731-740.

[12] Glass CA & Grap MJ（1995）Ten tips for safer suctioning.American Journal of Nursing 5，51-53.

[13] Huber D（2000）Leadership and Nursing Care Management，2nd edn，Saunders Philadeiphia.

[14] Hundiey V，Milne J Leighton Beck L.Graham W& Fitzmaurice A（2000）Raiting research awareness among midwives and nurses：does it work？ Journal of Adwvances Nursing 31.78-88.

[15] Mckillop A（2004）Evaluation of the implementatin of a best practice informuestion sheet：teacheal suctioning adults with artificial airway .Joanna Briggs insrituta Report 2.293-308.

[16] Moore T（2003）Suctioning techniques for the removal of respiratory secretion Nursing Standard 18.47-53.

[17] Parahoo K（1997）Nursing research .principles process and issues，Palgrave macmillaes Loondon

[18] Pual Allen J & Ostorw L（2000）Survey of nursing practices with closed system surtioning . American Joumal of Critical Care 9，9-17.

[19] Polit D，Beck C & Hungler B（2001）Essential of Nursing Research. Methods，Appraisal and Utilization，5th edn.Lippincott，Williams and Wilkins，Philadelphia.

[20] Pratt RJ，Pellowe C，Loveday HP，Robinson N & Smith GW（2001）The epic project developing national evidence based guideline for preventing health care associated infections. Phase

1：guidelines for preventing hospital acquired infections，Journal of Hospital Infection 47，S1-S82.

[21] Sole M，Byers J，Ludy J，Zhang Y，Banta C & Brummel K（2003）A multlisite survey of suctioning techniques and airway management practices. American Journal of Critical Care 12，220-232.

[22] Swartz K，Noonan D & Edwards-Beckett J（1996）A national survey of endotracheal suctioning techniques in the pediatric population. Heat and Lung：The Journal of Acute and Critical Care 25，52-60.

[23] Thompson L（2000）Suctioning adults with an artificial airway.A systematic review The Joanna Briggs Instiute for Evidence Based Nursing and Midwifery. Systematic Review No.9.

[24] Wainwright S & Gould D（1996）Endotracheal suctioning in adults with severe head injuny：a literature review.Intensive and Critical Care Nursing 12，303-308.

[25] Wood C（1998a）Can nurses safely assess the need for endotracheal suction in short term ventilated patients，instead of using routine techniques ？ Intensive and Critical Care Nursing 14，124-136.

[26] Wood C（1998b）Endotracheal suctioning：a literature review. Intensive and Critical Care Nursing 14，124-136.

[27] Yang SC（2003）Reconceptualizing think aloud methodology：refining the encoding and categorizing technique via contextualized perspectives. Computers in Human Behaviour 19，95-115. Available at：http：//www.elsevier.com/locate/comphumbeh（accessed 11 January 2055）.

[28] Zeitz，K（2005）Nursing observations during the first 24 hours after a surgical procedure：what do we do？ Joumal of Clinical Nursing 14，334-343.

附录：观察表

吸痰前实践

1．患者评估

护士在进行 ETS 之前听诊患者胸部了吗?

0= 没有

2= 有（Wood，1998a；Thompson，2000；Day 等，2000）

2．患者准备

护士向患者解释或交流这个操作了的吗?

0= 没有

2= 有（Wood，1998a；Thompson，2000；Day 等，2000）

3．吸痰前给予高氧 / 过度通气

0= 没有给

2= 使用人工呼吸气囊或呼吸机给氧（Thompson，2000；Day 等，2000）

4．配备生理盐水

0= 有

2= 没有（Wood，1998a；Thompson，2000；Day 等，2000）
感染控制实践
5．吸痰前洗手
0= 没有
2= 有（Wood，1998b；Thompson，2000；Day 等，2000）
6．戴手套
0= 没有
2= 有（Wood，1998a；Thompson，2000；Day 等，2000）
7．穿防护服
0= 没有
1= 有（Wood，1998a；Day 等，2000）
8．吸痰导管在插入气道前始终保持无菌
0= 没有
2= 有（Wood，1998a；Thompson，2000；Day 等，2000）
9．戴护目镜或面罩
0= 没有
2= 有（Wood，1998a；Thompson，2000；Day 等，2000）
吸痰事件
10．吸痰管尺寸 _______
ETT 的尺寸 _______
0= >ETT 内部直径的一半
2= ≤ ETT 内部直径的一半（Wood，1998a；Thompson，2000；Day 等，1998）
11．吸痰次数 _______
0= >2
1= < 2（Thompson，2000）
12．在气道中吸痰持续时间
0= >15 秒
2= < 15 秒（Wood，1998a；Thompson，2000；Day 等，2000）
13．吸痰压力水平
0= < 80mmHg/ >150mmHg
2= 80 ~ 150mmHg（10.6 ~ 20kPa）
（Thompson，2000；Day 等，2000）
14．吸痰时导管状态
0= 在插入时吸痰
2= 只在退出时吸痰（Thompson，2000；Day 等，2000）
吸痰后实践
15．给患者再次连接氧气
0= 吸痰后 >10 秒

1= 吸痰后 10 秒内（Day 等，2000）

16．吸痰后给予高氧或过度充气

0= 没有给予

2= 使用人工呼吸气囊或呼吸机给氧

（Wood，1998a；Thompson，2000；Day 等，2000）

17．ETS 后评估

护士听诊患者胸部了吗？

0= 没有

2= 有（Day 等，2000）

18．安慰患者

0= 没有

2= 有（Day 等，2000）

19．吸痰后洗手

0= 没有

2= 有（Wood，1998a；Thompson，2000；Day 等，2000）

20．导管和手套的处理时防止了自身被分泌物污染

0= 没有

2= 有（Thompson，2000）

六、概述和评论

（一）研究目的

该研究陈述了两个明确的目的，其中之一是将重症科护士气管插管操作与当前研究推荐相比较。研究者还预先提出了假设：重症科护士在进行开放系统 ETS 时没有遵循高水平的最佳实践推荐。

气管插管上呼吸机的患者有两个不同的气管内导管吸痰系统：开放系统和闭合系统。简而言之，开放系统要求不将气管内插管与呼吸机连接起来以进行吸痰，而闭合系统允许气管内插管在通气时与呼吸机相连。但至 2012 年，两个系统也均未被证明谁更优，两个系统均有其临床优势与不足，本研究仅审查开放系统的实践。

目前有一篇已经发表的研究综述（2005 年之前的研究），作者注意到，多数研究是通过询问护士关于 ETS 的实践，而实际上并未观察她们实施 ETS。该综述也没有参考更多的最新研究，部分原因是这项研究结果出版的滞后。研究的数据是于 2005 年收集的，文章在 2006 年提交，在文章刊登出来已是 2008 年。不幸的是，滞后是普遍的。然而，重症监护室的护士告诉我们，如今成人 ETS 通气的标准相对于那些曾用于研究的标准没有改变。

（二）研究设计

“本研究采用的是无参与者的结构式观察性设计……”结构式观察意味着其运用了一系

列预定的行为标准来规范其监测的内容，无论这些行为是否被执行。此“无参与者”一词暗示，研究者不会参与任何护理工作，也不会以任何形式干预，而是仅仅假定为旁观者的角色（Kelleher，Sean，个人交流，2010 年 2 月 25 日）。

1. 样本

计划的目标人群可认为是在综合 ICU（GICU）及心脏科 ICU（CICU）进行吸痰实践的全职护士，而且他们至少有 1 年的 ICU 工作经验。更具体地说，可认为是在爱尔兰医院普通 ICU 及心脏科 ICU 至少有 1 年工作经验的全职护士。更进一步说，目标人群可认为是在某医院 GICU 及 CCIU 工作的有经验的护士，运用目标人群的操作性定义，这项研究中的吸痰实践可被推广给爱尔兰其他重症护理病区工作的有经验的护士。

这项研究应用定额抽样的方法，选取了被观察实施 ETS 通气项目的 45 位护士。此方法是方便抽样的一种形式。其目的是获取一组具有特征的样本，该特征与其在人群中的比例有关系。因此，来自这两个病区的被观察护士的比例，与该环境中他们实际的比例相似。定额抽样开始时就像先前描述的分层抽样，但是当每个组比例确定之后，实际的参与者通过便利抽样的方法被选取，而非如分层抽样案例那样进行随机抽样。医疗环境的特点需要描述，这有助于预见可以应用研究结果的目标人群。

假设人群：爱尔兰进行气管插管开放系统实践的重症科护士

样本：爱尔兰医院具有至少 1 年 GICU 和 CICU 工作经验的，开展气管插管开放系统操作的 45 位全职护士

目标人群：开展气管插管开放系统操作的、有经验的、重症监护的爱尔兰护士，其在轮班期间仅被分配 1 位患者

2. 测评工具

被用于观察及记录观察事件的工具，是先前被证实的测量工具的改编版。改编是添加原始工具中没有的几个行为。这些行为基于最新的研究结果以及最佳实践推荐。通过预实验，检查了观察表的评价者间信度（interrater reliability），结果显示评价者间差异无统计学意义。可以推测，这意味着两位评估人之间评分时的一致性水平至少为 80%。当两位或更多的观察者使用一个评分工具时，其保持一致是很重要的，也就是说，他们以同样的方法进行评分。如果不这样，数据将较差，因为其是不一致的，也就是说，其取决于谁来评分。80% 被认为是一致性水平可接受的最低限度。

关注工具本身（见附录：示例的观察表），你会发现，20 个特定的观察行为被归为有序排列的 4 个种类。在观察 ETS 操作中，每个行为可被标记是或否（或两种答案之外的其他答案），如此就意味着每个行为是否是依照最佳实践标准来执行的；数值越大表示实践越好。需要注意的是，实际的数值通过 0 ~ 2 的变化与是或否联系起来；研究者要给出数值所标记行为的解释。除了计算这 4 种类型每一种的得分外，也需通过汇总所有条目的得分

来计算整体的操作质量得分。

3. 伦理考虑

研究需要所在医院的伦理委员会对其进行审查与批准。书面的同意书最有可能从参与的护士那里获得。这个研究可能被认为是敏感的，因为参与的护士可能担心其吸痰技术会被汇报给管理者；必须要采取措施避免这些，并且为参与的护士提供保证。

（三）研究结果

1. 观察表各部分结果

两组护士在 4 个行为部分的统计结果首先在范例表 1 ～ 4 中给出。对那些熟悉吸痰标准的人来说，这些表格是极其简明的，但是对于那些不熟悉的人来说，是与否的答案是否代表了标准也许就没那么明显了。例如，对大多数问题，“是”代表最佳实践标准，而对氯化钠配备，“否”代表了标准。而且，代表导管尺寸、吸气时间和吸气压力标准的问题，可能对所有读者都不是容易理解的。在附录：观察表中给出了得分判定标准，这使得读者很容易鉴定是否达到最低水平的实践标准。大多数行为会在最佳实践与实际操作之间存在巨大出入，特别是吸痰前评估、操作前洗手、导管无菌、护目镜、导管尺寸、吸痰后评估、操作后洗手。

在范例表 5 中，平均 ETS 操作质量 22.6 分低于理想状态 35 分。正如你所看到的，研究中被观察样本的操作水平显著低于最佳操作。你会发现质量得分的总分最高分为 30 分，最低分为 14 分。实际上总体质量的平均数、中位数及众数相互之间很相近，这意味着得分大部分都基本分布在平均数周围。需要注意的是，比较观察表整体平均值与各部分平均值时必须要仔细，因为在附录中你会注意到，吸痰前实践部分最高能达到 8 分，然而其他 3 个部分是 9 分。（这是一个关于为什么你必须非常认真阅读数据的很好示例；浅尝辄止的阅读会导致错误的结论。）

2. 假设的实验结果

在范例表 6 中，我们发现，研究者的研究设计比仅仅提供数据的描述性统计更进一步，他们检验了先前的假设：操作气管内吸痰时，重症科护士不遵循最佳实践推荐。他们关于判定实际获得的分数是否就是这个吸痰操作样本的平均数，即使目标人群整体 ETS 操作质量的平均数是 35，而且各自部分的分数分别是 8、9、9 和 9。换句话说就是，样本得分与 35、8 、9 、9 相比可能发生抽样变异吗?

t 检验是将每个样本得分与其可能的最大值相比较。例如，使用 *t* 检验来判定样本 ETS 操作质量的均值 22.6 是否就是人口均值 35 的抽样差异。结果是：t= -24.63，$P < 0.01$。（一位观察员的旁白：你可能好奇 *t* 检验阴性的意义。*t* 检验标记提示所发现差异的方向，也就是说，哪一组获得更高的分数。这是由计算方式决定的，但是我们不必知道其是如何得出的，因为表格清晰地指出每个变量的最佳实践分数和样本均数，我们就知道哪个是更高的。多数情况，*t* 值作为统计项目提供的绝对值汇报，而且进行对比的得分会被明确指出。）

3. *P* 值说明

因为这是在本书首次介绍 *P* 值，回顾一下也许很有帮助。当比较来自于同样人群的两个样本的均值时，不能期待这两个均值是完全相同的，一些差异是可以预期到的，因为数据不是来自完全相同的样本。但是可以预见，这两个均值都较合理地与人群均值相近，但不会是与其完全一样。当比较两个均值时，问题是：它们是否真的不同，或我们可预见的来自不同样本的差异是否在真正的均值上下？统计性分析可解决这个问题。

举例说明一下可预见的差异，如果从 200 位健康的 28 ~ 34 岁足球运动员中筛选两个简单的随机样本（每个组样本数为 50），一组的平均心率是 68.1，另一组的平均心率是 66.9。*t* 检验就是判定这两个均数是否只是随机变异，或者两组人员的心率是否存在真正的差异，而可能产生 t=1.5，P=0.137 的结果。（*P* 值是重要的所在，而非决定于 *t* 值。）这个结果意味着 100 次里有 14 次的机会是这些均值之间的差异只是机会变异。从统计学角度来看这是个很高的概率，且会使研究者得出结论认为，此概率高出了可接受的概率以致两组间的差异不是真正的差异。

> *P* 值 = 比较均值的差异仅是随机变异的概率

当研究者想要判定两均值间的差异是否是真实差异，绝非机遇性变异时，该研究者也想对其的研究结论有信心。所以当他称差异为真性差异时，他给其得出错误结论的可能性设置了上限。他做这些是通过提前设定一个其原意接受的出错概率；这个提前设定的上限被称为显著性水平，且被表达为 *P* 水平（经常处于 P=0.05 或 P=0.01），也被称为 α 值。通过设置最大可接受 *P* 水平为 0.05，研究者表示，当称一个差异为真性差异时，他愿意接受高达 5/100（或 1/20）的出错概率。如果概率高于此值就可认为差异就只源于随机变异，而非真正差异。

如果一个基于数据的 *P* 值等于或小于预先设定的 *P* 值水平，这预示着，发现的差异是随机变异的概率较低。这样的结果被认为是有统计学意义的，就会导致研究者总结出两个均值极有可能真有差异。相反，*P* 值大于预先设定的 *P* 值水平就提示发现的差异只是机会变异的概率很高。这个统计结果会使研究者总结出，两均值间的差异可能是随机变异，因此他总结出发现的差异可能不是真的不同。对此解释的绘图，见图 5-7。

很重要的一点，真实差异意味着在目标人群中差异是很可能存在的。最终知道目标人群中是否存在差异就是实施研究的原因。尽管我们使用的是样本数据，但是终极目标是为了知晓在目标人群中事件是怎样的或者什么将会发生。

在示范研究的 *t* 检验结果中，关于治疗的整体质量，t=–24.63，$P < 0.01$。这是个具有统计学意义的结果，因为基于数据的 *P* 值水平低于显著性 *P* 值的水平（如果它是 0.05 或 0.01 就不确定了）。这个结果表明，最佳实践得分和样本的均值是有真实差异的。样本分数 22.62，不是最佳实践得分 35 样本的随机变异。重症科护士在进行气管内插管吸痰时不遵循最佳实践推荐的假设是成立的（实践的整体质量和所有 4 种子类型）。结论是：在人群中，开放系统 ETS 的整体质量极有可能滞后于最佳实践标准，这对实践的每个部分也是对的。当我们直观地查看发现的描述性统计时，我们可能就明白了研究结果和假设实验的结论，因为样本均值与理想均值之间的差异是如此之大。得到的 $P < 0.01$，进一步证实了我们的假设。

P水平结果	< 0.001	0.01	0.025	0.05	0.08	0.15	0.59>
结果	显著差异			无显著性差异			
结论	在人群中可能会发现差异			在人群中可能不会发现差异			

图 5-7 *t* 检验 *P* 值的解释

（四）讨论

在这章中，研究者讨论了实践中的不足，这些不足可能会对患者康复产生影响，并提出了基于本研究结果的一些建议。研究的局限是护士知道他们被观察，所以他们可能运用它们最好的技术（霍桑效应）；这致使研究者会推断认为，未被观察的 ETS 技术可能甚至质量更低。

另一个局限是：ETS 操作的 45 个观察项目在一个医院进行，因此可能不能代表其他医疗环境的情况，这种局限称为普适性局限。它指一个人不能很确信他们的研究结果也适用于与其研究场所不相似的研究环境的情况。然而，国外的其他研究也发现临床 ETS 实践也只有部分地遵循了最佳实践建议。因此，虽然这些研究结果只是来自于一个特定的医疗环境，其也对人们了解更大范围内的 ETS 实践情况作出了贡献。

WWW 本书的附属网站提供了其他学习素材，可登录 http：//go. jblearning.com/brown3e。

参考文献

[1] Dillman，D. A，Smyth，J. D，& Christian，L. M.（2009）. Internet，mail，and mixed. mode surveys：The tailored design method（3rd ed.）. New York，NY：John Wiley.

[2] Fair，J. M.，Gulanick，M.，& Braun，L. T.（2009）. Cardiovascular risk factors and lifestyle habits，among preventive cardiovascular nurses，Journal of Cardiovascular Nursing，24，272-286.

[3] Fan，M. I.，Mitchell，M.，& Cooke，M.（2007）. Cardiac patients' Knowledge and use of sublingual glyceryl trinitrate（SLGTN）. Australian Joumal of Advanced Nursing，26（3），32-38.

[4] Galvin，J. A.，Benson，H.，Deckro，G.R.，Fricchione，G. L.，& Dusek，J. A.（2006）. The relaxation response：Reducing stress and improving cognition in healthy aging adults. Complimentary Therapies in Clinical Practice，12（3），186-191.

[5] Jurgens，C. Y.，Hoke，L.，Byrnes，J.，&Riegel，B.（2009）. Why do elders delay

responding to heart failure symptoms？ Nursing Researcb，58（4），274-282.

[6] Kelleher，S.，& Andrews，T.（2008）. An observational study on the open-system endotracheal suctioning practices of critcal care nurses. Journal of Clinical Nursing,17（3）.360-369.

[7] Maze，L. M.，& Bakes，T.（2004）.Factors associated with hospital arrival time for stroke patients. Journal of Neuroscience Nursing. 36（3），136-141.

[8] Whittemore，R.，D'Eramo Melkus，G.，& Grey，M.（2005）. Metabolic control，self-management and psychosocial adjustment in women with type 2 diabetes. Journal of Clinical Nursing，14（2），195-203.

第六章

相关性研究

健康领域研究中的质性研究和描述性研究产出了一些变量，研究者和临床医生便自然地联想到这些变量之间是如何相互联系和相互影响的，如家庭的社会支持网络大小是否与青少年情感和社会发展相关？配偶或伴侣的支持是否与糖尿病患者自我护理和血糖控制相关？听力减退是否与骨质疏松相关？肺活量大小能否预测运动耐受量？总的来说，这类问题实际上是“变量 X 与变量 Y 是否相关”的问题。这些问题超出了通过分别描述各变量来检验变量间关系的范畴，而相关性研究正是解决此类问题的方法。

一、关系

“关系”一词在科研文章中是什么意思呢？简单地说，关系描述的是变量间的某种联系，当某一个变量的变化与另一个变量的变化相关时，那么这两个变量彼此相关联。这种变化具有两个维度，即方向和强度。变化方向可为同向（正相关），也可为反向（负相关）。在正相关关系中，一个变量值增大，另一个变量值亦随之增大。在负相关关系中，一个变量值增大，而另一个变量值却减小。

两个变量间关系的强度可以用强、中、弱来描述。以下情况为强相关：①变量 A 分值高，变量 B 的分值也高；②变量 A 分值低，变量 B 的分值也低；③变量 A 分值居中，变量 B 的分值也居中。相反，以下情况为弱相关：①变量 A 分值高，变量 B 的分值却是多样的（高、中、低）；②变量 A 分值低，变量 B 的分值却是多样的。换句话说，当变量 A 和变量 B 彼此之间的联系很小时，即为弱相关。与关系相反的是独立，意味着两变量间不存在联系。

二、关系的测量

（一）关系的统计测定

两个变量间关系的方向和强度可以通过统计学检验定量分析。具体的检验方法取决于定量研究时使用的量表。当两个变量都采用等距量表进行测量时，就要用到 Pearson 相关系数，这也是运用最为广泛的计算相关性的统计学方法（Burns 和 Grove，2009）。等距量表是一种具有相同间距数值的度量量表，如温度计上的摄氏度和体重计上的英镑。假如其中一个变量或两个变量均为有序分类变量（如低、中、高），则不宜使用 Pearson 相关系数，应当采用其他相关系数。统计学中有若干种相关系数，其含义均与 Pearson 相关系数相似。

Pearson *r* 值的取值范围为 –1 ～ +1，即 –1 ≤ Pearson *r* ≤ +1。*r* 值的正负表示两个变量之间是否具有正相关或负相关关系；如为正数即正相关，说明它们的变化方向是相同的（当一个变量值升高，另一个也升高），如为负数即负相关，则说明变量的变化方向相反（当一个变量值升高，另一个却下降）。*r* 值越接近 –1 或 +1，两变量的关系强度越强。0 意味着两个变量彼此间完全独立，*r* 值接近 0 说明关系强度很弱。

（二）关系的图表表达

	r 值涵义						
r 值	–1	–0.8	–0.5	0	+0.6	+0.8	+1
关系	完全负相关	强负相关	中度负相关	不相关	中度正相关	强正相关	完全正相关

为了形象地阐明“关系”，下面列举一个假设研究（框图 6-1）和 5 个假设的数据集（图 6-1 ～图 6-5）。每个数据集都附有相应的散点图、Pearson 相关系数以及图释。虽然真实的研究不可能仅有五个样本，但为了便于观察两个变量间的关系，将其限制为五个。如果你读不懂分布图（也称为散点图），那么你需要重新学习统计学教材中相关的内容。通常来说，读者很少在期刊论文中看到散点图，因为它们会占用太多的版面空间，但这对于了解 Pearson 相关系数的含义很有帮助。

框图 6-1　假设性的相关研究

研究目的：检验多发性硬化患者（至少患病 3 年）“希望”与“适应”间的关系。

研究方法：采用 1 ～ 5 分量表测定“希望”，1 分为完全没有希望，5 分为充满希望。采用 1 ～ 10 分量表测定“适应”，1 分为完全不适应，10 分为完全适应。需要注意的是这两个变量均为连续变量，这是运用 Pearson 相关系数描述两个变量关系的基本要求。如果其中一个变量是分类变量（如性别），另一个是连续变量（如适应），则不能运用 Pearson 相关检验。

样本量：5 人

结果：几组可能的分值如图 6-1 ～图 6-5 所示。为了突出两个变量间的关系，但各数据“希望”分值是相同的，但“适应”分值不同。

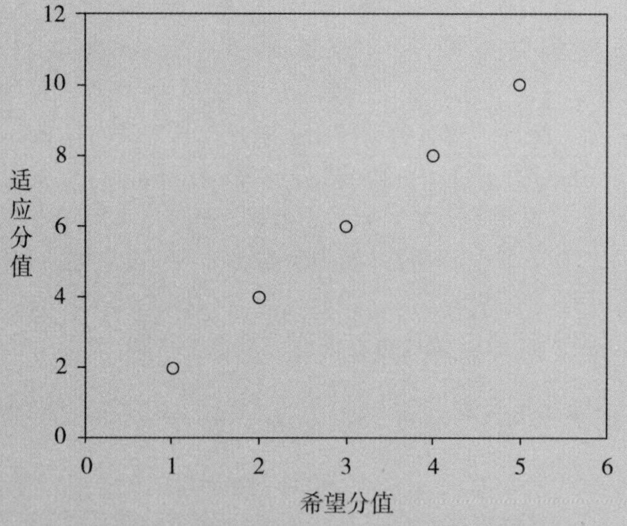

注：“希望”分值每增加 1 分，“适应”分值就增加 2 分。如果已知某人的“希望”分值，你就能够准确预测其“适应”分值；同样的，如果已知某人的“适应”分值，你也可以准确地预测其“希望”分值。如果两个变量值变化呈共变，它们的关系即为完全正相关。1 分“希望”、–2 分“适应”的分值关系并不奇怪。甚至还可以是 1 分“希望”、4 分“适应”的分值变化关系。

散点图提供的信息和数据表是相同的。散点图中的每一个点都代表一个分值。例如，某人的“希望”分值为 1，“适应”分值为 2，那么在散点图上就会有一个相应的点，同样如果某人的“希望”分值为 4，“适应”值为 8，在散点图上亦会有一个相应的点，因为两个变量的关系是共变，在数据分布点间所作的线为一条直线。

该数据集 Pearson r 值为 +1，表示完全正相关。两个变量同步变化，一个变量值随着另一个变量值增大或减小。Pearson r 值的可能范围为 +1 ~ –1。

图 6-1 假设数据集 1

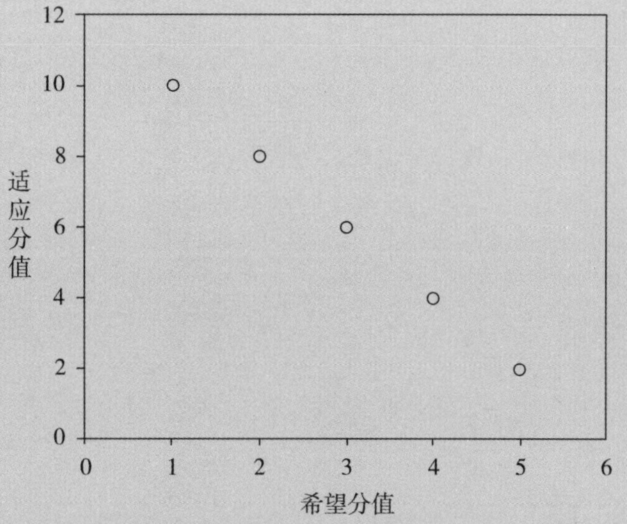

"希望"分值每增加 1 分，"适应"分值就降低 2 分。和数据集 1 一样，如果已知某人的"希望"分值，你可以准确预测其"适应"分值；同样，如果已知某人的"适应"分值，也可以准确地预测其"希望"分值。然而，不同于数据集 1 的是，该组数据的变化方向是相反的，为完全负相关：即当一个变量值增加，另一个变量同步地降低特定的数值。在数据分布点中间作一条线，同样也为直线。该数据集 Pearson r 值为 -1，表示完全负相关。

图 6-2　假设数据集 2

由于现实世界的复杂和多变性，尤其是社会、心理和行为领域，完全相关几乎很少发生。而弱、中等、中等偏强的相关却经常发生。下面三组假设数据集将介绍这类相关（图 6-3、图 6-4、图 6-5）。

数据集 3	Pearson	希望分值	适应分值
	1	1	2
	2	2	3
	3	3	6
	4	4	9
	5	5	8

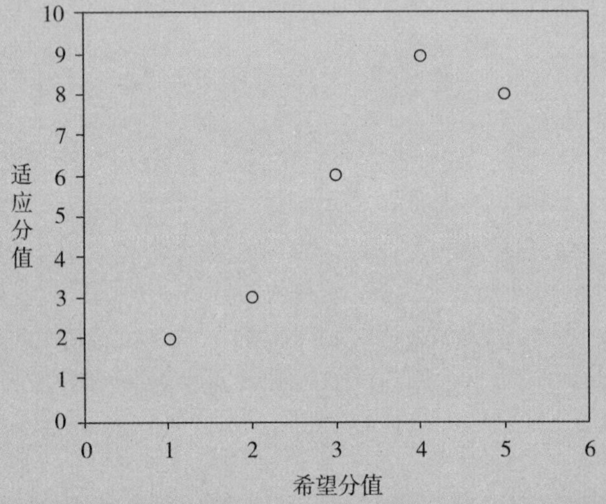

从图中可看出“希望”分值的增加大致与“适应”分值的增加相关。两个变量相关性强但不是完全相关。如果已知其中某一个变量值，你可以很好地估算另一个变量值。该组数据的相关趋势非常明显，但所有数据并非同在一条直线上。如果在数据分布点中间作一条直线，那么将有三个点落在或非常靠近直线，另外两个点会有些偏离直线。这条线称为趋势线，代表中间数据。请用直尺为此图添加趋势线。

该数据集的 Pearson r 值为 +0.93，强正相关。

图 6-3　假设数据集 3

数据集 4	Pearson	希望分值	适应分值
	1	1	2
	2	2	10
	3	3	6
	4	4	4
	5	5	8

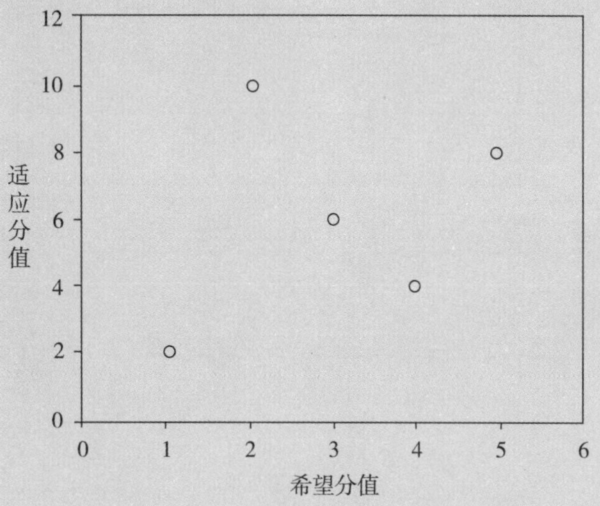

"希望"与"适应"似乎有一点线性相关趋势；当"希望"分值增加时，"适应"有一点增加的趋势，但关系很微弱。基于一个变量值很难准确预测另一个变量值。

如果在数据分布点中间画一条趋势线，将会有三个数据点落在或靠近趋势线，但另外两个数据点偏离得很远。因此，数据之间存在趋势，但非常微弱。该数据集的 Pearson *r* 值为 +0.30，表示微弱正相关。

图 6-4 假设数据集 4

数据集 5	Pearson	希望分值	适应分值
	1	1	7
	2	2	3
	3	3	10
	4	4	5
	5	5	6

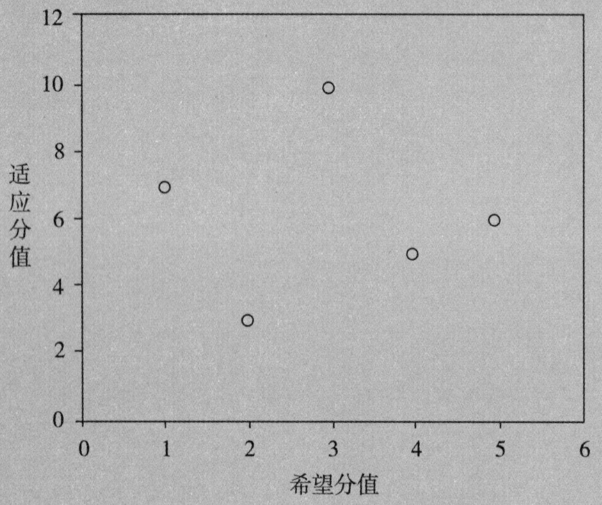

该组数据集中，“希望”分值与“适应”分值之间没有联系。两个变量值间彼此相互独立。已知其中一个变量值，不能预测另一个变量值。

所有数据点均远离趋势线。Pearson *r* 值为 0，两个变量不相关。

图 6-5 假设数据集 5

总之，相关系数表示关系的方向（正性或负性）和强度（完全、强、中等、弱、无）。

（三）说明

两变量间的强相关不能解释关系产生的深层动力，这一点至关重要。即使高度相关（接近 –1 或 +1），也不意味着两个变量间存在因果关系。高度相关仅仅揭示的是两个变量之间存在某种形式的关系。两个变量间的关系要比简单的因果关系复杂的多。

比如，让我们再次回顾一下图 6-3。乍一看，散点图和 Pearson *r* 值 0.93 似乎提示希望值水平决定适应值水平。然而，如果反过来也是真的，我们可以得到相同的结论；也就是说成功的适应会产生希望。另一种可能性就是两个变量之间的关系并非是直接的，可能还存在着另一个变量对希望和适应均产生强烈的影响，从而致使它们同步变化；那个潜伏的变量可以是一些类似预后、治疗反应的因素。以上三种情况，数据和 Pearson *r* 值均可与图

6-3 相同。重点是：相关不能揭示潜藏于关系深层的动力学，甚至是当一个变量在时间上先于另一个变量时。相关仅仅检测的是关系。关系的动力学需要其他更深入的研究手段来揭示，或是运用其他的知识来解释这两个现象。

相关≠病因（Huck，2011）

2005 年，Karavatas 和 Tavakol 对美国非洲裔青年人在平板试验中自觉费力程度与心率的关系进行了研究，研究结果 Pearson r 值等于 0.58。作者将心率影响自觉费力程度的关系解释为中等强度。该指向性（心率影响自觉费力程度）的解释并非统计结果揭示的，而是通过生理学理论来解释的。

（四）离群值（Outlier）

在看散点图时，研究者会寻找离群值，即那些非常不典型的数据点。离群值位于偏离趋势线很远的地方。在小样本研究中，一个离群值即可很大程度降低 Pearson r 值。回顾图 6-6 中的散点图。图中大部分数据点都分布于正相关趋势线附近，除了希望值为 4、适应值为 1 的数据点。该数据点就是一个离群值，因为它和其他数据很不同。该数据集的 Pearson r 值为 0.50，相关性不高。然而，一旦去除这个离群值，再次分析得到的 Pearson r 值变为了 0.99。由于样本量很小，在计算 Pearson r 值时如保留离群值对结果会有很大影响；然而，样本量较大时，单个离群值对 Pearson r 值的影响仅为中度。

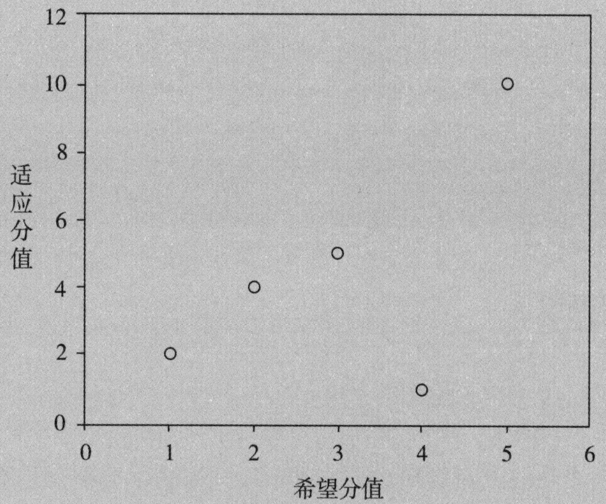

该数据集的 Pearson r 值为 0.50，相关性不高。

图 6-6 异常值举例

一个离群值既可以低估又可以夸大两个变量间的关系强度，这取决于其他数据能否弥补离群值所产生的影响。移除数据集中单个或几个离群值，所得到的趋势会较保留离群值所得到的趋势清晰。如果研究者在数据分析时移除了离群值，应有合理的理由，并要对移除行为予以申明。数据移除也是偏倚的一种形式，尤其是当样本量较小时。有时，研究者应进一步检查离群值以获取对后续研究有价值的深入认识。

（五）r 值的现实意义

纵然 r 值 1.00 表明希望与适应完全正相关，r 值 =0.70 却并不意味着 70% 的希望值与适应值共同改变；r 值表示的是关系的相关强度在 –1 ～ +1 范围内。

2011 年，Huck 指出 r 值夸大了两个变量间关系的实际强度。通过取 r 值平方得到 r^2，可以获得一个更真实和实际的观点，r^2 被称为决定系数（coefficient of determination）。r^2 值表示希望值中与适应相关的变异百分数以及适应值中与希望相关的变异百分数。如 r 值 0.7 取平方，得到 r^2 值为 0.49，意味着希望值中有 49% 的变异与适应相关（图 6-7）。另外的 51% 变异可能与其他因素有关。简而言之，r^2 值比 r 值更真实、更实际地提供了两个变量的关系强度。

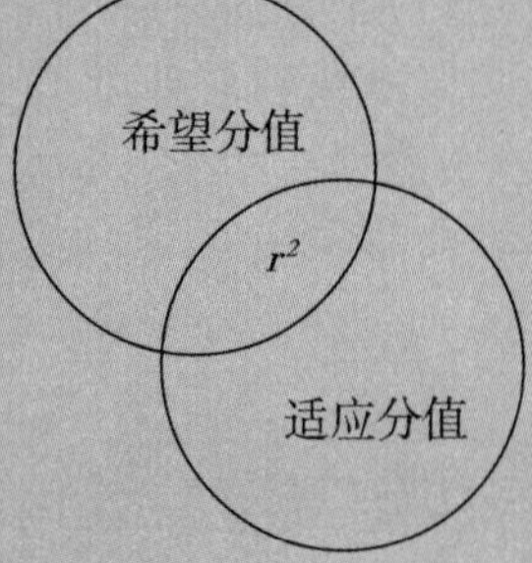

r^2 指的是一个变量的全部变异能通过回归关系被另一个变量解释的比例，余下的变异常为其他未知的影响因素所解释。

图 6-7 r^2

三、相关性研究设计

（一）目的

最简单的相关研究设计是一组人群中若干变量的研究。研究者采用可信有效的测量工具对受试者进行目标变量的测量（Brink 和 Wood，1998），但不可以有人为的控制和操纵。正如描述性研究一样，好的数据是好研究的关键；因此，大多数研究者会报道其所用测量工具的信度和效度。数据分析包括运行相关性检验来确定变量是否以及如何相关。根据两变量不同的组合方式分析，称为双变量相关性分析。假如研究中有三个变量，A、B、C，双变量分析可在 A 与 B、A 与 C、B 与 C 之间进行，由此可得到三个相关系数。

通常，研究者进行相关研究的目的是为了探索一些尚未解决的临床问题，如：

- 哪些因素可影响年轻女性积极应对人乳头瘤病毒（HPV）感染？
- 哪些因素可影响双侧截肢患者运动能力的康复？

研究中涉及的某些变量源自临床医生的临床实践；其他的源自于理论或相关学术工作。相关性研究可以帮助研究者确定一些对未来研究有用的想法，同时也将不足以成立的假设摈弃掉。

如前所述，相关性研究不能确立因果关系；然而有些情况下，相关性研究结果能提示可能存在较强的因果关系。这类情况发生在无法运用实验设计时，如研究母亲牙龈疾病与早产儿低出生体重可能的关系时，研究者不能随机地区分母亲是在怀孕以前还是怀孕期间罹患的牙龈疾病。此外，如果一项研究发现牙龈疾病与低出生体重高度相关，很可能有第三因素参与了两者的发展，如饮食不良、吸烟或饮酒。因此，我们需要保持谨慎思维，多数健康问题并非由单一因素决定而常由若干因素相互作用所导致。要作出牙龈疾病导致婴儿低出生体重的论断还需要进行队列研究并有可信的致病机理，而相关性研究只作为验证这一问题的出发点。

（二）更多复杂的设计

本章节大篇幅关注于最简单形式的相关性研究，事实上还有更复杂的相关性研究。复杂相关性研究收集多个变量数据，来确定目的变量的最佳预测变量组合。研究采用多元回归分析来确定哪组变量为最佳结果预测变量。运用统计软件，每次输入一组预测变量值，直至找到最佳预测变量组合。由最佳变量组解释的结果变量变异度以 R^2 量化。

例如，一项研究检验了 5 个可能预测中风后功能恢复的变量（Hinkle，2006），主要研究结果显示年龄、认知状态、初始功能与恢复的相关性最高，是运动功能恢复的最佳预测因子组合。r^2=42% 意味着这 3 个变量合起来共预测了功能恢复 42% 的变异。分析过程中添加病灶范围和肌力变量不能让 r^2 值增大。

其他研究包括运用预测变量预测群组成员关系（如戒烟 / 非戒烟），这种统计学方法称为判别分析。多重回归分析和判别分析都是检验预测变量与结果变量相关关系的高级形式。下面的范例将介绍一种双变量相关分析和和一种多重回归分析。可以让读者很快熟悉这两种应用最为广泛的相关分析。

四、范例

阅读提示

此项研究唯一可能的难点是心功能生理学变量。为了便于阅读，变量定义以列表形式列出。但是，仍有一些药物你可能不太熟悉，需要去查阅资料。

- 射血分数：通过影像学手段（心导管、MRI、CT）测量得到的左心室泵血百分数，正常值为 55% ～ 70%。

- VO_2 峰值（最大耗氧量）：在心肺运动试验（脚踏车或平板运动）过程中，呼吸交换可以被测量。VO_2 峰值指的是患者在最大限度活动时每分钟的耗氧量。根据年龄和性别来估计预计值水平。一般来说，VO_2 峰值低于 14 ml/kg/min 提示预后不良。
- 最大运动负荷量：指的是达到安全目标心率时或出现临床症状、疲乏、心电图改变时心脏的输出做功，单位用 W/min 表示。
- 收缩性心力衰竭：心脏收缩期由于左心室收缩疲乏导致左心泵血不充分导致的心力衰竭。

心力衰竭患者疲乏的相关性研究

LORRAINE S，EVANGELISTA，DEBRA K，MOSER，CHERYL WESTLAKE，NANCY PIKE，ALVINA TER-GALSTANYAN，AND KATHLEEN DRACUP
PROGRESS IN CARDIOVASCULAR NURSING（2008），23（1），12-17

1. 前言

本研究的目的是为了确定某心力衰竭中心 150 位心力衰竭患者（73% 男性，66% 高加索人，平均年龄 55.0 岁，平均射血分数 26.7%±11%）疲乏的发生率以及其人口统计学、临床、心理学的相关因素，采用情绪状态疲劳量表、明尼苏达心力衰竭生活质量调查表、贝克抑郁自评量表。社会人口统计学和临床资料通过自陈式量表及图表提取方式获得。结果发现高度疲乏的患者在男性中占 50.4%，女性为 51.2%。在多变量模型中，最大运动负荷量、身体健康状况、心理健康状况以及抑郁解释了疲乏 51% 的变异（$P < 0.001$）。结果说明心衰患者的疲乏与临床和心理变量有关；并给出了一系列的干预目标。这提示多重危险因素干预策略促进身心健康以减少疲乏的必要性。尤其合并抑郁的患者需要详尽检查。

疲乏伴随很多疾病出现，作为一种活动能力不足的症状可能妨碍患者重返工作岗位、影响日常生活以及社会及家庭责任[1]。疲乏潜在的影响因素在恶性肿瘤[2]和多发性硬化[3]的患者中已有广泛研究，研究结果强烈支持疲乏与抑郁、生活质量有关。这些疾病的疲乏是多因素的且牵涉复杂的病理生理和心理学过程。对恶性肿瘤患者疲乏的研究兴趣促进了对疲乏患者进行常规评估以及以疲乏程度为治疗的目标[2]。此外，还发展出了诸如制订运动计划、镇静、饮食调整、保存体力以改善疲乏症状的治疗策略[2, 3]。

疲乏与呼吸困难是心力衰竭患者最常见的两个临床症状[4-7]。疲乏在心衰患者中通常指的是活动不耐受，患者存在持久的疲倦感和由此所感受到的日常活动困难。疲乏常为心衰的首发症状，但由于疲乏是一个含糊的主诉，常常被医护人员和非医疗人士忽视。事实上，有 1/3 的心衰患者视疲乏为不重要的症状，高达 50% 的患者对疲乏为心衰加重表现存在错误的认知[8]。心衰疲乏的原因尚不清楚，可能为多因素的。可能的病理生理原因包括低心输出量、组织低血流灌注、心肌代谢异常、自主神经系统异常、体能失调以及血管内皮功能异常。

调查者通过考察老年女性心衰患者心理因素和躯体症状对疲乏变异的贡献证实：疲乏

更多地与躯体症状相关[4]。另一项研究检验评估了男性和女性心衰患者住院期间躯体症状、功能限制和抑郁的关系[5]。结果表明抑郁与躯体症状密切相关，而非功能的限制。Ekman 和 Ehrenberg 探讨了不同性别在疲乏体验中的差别后发现，男性和女性心衰患者均有疲乏表现，但严重程度评级却因性别而异。在描述疲乏的特点和强度时，女性患者常常描述为重度，而男性患者描述为轻度[9]。虽然早期研究检验了心衰患者疲乏的特性，但临床医生和研究人员依然对此症状知之甚少。本研究的目的在于考察收缩性心力衰竭患者疲乏的发生率以及确定与其相关的人口统计学、临床、心理学影响因素。对心衰患者的疲乏形式和发生机理的深入探索有助于制订恰当的干预措施。

2. 样本和研究设计

采用横断面相关研究，用方便抽样的方法共招募来自美国西海岸某大学第三附属医学中心心衰诊室的 150 位心衰患者。纳入标准如下：年龄≥ 18 岁；具备阅读、书写、语言表达能力；超声心动图或心室造影术检查显示左心室射血分数＜ 40%；心衰症状 6 个月以上。

2.1 方法步骤

研究经伦理审查委员会审查通过。愿意参加的患者在常规门诊探视时签署了知情同意书。社会人口统计学（性别、年龄、种族、收入、教育程度、婚姻状况、就业情况）、临床数据 [心衰病因、左心室射血分数、现服药物、最大耗氧量（peak VO_2）、最大运动负荷量] 通过患者自述报告中获得，并经过最近（纳入研究 3 个月内）诊断检查证实无误。

2.2 研究工具

完成调查问卷需要花费 10 ～ 15 分钟，内容如下：

2.2.1 情绪状态疲乏量表（Profile of Mood States-Fatigue，POMS-F）

用于检测疲乏程度，包含 7 个子量表，由 65 项情绪状态量表发展而来，可评估暂时的特定心境状态，尤其是疲乏 - 惯性[10]。受试者将对自己关于“劳累的”“无精打采的”“疲惫的”“精疲力竭的”“倦怠的”“疲惫不堪的”感觉进行评级，0（完全没有）～ 4（非常地）。总分范围为 0 ～ 28，得分越高，疲乏程度越高。POMS-F 的标准值取自样本量为 400 的成人样本，年龄在 18 ～ 94 岁，平均年龄 44 ± 18.4 岁。64% 的患者已婚，48% 为男性，平均受教育年限为 14.3 ± 2.7 年。男性和女性的平均得分分别为 7.3 ± 5.7 和 8.7 ± 6.1[11]。这些平均值用于确定疲乏水平的高（高于正常）、低（低于正常）。POMS 情绪障碍总得分与视觉模拟综合量表评分高度相关（r=0.79）。[2] 在一个 428 例癌症患者的样本中，POMS-F 的信度为 0.91。[12] 有满意的内在一致性较好，Chronbach’s α 为 0.88。

2.2.2 生活质量调查表（LHFQ）

生活质量采用明尼苏达心力衰竭生活质量调查表（LHFQ）进行测量，由 21 项疾病特异性的问题组成，受试者需指出最近一个月内哪些症状妨碍了他们过自己所期望的生活。这些项目包括躯体健康状况评分（8 项）和心理健康状况评分（5 项），加起来即为 QOL 总分。躯体子量表包括与心衰疲乏和呼吸困难相关的项目。心理子量表包括如焦虑、抑郁等项目。余下 8 项包括生活受心衰影响的其他方面并被用于计算 QOL 总分[13]。作答选项依次为 0（无）～ 5 分（很多），总分最高为 105（躯体评分 40，心理评分 25）。LHFQ 分值越低提示生活质量越好。

2.2.3 贝克抑郁自评量表（BDI）

抑郁采用贝克抑郁自评量表，是一种检测抑郁情绪和症状严重程度的自陈式量表，广泛应用于慢性疾患者群并被证实有效[14]。该量表由21个条目组成，采用里克特式量表分值0（没有症状）～3（症状严重且持续存在）。其中5项适用于抑郁的躯体症状（如食欲下降和睡眠障碍），16项反映抑郁的非躯体症状（如绝望和社交能力丧失）。BDI分值范围为0～63。0～9分：无抑郁；10～16分：轻度抑郁；17～29分：中度抑郁；30～63分：重度抑郁[15]。

2.3 数据分析

数据分析采用SPSS 11.0软件，研究人群特点和平均疲乏分值采用描述性统计，不同性别间疲乏分值比较采用独立 t 检验。疲乏分值采用已证实有效的临界点一分为二：男性分值＞7.3，女性分值＞8.7表示中重度疲乏。

运用单变量分析评估社会人口统计学、临床、心理学因素对疲乏的影响。轻度组与中重度组疲乏分值比较根据检测水平分别采用 χ^2 检验或 t 检验。然后采用多变量逐步回归分析确定哪个变量组合最能够预测疲乏水平。单变量分析中 $\alpha < 0.10$ 的变量纳入回归模型。

在带入变量进入模型时，首先将患者年龄和性别加入模型，随后为了描述临床变量的影响［最大耗氧量、最大运动负荷量、降脂药（他汀类）］，将它们作为第二组数据纳入模型。心理因素包括生活质量、躯体及心理健康状况、抑郁最后纳入。变量的纳入和移除标准基于似然比检验，分别设定为 $P \leqslant 0.05$ 和 $P \geqslant 0.10$。

3. 结果

患者平均年龄55.0±12.1岁（20～72岁）。轻度与中重度疲乏患者的社会人口统计学变量以及大部分临床变量无显著统计学差异（表Ⅰ）。两组的射血分数相似；然而中重度疲乏的患者最大耗氧量和最大运动负荷量显著低于轻度疲乏患者。男性患者疲乏分值9.5（SD±7.5）和女性患者疲乏分值10.4（SD±7.0）高于正常成年人群中重度疲乏分值。疲乏的发生率为男性55（50.4%），女性21位（51.2%）为中重度疲乏。生活质量、躯体及心理状况、抑郁评分见表Ⅱ。各变量在性别间无显著性差异。BDI调查表结果显示样本中超过28%的患者存在抑郁；29位（19%）存在轻度抑郁症状，14位（9%）存在中重度抑郁症状。

表Ⅰ 轻度/重度心力衰竭患者人口统计学及临床特征

	总计	轻度	重度
	n=150	n=74	n=76
年龄（岁）	55.0 ± 12.1	56.8±2.2	54.7 ±13.0
心衰年限	5.9 ± 6.1	5.8 ±5.0	6.2 ± 7.1
射血分数（%）	26.7 ±11.5	26.1 ± 11.7	27.3 ± 11.6
最大耗氧量（ml/kg/min）	15.8 ± 5.3	16.4 ± 5.3	13.2 ± 4.3[a]
最大运动负荷量（Watts）	96 ± 53	102 ± 52	72 ± 46[b]

续表

表Ⅰ 轻度/重度心力衰竭患者人口统计学及临床特征

男性（%）	72.7	73.0	72.4
种族			
白种人	65.6	62.5	68.8
黑人	26.9	28.8	25.0
亚洲人	7.5	8.7	6.2
已婚（%）	65.6	68.8	62.5
教育程度（%）			
高中肄业	12.5	12.5	12.5
高中毕业	21.9	25.0	18.8
大学肄业	37.5	25.0	50.0
大学毕业	28.1	37.5	18.7
失业（%）	78.0	72.0	75.0
心衰病因（%）			
特发性	57.5	58.8	56.3
缺血性	42.5	41.2	43.7
NYHA 分级（%）			
Ⅱ	44.8	46.3	43.3
Ⅲ	42.7	41.2	44.2
Ⅳ	12.5	12.5	12.5
药物（%）			
ACEI	78.7	75.7	78.9
β 受体阻滞剂	73.3	68.9	68.4
利尿剂	96.0	93.2	93.4
地高辛	57.3	58.1	48.7
他汀类	64.0	63.5	68.4a

注：ACE：血管紧张素转换酶；HF：心力衰竭；NYHA：纽约心脏病学会。变量值以平均数 ±SD 表示。[a]$P < 0.05$，[b]$P < 0.01$。

表Ⅱ 生活质量、躯体及心理状况、抑郁评分（n=150）

	平均值	SD	范围[a]
生活质量 - 总分	42.2	26.7	0 ~ 100
生活质量 - 躯体健康状况	18.0	12.0	0 ~ 40
生活质量 - 心理健康状况	8.4	7.1	0 ~ 25
抑郁总分	9.9	8.2	0 ~ 50

注：a：样本实测值范围。

单变量分析中，年龄和性别与疲乏不相关；然而，在疲乏、总生活质量、躯体及心理、抑郁评分之间却存在强的相关关系（表Ⅲ）。与中重度疲乏相关的临床和心理变量有运用他汀类药物、较低最大耗氧量、较低最大运动负荷量。心脏因素包括心衰病因、NYHA 心功能分级、左心室射血分数与疲乏无关。

表Ⅲ 关键变量的相关矩阵（n=150）

变量	1	2	3	4	5	6	7	8	9
乏力									
年龄	-0.067								
EF%	0.095	0.032							
最大耗氧量	-0.227[a]	-0.116	-0.155						
最大运动负荷量	-0.354[b]	-0.178	0.103	0.203[a]					
他汀类药物	0.204[a]	-0.230[b]	0.010	0.100	-0.065				
生活质量（总分）	0.596[b]	-0.071	-0.056	-0.177[a]	-0.318[b]	0.182[a]			
躯体健康状况	0.595[b]	-0.002	-0.039	-0.167[a]	-0.419[b]	0.077	0.945[b]		
心理健康状况	0.627[b]	-0.069	-0.056	-0.172[a]	-0.402[b]	0.134	0.807[b]	0.638[b]	
抑郁	0.576[b]	-0.166[a]	-0.042	-0.226[a]	-0.249[b]	0.239[b]	0.511[b]	0.367[b]	0.684[b]

注：EF：射血分数；QOL：生活质量；[a]$P < 0.05$，[b]$P < 0.01$。

多重回归分析中，较低最大运动负荷量、躯体及心理健康评分、抑郁是疲乏的独立预测因子（表Ⅳ）。这 4 个预测因子影响患者疲乏分值 51% 的变异。通过析因分析检验变量间的多重共线性表明，每一个预测因子对疲乏均有独特作用。

表Ⅳ 乏力预测因子（n=150）

变量	校正 R^2	F	P 值
最大运动负荷量（Watts）	0.114	14.66	< 0.0001
心理健康状况	0.415	38.53	< 0.0001
躯体健康状况	0.466	31.8	< 0.0001
抑郁	0.506	28.13	< 0.0001

4. 讨论

尽管疲乏在心衰患者中很普遍，但极少有研究关注此现象。将患者的症状以及症状评分作为临床医生治疗的有效指征对科研认识疲乏来说至关重要。在本研究中，运用了多变量模型来确定疲乏相关的影响因素，并证明疲乏在心衰人群中受多因素影响。临床和心理因素是疲乏的重要相关因素：最大运动负荷量、躯体及心理健康状况评分、抑郁是疲乏的独立相关因子。另外，本研究发现与健康成年人群相比，约一半的研究受试者感到疲乏[11]。此结果与先前美国一项老年心衰患者队列研究以及更早期一项瑞典心衰患者队列研究所报道的结果相似[4, 16, 17]。

较低最大耗氧量以及最大运动负荷量均与中重度疲乏相关；然而，在该样本中，只有最大运动负荷量是中重度疲乏的独立预测因子。最大耗氧量一般用于划分心衰的危险层次，它对死亡率的影响也有充分的文献报道支持[18]。最大耗氧量还用于预测由于运动不耐受所导致的日常活动受限（最大耗氧量≤ 14 ml/kg/min）[19]。换句话说，中重度疲乏的患者更无法耐受最大运动负荷量的增加以及最大耗氧量的降低。虽然，这些生理机制尚未清楚，但我们的研究结果表明，心衰患者的最大运动负荷量临界值较低，最大耗氧量指标处于易发疲乏的高危水平。

疲乏严重程度与躯体健康状况相关。本研究的结果与早期的研究结果一致[7, 16, 17]。另外，老年女性心衰患者疲乏更多地与躯体症状而非心理因素相关[4]。调查者检验了与疲乏相关功能限制有关的阐述，并确定外周循环灌注受损导致供氧量减少和肌力减弱是潜在的因素[20]。疲乏和躯体健康状况的相关促使进一步研究两者发生时间先后的必要性。本研究的结果支持对可能增加疲乏的躯体症状（呼吸困难、水肿）进行评估的必要性。目前，评估疲乏最好的方法可能是最直接、最简单地询问患者是否有症状表现，并通过关注其日常活动中潜在的疲乏相关特定问题帮助患者确诊疲乏。对自诉有慢性躯体症状的患者伴发的疲乏应该予以筛查。最后，把专注躯体症状干预作为处理心衰患者疲乏的第一步至关重要。

目前，尚无在心衰患者中得到检验的抗疲乏特异干预措施，但持续的体格锻炼提示协助提高患者运动水平可能是管理疲乏的最佳方式。鉴于本研究以及其他相关研究显示抑郁与疲乏的关系，治疗抑郁的干预措施也将有可能对疲乏有益。体格锻炼对抗抑郁有积极影响作用。研究显示协助患者提高运动水平在心衰治疗中的安全性，可推荐用于心衰疲乏患者的管理。同时还应教育患者在疲乏管理中保存能量的技巧，这样他们才能拥有足够的活动能量而不会感到疲惫。

研究支持之前所报道的心衰患者常有生活质量评分较低和心理健康状况问题，且疲乏程度与生活质量评分相关[17]。如果一位女性的疲乏评分值高，那么与压力相关的疾病评分也会同样升高，且对生活的满足感会降低[4]。本研究结果显示超过 1/4 的受试者陈述了抑郁症状，这高出了患者因心力衰竭住院期间的抑郁发病率。两项研究一致显示抑郁症状与高度疲乏有关。疲乏与抑郁的关系在乳腺癌的患者中也有报道。自述疲乏程度高的女性，出现抑郁症状，运动能力低，躯体及社会心理健康状况也较明显[2]。因此，也许通过帮助患者处理症状、放松和改善睡眠的治疗策略能改善其疲乏症状，尤其是对有严重抑郁情绪和抑郁症状的患者。此外一些促进睡眠和体能锻炼的补充治疗（如瑜伽、冥想、按摩）以及自我管理策略也能帮助患者解决疲乏所带来的情绪影响[5]。

本研究没有发现疲乏与 NYHA 心功能分级或射血分数的相关性，这似乎有些反常。然而，鉴于疲乏测量手段的性质以及 NYHA 心功能分级、射血分数所涉及的心衰病理生理，这些发现是在意料之中的。疲乏的主观性很难精确测量。HYHA 分级同样缺乏精确测量的方法；在 3 个指标症状表现方面（Ⅱ、Ⅲ、Ⅳ级），评估仅指向是否有症状表现，而不是有无疲乏表现。射血分数与疲乏无关可能是因为心衰患者无论射血分数如何都会被认为存在疲乏症状，忽略其与疲乏的相关性，这也是心力衰竭指南没有推荐采用射血分数来反映药物治疗效果的原因之一，但指南确实推荐将症状改善作为一项主要的指标。

有趣的是，心衰疲乏与他汀类药物使用有关，已有研究显示后者能增加心肌病变的风险，进而导致疲乏、虚弱、疼痛等症状。虽然早期确定他汀类相关副作用仅影响 1% ~ 5% 的患者[21]，但是一些调查者指出，这些副作用可能很普遍且通常未被报道[22]。以下一些因素可以加剧他汀类药物的副作用：肝、肾功能不全、甲减、糖尿病、药物的联合使用，但是他汀类药物所致的心肌病变发病机制尚未阐释清楚，值得未来进一步研究[23]。然而，研究发现服用他汀类药物与疲乏不呈独立相关，提示心衰疲乏患者可能不应终止他汀类药物治疗。

在解释本研究结果时必须考虑一些限制因素。第一，无法得出病因推断；因此，不能说低生活质量、不良的躯体及心理健康或者抑郁就会导致中重度疲乏，也不能得出中重度疲乏可导致低生活质量、躯体及心理健康不良或抑郁的因果关系趋势。本研究结果基本不支持疲乏与一些临床和心理变量间的相关性。第二，纳入本研究的样本都是完全同质的；所有患者均来自同一家移植转诊中心，平均年龄低于典型的一般社区心衰患者平均年龄，因此限制了本研究归纳心衰总体人群情况的能力。第三，单中心方便抽样限制了本研究统计疲乏的发生率，同时还在确定疲乏相关因素时引入了偏倚。

5. 结论

本研究数据说明在本样本中收缩性心力衰竭患者疲乏水平呈中等强度，发生率高。发现疲乏是需要考虑的重要症状，它具有可预测的临床指征和心理相关因素。疲乏可影响患者的治疗依从性、社会关系、生活质量总分。早期诊断的疲乏可以通过促进干预而削减相关的医疗费用。

由于疲乏可能有多种病因及影响因素，因此需要运用多学科的方式全面评估及治疗心衰疲乏，确定所有可能的影响因素并制订合理的治疗方案，尤其对于中重度疲乏的患者。各种心衰疲乏治疗策略的短期和长期疗效评估还需要未来进一步研究。

鸣谢：本研究得到美国心脏协会西部分会（NCR，133-09，PI，K．Dracup）、加州大学护理学院校内科研补助金赞助支持。

参考文献

[1] Solano JP，GomesB，Higginson IJ，A comparison of symptom prevalence in far advanced cancer，AIDS，heart disease，chronic obstructive pulmonary diseases and renal diseases.J Pain Symptom Manage.2006；31：58-69.

[2] Payne J，Piper B，Rabinowitz I，et al.Biomarkers，fatigue，sleep，and depressive symptoms in women with breast cancer，Oncol Nurs Forum.2006；33：775-783，

[3] MacAllister WS，Krupp LB，Multiple sclerosis-related fatigue.Phys Med Rehabil Clin NAm.2005；16：483-502.

[4] Friedman MM，King KB.Correlates of fatigue in older women with heart failure.Heart Lung.1995；24：512-518.

[5] Friedman MM，Griffin JA，Relationship of physical symptoms and physical functioning to

depression in patients with heart failure.Heart Lung.2001；30：98-104.

[6] Nordgren L，Sorensen S，Symptoms experienced in the last six months of life in patients with end-stage heart failure.Eur I Cardiovasc Nurs.2003；2：213-217.

[7] Mayou R，Blackwood R，Bryant B，et al.Cardiac failure：symptoms and functional status J Psychosom Res，1991；35：399-407.

[8] Carlson B，Riegel B，Moser D.Self-care abilities of patients with heart failure.Heart Lung.2001；30：351-359.

[9] Ekman I，Ehrenberg A.Fatigue in chronic heart failure–does gender make a differences？ Eur J Cardiovasc Nurs.2002；1：77-82.

[10] McNair D，Loir M，Droppleman L.Profile of Mood States.San Diego，CA：Educational and Testing Services；1971.

[11] Nyenhuis．DL，Yamamoto C，Luchetta T，et al，Adult and geriatric normative data and validation of the profile of mood states.J Clin Psychol.1999；55：19-86，

[12] Baker F，Denniston M，Zabora J，et al.POMS short form for cancer patients．psychometricand structural evaluation，Psychooncology，2002；11：273-281.

[13] Rector TS，Johnson G，Dunkman WB，Evaluation by patients with heart failure of the effects of enalapril compared with hydralazine plueisosoribide dinitrate on quality of life.V-HeFT II.The V-HeFT VACooperative StudiesGroup.Circulation.1993；87：VI71-VI77.

[14] Beck AT，Depression：Clinical，Exprimental and Theoretical Aspects.New York，NY：Hoeber，1967.

[15] Beck AT，Rial W，Rickels K，Short form of depression inventory：cross validation.Psychol Rep.1974；34：1184-1186.

[16] Falk K，Swedberg K，Gaston-Johansson F，et al.Fatigue is a prevalent and severe symptom associated with uncertainty and sense of coherence in patients with chronic heart failure.Eur J Cardiovasc Nurs，2007；6：99-104.

[17] Falk K，Swedberg K，Gaston-Johansson F，et al.Fatigue and anaemia in patients with chronic heart failure.Eur J Heart Fail.2006；8：744-749.

[18] Corra U，Mezzani A，Bosimini E，et al.Limited predictive value of cardiopulmonary exercise indices in patients with moderate chronic heart failure with carvedilol.Am Heart J.2004；147：553-560.

[19] Gitt AK，Wasserman K，Kikowski C，et al.Exercise anaerobicthreshold and ventilatory efficiency identify heart failure patients for high risk of early death Circulation 2002；106：3079-3084.

[20] Drexler H，Coats AJS.Explaining fatigue in congestive heart failure.Annu Rev Med.1996；47：241-256.

[21] Dirks AJ，Jones KM.Statin-induced apoptosis and skeletal myopathy．Am J Physiol Cell Physiol.2003；291：C1208-C1212.

[22] Langsjoen PH，Langsjoen JO，Langsjoen AM，et al.Treatment of Statin adverse effects with supplemental Coenzyme Q10 and Statin drug discontinuation.Biofactors.2005；25：147-152.

[23] Thompson PD，Clarkson P，Karas RH.Statin-associated myopathy．JAMA．2003；289：1681-1690.

五、概述和评论

（一）研究目的

该研究的目的包括以下两方面：明确收缩性心力衰竭患者疲乏的发生率；确定与心力衰竭有关的临床和心理状态。在开篇几段话中，研究者对疲乏进行了定义，并对研究内容做了总体概述。

（二）研究方法

采用横断面相关性研究，横断面意味着每一个受试者的数据只采集一次，不研究其时间维度上的变化。因研究者采集了 10 个变量的数据，并对它们之间的关系很感兴趣，故该研究采用了相关性研究方法。

1．样本

该样本由美国某移植转诊中心心衰门诊的患者抽样组成。表 I 提供了患者的详细情况。包括目标人群整体以及两个亚组（轻度疲乏组、中重度疲乏组）的详细资料。请注意划分两个亚组的临界值。

表中有一些信息需要特别注意。首先，心衰患者的平均年龄很低，在文章末尾研究者给出了其“均来自同一家移植转诊中心”的解释。虽然不清楚究竟有多少患者在等待移植，但这解释了为什么研究所显示的平均年龄比预期年龄要低。然而，低平均年龄以及诊室的布置意味该人群不是典型的老年心力衰竭患者人群。

假定总体：心力衰竭患者

样本：150 位来自某移植转诊中心门诊部的心力衰竭患者

目标人群：心力衰竭病史 6 年及以上，现 NYHA 心功能分级Ⅱ～Ⅳ级，年龄 20～72 岁（平均 55 岁），规律服用心衰治疗药物

研究者想了解中重度疲乏组和轻度疲乏组的特征是否有差异。文中上角标 a 和 b 表示两组特征比较的 *t* 检验结果。具有此类标注的特征才被认为具有实际差异。这代表同样的差异很可能也存在于更大规模的样本中。上角标 a 代表了两个组别之间某一特征的差异足够大以致只有 5% 的概率相同。上角标 b 代表了两个组别之间某一特征的差异足够大以致仅有 1% 的概率相同，极小的发生率。

正如研究者在结果第一段中所叙述的一样，两组间几乎所有的变量都是相似的，除了平均最大耗氧量、平均最大运动负荷量以及受试者中服用他汀类药物的比例。这提示心脏生理因素与疲乏之间存在某种相关性。

2. 变量测定

本研究采用了 3 种问卷调查量表来测量疲乏、生活质量和抑郁。研究者对量表的描述非常细致，在此不再赘述，以下是我对量表的个人观点。

这 3 种广泛应用的量表在分值分级（分别是 0 ～ 4，0 ～ 5，0 ～ 3）及方向上都不相同。分值方向上疲乏评分值越高，表示疲乏程度越高（↑ ↑）；生活质量评分值越高，表示生活质量越差（↑ ↓）；抑郁评分值越高，表示抑郁程度越严重（↑ ↑）。

对于 POMS-F，首先要注意的是这个量表是由 7 个子量表组成的，7 个子量表针对的不是一般所指的情绪而是与疲乏相关的特异情绪。POMS-F 正常值的确定是通过对 400 位健康者调查后得到的。POMS-F 的信度是 0.91，肿瘤患者 POMS-F 的内在一致性为 0.88。

这意味着什么？

信度有多种形式。前文中提到一项由 2 位观察者进行并报道了评分者信度的研究，但是却没有观察者而是采用受试者完成自陈式调查问卷的方式，因此不存在评分者信度问题。虽然文章没有说明 POMS-F 的信度检验形式，但我认为采用的是重测信度。重测信度评估的是受试者在不同时间点先后完成调查问卷分数的一致性。如果两次完成的分值完全相同，那么测验的再测信度为 1。如果测量完成的分值差别较大，那么再测信度会很低，如 0.3。一般来说，信度值 0.8 及以上表明测验一致性好，可得到相似的结果，不确定性小。本研究中信度 0.91 说明作答者对问题理解清晰，测量工具稳定性好。

另一种信度形式是内部一致性，指的是问卷中项目 / 问题结合在一起组成问卷量表来检测项目反映相同特质的程度。内部一致性常用的一个方法是 Cronbach’s α 系数。我们不需要知道它是如何计算的，但你应该知道它的值，像其他的信度一样，Cronbach’s α 系数范围为 0 ～ +1.0。分值高说明问卷量表中所有的项目反映的概念均一致，尽管在某些方面可能略微有些不同。POMS-F 的内在一致性信度 0.88，具有很高的信度值。

三种形式的信度 / 一致性

1. 评分者信度（观察者的一致性）
2. 重测信度（时间稳定性）
3. 内部一致性（项目同质性）

3. 数据分析

本研究计算了中重度疲乏组与轻度疲乏组社会人口统计学、临床变量、生活质量变量的平均值。表Ⅲ列出了 10 个变量两两组合相关分析（Pearson r）的结果。最后采用多重回归分析确定了疲乏的最佳预测因子。文章第一段中的结果已在样本讨论部分作了相应解释。

（三）结果

1. 疲乏分析

在文中第二段了解到女性自述疲乏的平均值高于男性；女性平均疲乏分值为 10.4，而男性为 9.5，均高于正常分值 8.7（女性）、7.3（男性）。因此，女性和男性患者都患有中重度的疲乏。约一半的患者患有中重度疲乏。

2. 其他预测变量分析

表Ⅱ提供了 QOL 总分、躯体健康状况、心理健康状况、抑郁评分数据总览。我们可以通过深入分析在表格右边写出可能的最大值。值得注意的是，抑郁分值越低表示抑郁症状越少；但 QOL 分值越低表示 QOL 越好。平均 QOL- 总分、QOL- 躯体健康状况、QOL- 心理健康状况分值低意味着作答者自评生活质量好。抑郁平均分值 9.9，属于轻度抑郁范围。另一个还需注意的是所有分值的标准差均高；表明数据的分布范围宽，即分值的变异大。鉴于这些患者均是来自心脏移植中心的患者，这些结果出乎意料之外，本以为其生活质量会更差，抑郁会更严重些。然而，抑郁分值的范围提示至少有 1 位患者，也许稍多，患有严重的抑郁；样本中 28% 的患者仅患有轻到中度抑郁。因此，尽管抑郁的平均值不高，但抑郁症状出现的比例却较高。

3. 相关分析

现在来谈谈相关性。为了让表Ⅲ（相关矩阵）更便于阅读，建议在表格左侧每个变量旁边标注数字序号 1 ~ 10。变量 1 即疲乏，2 即年龄，3 即射血分数（EF%），……直到变量 10 抑郁。此时，表格上方的序号栏便与表格左边标注的变量序号相一致。

每一个行列交叉点处数值为相应两个变量的 Pearson *r* 值。例如，疲乏（第 1 列）与躯体健康状况（第 8 行）的相关系数为 0.595。请注意 0.595 数值旁边的符号 b，它指的是该结果具有统计学意义；两变量间相关性在目标人群中实际为 0 的可能性小于 1/1000（0.001）。它不一定是 0.595，但不会是 0（图 6-8）。

最有趣的是第 1 列，因为此列数据显示出多项变量与疲乏相关。基本上，疲乏几乎与所有变量相关，除了年龄和射血分数。其中，疲乏与心理健康状况、生活质量、躯体健康状况以及抑郁间的相关系数是最高的。

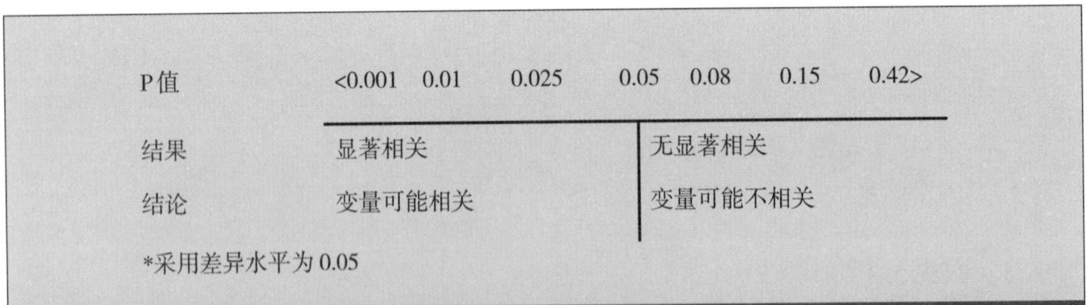

图 6-8 与 Pearson *r* 相关的 *P* 值含义

为了更深入地剖析 *r* 值，就像本章节介绍中建议的一样，将 *r* 值取平方得到 r^2。这样，心理健康状况与疲乏之间的 *r* 值（0.627）提示心理健康状况和疲乏间有中度重叠，准确来说是 39%（$0.627^2=0.393$）。因此，单看心理健康状况和疲乏，疲乏 39% 的变异能被心理健康状况解释，39% 的心理健康状况能被疲乏所解释，即中等强度相关关系。显然，其他因素也会对疲乏和心理健康状况产生影响。

你可能会对表中其他的相关性也感兴趣。例如，躯体健康状况与 QOL- 总分（第 7 列）高度相关，Pearson *r* 值为 0.945。下面检验一下你阅读相关矩阵的能力，抑郁与 QOL- 总分之间的相关系数是多少？答案在本页的脚注中。

4. 显著性的多重检验

最后还有一点关于相关矩阵的内容。无论何时，如果一项研究中进行了大量的统计检验，显著性统计学差异为偶然的几率将会增加（Huck，2011）。为了避免接受多重检验引起的相关性结果的错误，一些专家建议将每次判断显著性的检验标准提高。这一过程可通过邦费罗尼校正（Bonferroni correction）来实现。然而，如果本研究结果应用 Bonferroni 校正后，虽然非偶然性判断对研究结果的影响有所减轻，但所有 $P < 0.001$ 水平（右上角有 b 标记）的相关性仍具有显著性；$P < 0.05$ 水平（右上角有 a 标记）的结果将不再具有显著性。

5. 多重回归分析

多重回归分析是一种通过软件来寻找结果最佳预测变量集的统计分析方法。对于初次接触研究报告的读者来说，不必在需要纳入哪些变量以及如何纳入分析等技术细节上耽搁过多时间，而应关注构成模型的预测变量。

请看表Ⅳ，可看到最大运动负荷量是第一个纳入分析的，它预测了疲乏 11.4% 的变异。当纳入心理健康状况后，两个变量合在一起共预测了疲乏 41.5% 的变异。随后，再纳入躯体健康状况，它使得疲乏可被解释的变异攀升了 5%，达到 46.6%。当纳入抑郁之后，4% 的增长使得疲乏由这 4 个变量解释的总变异度达到 50.6%。纳入其他变量，能被解释的变异度没有显著增加。这 4 个最佳预测因子即为“模型”。仅 4 个预测变量就预测一项结果近 51% 的变异度，是一个较高的预测水平。

（四）讨论

讨论部分篇幅较长，且专业性较强，下面罗列一些简要的重点：

1. 疲乏与相当一部分躯体、心理以及治疗因素相关。

2. 约有一半的受试者患有中重度疲乏。

3. 样本中最大耗氧量、最大运动负荷量，以及后面讨论的射血分数，只有最大运动负荷量是疲乏的独立预测因子。

4. 评估疲乏最好的方法是直接询问患者。

5. 控制疲乏的干预措施尚未经过统计检验，但基于本研究结果，可包括帮助患者改善睡眠、控制他源性的疼痛（如关节炎）、保存体力、运动锻炼以及放松疗法。

6. 作者对应用研究结果制订其他心力衰竭人群医疗计划的注意事项作出了说明。该研究采用的样本较为独特，不是典型的心力衰竭人群的样本。不仅是因为低龄，还包括其可以考虑移植治疗有治愈希望。这使得他们不同于需要终生服用药物治疗的典型心衰患者。在研究描述方面，研究结果的普遍性或外在效度局限于考虑或等待移植的心衰患者。（文中没有详细阐述，在此仅作假设。）老年心衰患者是否具有相同研究结果尚不清楚。

作者在结尾再次强调了本章开篇所介绍的：相关不是因果关系。这让我们想到心理健康状况与疲乏相关，但影响的方向又是什么？两者最有可能是一种双向关系；疲乏对心理健康状况影响的同时，心理健康状况同样也对疲乏产生影响。

总之，该相关研究深入研究了心力衰竭患者疲乏的复杂特性。提醒我们疲乏不仅是心功能不全的生理症状，而且与生活有相互影响的关系。

WWW 本书的附属网站提供了其他学习素材，可登录 http：//go. jblearning.com/brown3e。

参考文献

[1] Brink，P，J，&Wood，M，J.（1998）. Correlational designs. In P.J.Brink &M.J. Wood.（Eds），advanced designs in nursing research（2nd ed.，pp，235-282）. Newbury Park CA：Sage.

[2] Burns，N，&Grove，S，K，（2009）. Practice of nursing research：Conduct critique，and utilization（6th Ed.）St.Louis，MO：Elsevier Saunders.

[3] Evangelista，LS.Moser，D.K，Westlake，C.，Pike，N.，Ter-Galstanyan，A.，&Dracup，K，（2008）. Correlates of fatigue in patients with heart failure.Progtess in Cardiovzscular Nursing，23（1），12-17.

第七章

实验性研究

本章内容较多，分为两部分。第一部分主要是实验性研究的方法设计，第二部分为实验性研究的结果报告。

第一部分解释了实验性研究的方法，附有一个实验性研究的实例。读者需要阅读其引言和方法部分，还需了解对研究方法的“概述和评论”。

第二部分以介绍实验性研究的结果开始。需要阅读实例研究的研究结果部分以及研究结果的“概述和评论”。换而言之，先了解了为什么以及如何做之后再去看具体实例，才能知道它“是什么”。

本章对于实验性研究的解释仅限于护理学研究领域应用最为广泛的、最经典的两分组设计。在之后的学习中，肯定还会阅读到三组及以上的分组设计，但是理解两组设计是基础，其他较少应用的实验研究设计在本书中不做介绍。

本章所说的经典实验性研究是指护理研究中的随机对照试验（randomized controlled trial，RCT），前面说过，一些人认为，严格的RCT比较狭隘，特别是在做干预效果的试验的研究，这样的研究通常都是要求样本数量大且具有多样性。

本章内容

第一部分

方法介绍

实例研究：阅读引言和方法部分，以及此部分的“概述和评论”

第二部分

结果介绍

实例研究：阅读结果和讨论部分，以及此部分的“概述和评论”

一、理解实验性研究的方法

检验护理干预或治疗是否有效需要设计严谨的研究。募集自愿参加的人员并在干预前后分别测量其生理状况、心理状态或知识水平的研究设计是不科学的（Kerlinger 和 Lee，2000）。这是因为即便干预后有所改善，但不能确定此改善是由干预造成的。患者身体或者疾病的自然转归、自然波动或者环境的改变都可能导致情况的改善。

（一）实验性研究的主要特点

当研究者想检验一项护理干预对患者预后影响时，最理想的研究类型为实验性研究。研究样本是从目标总体中抽取的，参与者被随机分配到两组中。一组接受干预，另一组不接受干预或者接受其他类型干预。干预后的一定时间内，研究测量目标结局变量以判定一组状况是否好于另一组（图 7-1）。在实验性研究设计时，研究者试图使除干预措施外所有对结局有影响的因素在两组间均衡分布。这种均衡在实验性研究中是必须的，可以确保二组之间的差异是归结于干预措施而不是其他因素的影响。

经典的实验性研究具有以下 6 个主要特征：

- 定义明确的目标人群
- 足够的样本量
- 随机化分组
- 控制干扰因素与误差
- 干预措施的一致性
- 较低水平的的数据缺失

以上这些都是为了：①控制错误、误差和不必要的影响；②明确结果的适用范围。满足上述条件才能保证研究结果的可信性和外推性。

在分别介绍这些特征之前，先介绍一下报告实验性研究时常用的名词。新的干预方法（通常为最关注的干预方法）被称为实验性干预或检验性干预。但是有时也称为“实验性治疗方法”和“自变量”。当研究涉及两种干预措施时，通常会分为干预组和实验组。研究者对研究设计和干预实施的控制通常叫做干预的控制，下面我通过下图来帮助你熟悉这几个概念。

图 7-1　经典两组实验性研究设计

1. 定义明确的目标人群

当研究者考虑进行某项研究时，其头脑里已经选定了目标人群。随着研究设计的进展，需要更明确的入选标准以明确定义这一目标人群。这时就会确定一系列的入选标准（也叫纳入标准）。通常会用到的入选标准包括年龄、性别、民族、医疗诊断、临床或身体功能、就医环境以及居住环境等。有时，除了入选标准，研究者也会明确排除标准。美国研究的通用排除是不会说英语的人群，其他比如伴有其他身体状况不能参与干预或不便参与研究的人群等（请看如下实例）。

确定入选和排除标准有 4 个目的：

- 确定研究结果适用的人群
- 确定研究样本必须具备的特征
- 控制可能的混杂因素
- 使研究具有可行性

在一项探讨音乐对缓解开胸患者术后第一日疼痛的研究中（Shu，2010）采用了如下的纳入标准：

- 开胸术后第一天
- 情况稳定，意识清晰
- 心功能正常
- 能听懂、阅读英文并服从指令的能力

为防止术后出血，术后 6 ~ 8 小时必须卧床休息，所以，需要排除术后伴发股动脉鞘的患者。

如果事先已知某个因素可能对结果产生影响，而这个因素又不是研究者想探究的，那么在研究开始前，研究者需要想办法控制这种影响。随机抽样可使混杂因素的影响在组间均衡分布，因为只有排除这种混杂因素的影响才能反应干预的真实效果。而排除这种影响的一种方法就是入选没有这些混杂特征的患者。

比如，一项探讨两种康复训练对伴有轻微慢性心力衰竭患者 6 分钟步行实验后对呼吸影响的研究，研究者可能需要排除那些步行受到除心功能以外身体不适影响的患者，如排除那些影响患者行动的其他身体状况，如中风、严重的髋或膝关节炎疾病、周围动脉疾病、帕金森及其他神经系统疾病的患者。

从科研的角度来讲，这些排除标准控制了影响行动能力的其他外源因素，因此更为明确了两种不同的康复训练对患者行走的影响。但是，如果排除标准过多，可能会增加研究样本纳入的难度。

从临床角度而言，很多慢性心衰患者同时伴有关节炎或其他影响其行动的身体疾病，所以有较多排除标准的研究只适用于一小部分患者，必须说这类研究在临床工作中，其可推广性有限。因此，在确定排除标准时，研究者需考虑干预对于临床的实际意义。

2. 足够的样本量

为探究两组间的实际差异，实验性研究的样本量必须足够大。确定样本量的大小须考虑预期的研究假设，这些假设一般是基于以往类似的研究而得出的。通常最先需要考虑的因素包括：①实验组对对照组的效应值；②期望的显著性水平（比如用于表示统计学差异的 *P* 值），这些值带入效能检验公示计算，以估计样本量。效能检验如何进行无需了解，但是要知道相关性研究与实验性研究都需要进行此分析。

在设计实验性研究时为区分两组的实际差异需要做效能检验。若样本量太小则不足以探究两组间差异。这就好像用一个放大倍数不足的显微镜使你总看不到观察区域的所有东西。这种情况称为“低统计效能”，其常见原因之一就是样本量太小。

效能检验在干预效果极为显著时也可能会提示小样本量的可行性。但是，一般护理干预的效果较小。实际情况是，很多护理研究在样本量为 30 时，两组间无统计学差异，但当样本量为 100 时，两组间则有统计学差异。所以，如果实验的目的是探究两种干预的效果差异，样本量太小是浪费时间、精力和资源。

3. 随机分组

实验性研究的一个特征是随机分组，将每一位参与者按照“偶然的几率”，而非患者意愿、医生要求或研究者的便利随机分配到各个组中。随机分组要求参与者有均等的机会分到任何一组中。扔硬币法是常用随机分组的方法。利用计算机产生一系列的随机数字也可以完成随机分组。

在实验性研究中，随机分组的意义在于控制两组参与者的差异，使其均衡分布，即在研究基线上两组具有可比性。研究开始时二者的均衡性在实验性研究中是非常必要的，因为这样才能使研究结果组间差异归因于干预措施，而不受两组参与者本身的影响。若不用随机分组会使两组差异的一部分有可能归因于两组参与者本身的差异，这样研究的可信性会大打折扣。

样本量越大，则随机分组所导致的两组基线数据越均衡。如一般人口学资料、临床资料，比如，年龄、BMI、疾病的严重程度。然而，在大样本的研究中，研究者也会比较基线数据，以确保随机分组的有效性。绘制两组基线数据的表格，可以帮助回答以下问题：

- 两组患者平均年龄相似吗？
- 两组患者性别分布相似吗？
- 两组患者健康状况相似吗？

简而言之，随机分组是保障在研究伊始两组均衡具有可比性的最好方法。但是，不是所有涉及干预效果的研究都可以用随机分组。由于伦理原因或实际不可操作性均可导致不能进行随机分组。比如，支持服务对居家老人和养老院老人健康和成本的影响，这样的研究则不能进行随机分组。老年人在什么样的照顾环境中生活多取决于其家庭、社区因素等，因此此类两组间对比研究宜用观察性研究的方法。用非实验性研究来探究干预效果，需要研究者和读者均能认清方法上的偏倚。

需要引起注意的是，随机分组有别于第五章提到的随机抽样。简单说，随机抽样是抽取具有代表性样本的一种方法，而随机分组是决定每组研究对象接受干预的一种方法。二者的相同点是均使用了随机以控制偏倚。

需要指出的是，患者的某些特征可能会影响干预效果，因此，使组间的比较复杂化，而随机分组则通过此特征在两组研究对象中均衡分布，控制这种特征对实际干预效果的影响。

前面提到患者某些特征可能影响干预效果，这需要有研究设计来分析这些特征如何影响干预。这种设计（也叫析因分析）可提示干预对具备哪种特征的研究对象非常有效、中等有效或无效。因为析因分析的设计很复杂，且可能会使我们偏离主题，在此将不做详述。

4. 控制外部变量和偏倚

可能影响研究结果的患者自身因素已通过随机分组和排除标准得以控制，但是仍有对结果有影响的其他因素。研究场所及过程等外源性变量会影响研究结果，因为它们是对结果产生影响的混杂因素，因此需要控制。同时，这些影响可能在研究过程中一直存在或在两组中不均衡分布。

有时，研究的场景情况可能比较复杂。比如，在一项评价冷热疗法对关节炎疼痛影响的研究进行过程中，电视媒体上相关广告的热播可能会对研究结果产生影响。之前在热疗组的患者可能会选择广告中的某品牌产品而放弃热疗。另外，冷疗的组的患者也可能会放弃冷疗。参与者的依从性的改变可能会导致其干预方法的改变。如果研究者时刻监测研究场景的变化，就可能会察觉这样的外部影响，并采取措施来协调或者排除这种影响。

研究者会制订具体的研究计划，以控制研究本身可能产生的外部因子。在研究开始前，要明确：

- 入选人群的特点
- 怎样招募参与者
- 参与者如何签订知情同意
- 参与者如何被随机分组
- 每组参与者接受的具体干预措施
- 干预如何具体实施
- 资料收集者培训
- 何时以及如何测量结局变量

若在研究过程中，由研究助理来观察并评估参与者的反应时，尽管资料收集者尽力保持中立，结局变量的测量还是会很容易受其的影响。对资料收集者实施盲法可以控制这种偏倚。盲法是通过采取措施使资料收集者不知道分组情况。显然，有些情况是不能实施盲法的。比如，一项探讨不同体位对髋骨骨折术前舒适程度影响的研究，是不可能对资料收集者实施盲法的，因为资料收集者在评估患者舒适程度的时候，会看到其体位。

5. 干预的实施

设两组的试验研究设计意味着有一半参与者接受一种干预，另一半参与者接受另一种干预。用研究术语表达的话，就是一组接受试验性干预，另一组接受对照性干预。试验组通常采用一种新的干预措施，其效果往往尚未明确；但通常会确认其安全性，并对结局变量有积极影响。对照组可以是以下 5 种形式（Kerlinger 和 Lee，2000）：

- 没有任何干预
- 安慰剂
- 常规护理
- 另一干预措施
- 同一干预手段但不同“剂量”（如，强度不同、频率不同或实施时间不同）

安慰剂对照通常是采用看似与干预组相同或相似，但实际不产生干预作用的干预措施。至少，安慰剂可以转移对照组患者对干预的关注。因为有时，对干预的关注可能对结局产生影响。基于此，有关教育或者心理支持的干预性研究通常会设计安慰剂组。

研究开始前，应详细制订干预组和对照组的具体干预计划。严格执行一致的干预计划，并应贯穿研究始终。研究期间任何一种干预计划的改变都会影响两组间的对比。而这会直接导致研究者研究假设发生改变，从而不能得到真实的组间差异结果。确保干预措施自始至终一致的措施有：

- 详细的研究计划
- 对干预的实施者进行统一培训
- 监督干预的实施过程，确保实施者对研究计划的依从性

6. 低水平的数据缺失

在临床研究中，数据缺失是个大问题。研究过程中会有很多因素导致研究参与者或者干预患者的数据收集不完整，比如：

- 一些参与者退出研究（比如：搬家或者不愿意继续参加研究）
- 一些参与者的身体状况恶化，使其不能继续参加研究
- 在资料收集的时点上，一些研究者没法完成结局指标的测量和收集
- 资料收集者没有收集资料（如，他可能生病或者忽视）
- 参与研究的代价太高，使参与者无法坚持

通常，20% 的数据缺失肯定比 2% 的数据缺失更能引起人们注意，但是导致数据缺失的原因以及缺失数据的类型比缺失数据的数量更为重要。同时，同一类型的数据缺失肯定比随机的数据缺失更为重要（Polit 和 Beck，2012）。随机数据缺失包含研究中任何组别的缺失数据。当缺失数据来源于同一组别，或者来源于具有某种相同特征的人群，比如年轻或者年老人群等，这样的缺失数据即为同一类型数据，这些数据会影响研究结果。

任何情况下，研究者都需要对缺失数据进行原因分析，并决定如何分析数据，以减少缺失数据对研究结果的影响。作为读者，当你发现两组数据不均衡的时候，首先会想到可能会有数据缺失。可能是正当理由导致的数据缺失，也可能是研究实施过程中存在的问题

导致的。一些研究者会报告并对缺失数据进行解释和分析，而有些则不会。

下面介绍对缺失数据的描述。对于一个关于戒烟方法的随机对照研究，如果干预组的参与者中途退出率比对照组高，研究结果势必会受到影响，这是因为只有那些认可这种干预的人才会被纳入结果分析中。使得研究结果比预期要好。这实际是对两组基线特征不均衡的数据进行分析。随机分组预设的组间均衡性被破坏，影响到研究结果。处理缺失数据的方法有很多种，这里不详述，但是如果研究中有很高水平的数据缺失，需要注意研究者是否对此有分析，是否提及其对研究结果的影响。

高比例的失访以及缺失数据也会影响研究结果的外推性。例如，一个针对中小城市儿童的锻炼项目可能会发现干预组的儿童比对照组的儿童表现更好。但是，这个研究有 26% 的失访率且在两组间均衡分布。尽管均衡分布可能不会影响研究结果，但是使干预组的样本变少。失访率可能会破坏目标人群的代表性，研究的外推性也因此受到影响。

7. 总结

总而言之，当实验性研究做到以下几点，通常结果是可靠的：

- 明确目标人群
- 通过效能检验确定样本量
- 通过随机分组确保组间均衡
- 确保研究过程中干预实施的一致性
- 控制外部变量和可能的偏倚
- 采取措施保证参与者的依从性

通过以上这些研究策略得到的结果，可以真实反映实际干预效果是否有组间差异。

8. 结局变量的测量

在第五章提及的，所有量性研究最重要的标准是高质量的数据。体现在实验性研究上就是结局指标的测量工具要有好的信度和效度。研究者需要报告研究工具在相同人群或相似人群中的信度和效度结果。概括而言，高质量的数据来源于信度和效度好的研究工具。通常在报告中缺乏对工具在本研究中的信效度检验。

（二）随机试验的局限性

随机对照试验是检验一项干预是否有效的金标准。但是，临床医生在阅读一项随机对照实验报告的时候，通常需要确定这些患者是否适用这种干预。从这个角度讲，随机对照实验有一定的局限性。一个问题是有些研究结果报告仅为两组的平均结果。但是，临床工作人员面对的是个体而不是群体，所以很难确定个体对一项特殊干预措施的反应是否和群体一样。即使一个组别中 80% 的人都支持某项干预，但是临床医生并不知道他面对的这个个体的反应是和 80% 的患者一样还是和其他 20% 的一样。

第二个局限性体现在由于像之前提到的有些患者因不符合纳入标准而被排除在研究样本之外，可能会影响到研究结果的外推性。排除标准可以控制外部变量，因此可以使干预的有效性更为明确。但是，这可能会给临床医生带来困惑，因为研究中的患者健康问题可能相对较轻（如：不伴有并发症等），而临床医生面对的患者情况会更为复杂。因此，这些干预在临床上可能根本不能实施，或者无法得到相似的结果。

第三个局限性在于所有的干预都严格遵守研究计划，而在临床实践中实施干预的人群情况相对复杂。通常并不知道在实际的临床实践中的干预和研究中到底有多大的不同，这样的不同是否仍能保证干预的有效性。

这些局限性并不意味着随机对照实验没用；但也确实体现出针对不同人群、不同情境下应有不同的研究设计。这些局限性也要求研究者进一步探索为什么针对同一干预，有些人反应较为积极，而有些人反应一般，甚至有些人反应较为负面或者消极。

（三）类实验性研究设计

尽管实验性研究是检验某项干预措施是否有效的金标准，但是以下这些情况有时不能实现：①随机分组；②严密监督干预的实施；③设计对照组（Burns 和 Grove，2009）。

缺少以上一个或者几个特征的研究设计就是类实验性研究。这些研究存在干预但是缺乏随机对照实验性研究的重要特征，不能像随机对照实验研究一样严格控制外部变量。例如：在同一养老机构的某一科室同时实施两种针对足跟压疮的干预措施，对工作人员而言完全割裂两种干预措施可能比较困难。所以，研究者可能选择对一个科室的高危人群实施 A 方法，另一科室的高危人群实施 B 方法。这就是一个类实验性研究设计，按科室来决定其用那种干预方法，而不是随机分配。即便是两组患者特征十分相似，但可能在某些尚不能明确的方面存在差异或者两组的护理存在一定差异。两组间任何的不同都可能成为外部变量进而影响研究结果。这种情况下往往是个体间的差异或者组别间某种特征的差异导致结果的不同，而不是干预本身。研究者可以采取措施来识别、控制外部变量。这些措施包括比较两个科室间患者的特征，比如工作人员的构成、年资以及学历等。将这些因素考虑在内可以提高研究结果的可信性。另一个类实验性研究的实例是前 100 位参与者接受 A 干预，后 100 位患者接受 B 干预。这是按入选顺序而非随机分组。这样的设计也可能存在两组间基线不均衡的问题。两个序列入选时的环境和情况可能不尽相同，比如患者发病的季节性特征、工作人员的流动或者工作流程的改变等。因此，这时外部变量可能影响研究结果。

概括而言，由于不能确保两组患者基线特征的均衡性和干预的一致性，类实验性研究在证明因果关系方面的效应比实验性研究要差。读者需要特别注意类实验性研究报告中，两组患者是否均衡、是否存在干预的不一致以及是否存在其他外部变量影响研究的结果和结论。

（四）范例

阅读提示

此研究中的干预措施为在术后给予患者哌替啶以预防恶心和呕吐。此药广泛应用于临床，不熟悉的读者可以进行相关查阅。另外，需要说明的是：文中提到的酒精棉是指在注射前用于清洁皮肤的预浸酒精的小块纱条。

异丙醇吸入疗法与异丙嗪常规疗法用于治疗术后恶心呕吐效果的比较研究

JOSEPH PELLEGRINI，JON DELOGE，JOHN BENNETT，AND JOSEPH KELLY

AANA JOURNAL（2009），77（4），293-299

摘要

目前，对术后恶心呕吐的高危患者常通过术前静脉注射昂丹司琼和术后静脉注射异丙嗪的方法来预防和减轻术后恶心呕吐的症状。本研究的目的是对术前使用昂丹司琼预防恶心呕吐的高危患者，比较其吸入 70% 异丙醇进行芳香治疗缓解术后恶心呕吐症状是否比常规使用异丙嗪更有效。本研究的受试者均是被确定为术后恶心呕吐的高风险患者，全身麻醉，预防性静脉注射 4 mg 止吐剂昂丹司琼，进行随机对照试验，试验组接受异丙醇芳香疗法，对照组接受异丙嗪常规疗法。本研究需测量的指标有：人口学资料、恶心程度 VNRS 得分、恶心程度减轻至一半（即 VNRS 分数降低一半）所需时间、止吐剂的使用情况和术后恶心呕吐发生率。分析 85 例患者的数据可知，两组实验对象无人口学资料和基线的统计学差异。芳香治疗组恶心程度减少至 50% 所需时间更短，止吐剂的需求量降低，但两组恶心呕吐的发生率相似。基于这些结果，建议对于已经预防性使用止吐剂昂丹司琼的术后恶心呕吐的高危患者而言，吸入 70% 异丙醇的芳香疗法更有利于缓解相关症状。

关键词：异丙醇 术后恶心呕吐 异丙嗪 术后恶心呕吐的危险因素

1. 前言

目前接受外科手术的人群，术后恶心呕吐的发生率一般为 16% ～ 30%，但是对于存在危险因素和有恶心呕吐倾向的患者而言，其术后恶心呕吐的发生率会有所增高 [1-5]。这些危险因素包括：全麻时间超过 60 分钟、女性患者、非吸烟人群、术后恶心呕吐史和晕动症病史 [1-7]。有研究指出，在存在危险因素的人群中，其术后恶心呕吐的发病率将从一般情况下的 16% 上升至 87% [1-9]。所以，麻醉前筛选出术后易发生恶心呕吐的危险患者已经成为术前常规检查，有利于医生制订积极有效的治疗方案预防和缓解患者术后恶心呕吐的不适症状。

典型的治疗方案包括预防性地使用某些止吐药物，这些药物能作用于大脑的特殊区域，即延髓催吐化学感受区 [1-5]。延髓催吐化学感受区位于大脑底部的后极区，由于缺少血脑屏障，手术时更容易接受诱发呕吐的特殊神经传导物质 [1-5]。

这些神经传导物质有：血清素、多巴胺、组织胺和乙酰胆碱 [1-5]。目前，已经有许多药物可以用来预防术后恶心呕吐，最常用药物是血清素拮抗剂昂丹司琼，大多数使用该药的术后患者证明它的止吐效果好，副作用小 [6-11]。

在外科手术前大约 15 ～ 30 分钟时，昂丹司琼常被当作预防恶心呕吐的药物使用。研究表明，对低危险人群预防性使用昂丹司琼后，其术后恶心呕吐的发生率能有效降低 50% ～ 80%；而对于高危险人群而言，术后恶心呕吐的发生率只能降低 25% [10-12]，可见昂司丹琼对预防高危险人群术后恶心呕吐的效果较差，所以此类高危险人群在术后常常需要持续性地使用止吐剂来缓解不适症状，最常用的止吐剂是异丙嗪[8, 13]。

异丙嗪是常用的多巴胺受体拮抗剂，它能在 3 ~ 5 分钟内迅速起到止吐的效果，并且其有效性能持续时间较长（大约 2 ~ 6 小时）[8]。但是与昂丹司琼副作用小相比，异丙嗪常有镇静、口干等副作用，在少数情况下，还会导致血压过低[8, 13]。虽然异丙嗪有这些副作用，但是许多临床医生在治疗患者恶心呕吐时，还是倾向于选择异丙嗪，而不是选用常规止吐剂，这是因为异丙嗪使用方便，无论患者住院还是出院均适用。住院患者常通过静脉注射异丙嗪作为常规给药途径，出院患者则可以通过口服或栓剂形式给药[8, 13]。但是当发生恶心呕吐时，一些患者往往会拒绝口服异丙嗪，所以为了使出院患者容易接受，医生常常会给予异丙嗪栓剂而避免口服的处方。尽管如此，许多患者依旧表明不太愿意使用异丙嗪，并且不能接受异丙嗪的副作用[9, 14]。所以针对术后恶心呕吐高危患者，麻醉师一直在寻求一种更为有效、在任何环境下都易被患者接受和使用、副作用小的止吐方法。能满足上述所有条件的治疗术后恶心呕吐的方法之一就是吸入 70% 异丙醇进行芳香疗法，这种疗法可以通过一种酒精预备垫使药物进入患者体内以发挥作用。研究表明，该方法易于被住院和出院患者接受和使用，且效果较好，几乎没有副作用[15-17]。但是，目前相关研究只是针对非高危术后恶心呕吐的人群，至今还未有研究证明其对已使用昂丹司琼患者的效果。所以，本研究的目的是调查对于围术期已使用昂丹司琼预防恶心呕吐的高危患者而言，利用 70% 异丙醇进行芳香疗法是否会比常规使用异丙嗪更能有效地缓解恶心呕吐症状。

2. 研究方法

本研究为前瞻性研究，已经通过相关伦理审查委员会批准，研究对象纳入标准为：普通全麻；时间≥ 60 分钟；具备术后恶心呕吐的两个高危因素（女性、不吸烟、术后恶心呕吐史、晕动症史中任意两个）。排除标准为：近期出现上呼吸道感染；对异丙醇、昂丹司琼、异丙嗪、美托哌丙嗪过敏；24 小时内使用过止吐剂和精神药物；无法通过鼻腔吸入药物；孕妇；内耳疾病；目前正在服用戒酒硫、头孢哌酮或甲硝哒唑等药物；身体质量指数大于 35 kg/m^2。此外，如果患者是由于术后恶心呕吐之外的原因住院，其研究数据在分析时也应该予以排除。

符合本研究纳入 / 排除标准的患者，在取得其知情同意后，收集其人口学资料，包括：年龄、身高、体重、性别、麻醉危险分级、身体质量指数、种族、手术过程。所有研究对象将通过计算机随机数字表随机分为试验组和对照组。为了治疗患者术后恶心呕吐，对于对照组患者，医生将在术后复苏室和当日手术室静脉给药 12.5 ~ 25 mg 异丙嗪，出院患者予以异丙嗪栓剂自行用药；而试验组患者则将遵医嘱吸入 70% 异丙醇进行芳香疗法。

研究者将对患者在术前等候区等候时进行规范统一的治疗方法指导，告知其本研究的要求和出院回家后数据的收集方法。经过患者知情同意后，将通过 0 ~ 10 分量表测量其恶心呕吐程度的基线值，0 分代表不会出现恶心呕吐，10 分代表可能出现严重的恶心呕吐。在患者手术之前，根据患者个人要求和麻醉师的判断，会予以部分抗焦虑药和镇静药，如 0 ~ 5 mg 咪达唑仑和静脉注射 0 ~ 3 μg/kg 芬太尼，并详细记录患者术前用药情况。

进入手术室后，研究者需要记录患者的血压、心电图、血氧浓度和生命体征的基线初始值。患者使用的麻醉诱导方式包括静脉给予 1.5 ~ 2.0 mg 丙泊酚、0 ~ 10 mg/kg 利多卡因、0 ~ 5 μg/kg 芬太尼、麻醉师用神经肌肉阻滞剂来促进患者麻醉。麻醉诱导后，所有患者都会接受气管插管，并根据手术要求插入胃管引出胃内容物。在气管插管拔管前，拔除胃管，并且记录胃管的使用情况。患者通过吸入混有异氟烷、地氟烷、七氟烷的 50% ~ 100% 氧气和 0 ~ 50% 的氮气或者使用阿片类药物维持麻醉。手术过程中患者使用的阿片类药物的剂量将被转化为吗啡类需求量以供后期数据分析 [18]。在拔出气管插管前 15 ~ 30 分钟，所有患者被静脉给予 4 mg 的昂丹司琼。继续维持给予神经肌肉阻滞药物，必要时可静脉给予 0.05 mg/kg 新斯的明和 0.1 mg/kg 胃长宁。手术中使用的所有药物还有手术类型、腹腔镜技术、失血量、补液量、手术前后液体损失量，麻醉、手术和复苏的时间等信息都会被记录。所有患者在返回复苏室前拔出气管插管和胃管。

患者进入复苏室或当日手术室后，研究者将使用 VNRS 数字化量表评估和记录其恶心程度。根据本研究的目的，恶心被定义为想要呕吐的主观感觉，呕吐指强迫性地吐出胃内容物。与上一次发生恶心呕吐至少间隔 60 秒才会被记作单独的一次恶心呕吐。除此之外，会在以下时间点继续用 VNRS 数字化量表评估和记录患者恶心程度：患者第一次主诉恶心时；接受治疗后第一个 30 分钟内每隔 5 分钟；接受治疗 75 分钟后每隔 15 分钟直到不再发生恶心呕吐或者离开麻醉复苏室或当日手术室。并根据各组的治疗方式处理相应患者术后恶心的症状。

对照组患者在麻醉复苏室或当日手术室第一次主诉恶心时给予 12.5 ~ 25 mg 异丙嗪静脉注射治疗，此剂量每隔 30 分钟可重复给药至最大剂量 50 mg 停止给药。对于异丙嗪使用无效的对照组患者可静脉给予 10 mg 美托哌丙嗪，每隔 15 分钟根据患者情况可重复给药，但总剂量不得超过 30 mg。

试验组患者使用统一的 70% 酒精预备垫（由 webcol、kendall Health、Mansfield、Massachusetts 4 家医疗机构生产）进行吸入芳香疗法。使用预备垫时，先将预备垫从保护盖上移开，折叠为一半，将折叠后的预备垫放在鼻孔前约 0.5 英寸处，深吸气 3 次后移开预备垫。医院复苏室或当日手术室的护士可以帮助患者正确使用预备垫进行吸入芳香疗法，当患者掌握用法后也可以自行使用；出院回家的患者需接受上述规范的使用指导后方可在家自己管理和使用 IPA 疗法。芳香吸入疗法遵循按需给予的原则，每 15 分钟一共能使用 3 次（每次包括 3 次深吸气）。对于使用 3 次 IPA 都无法起作用的难治性恶心患者或患者自行要求使用止吐剂时，医生可静脉给予 12.5 ~ 25 mg 异丙嗪，此剂量每隔 30 分钟可重复直至注入最大剂量 50 mg 停止给药，或者每隔 15 分钟静脉给予 10 mg 美托哌丙嗪，总剂量不得超过 30 mg。在复苏室或当日手术室的患者接受相同的治疗方法。治疗恶心呕吐所用的药物和 VNRS 恶心程度的评分都会被记录。

出院前，所有的患者将会根据各组的治疗方案处理术后恶心呕吐。出院后，对照组患者根据个人需求，每隔 6 小时可使用 25 mg 异丙嗪栓剂治疗相关症状，试验组患者依据个人需求，根据住院时指导的方法进行吸入芳香疗法，可总共使用 3 次。当试验组患者已经使用异丙醇吸入芳香疗法 3 次或者超量时仍然无法改善恶心呕吐的症状时，患者可以在医生的指导下使用 25 mg 异丙嗪栓剂治疗相关症状。在患者自主使用任何止吐疗法之前和初次使用止吐疗法后 30 分钟内每隔 15 分钟时，两组研究对象都需要记录其在家使用相关疗法的时间、治疗期间恶心呕吐的次数、VNRS 量表显示的恶心程度评分。出院之前，会将资料收集单发给患者，并且告知其在接受手术约 24 小时后，研究者会电话了解他们记录的资料。此外研究人员还需在电话里测评出患者关于各自疗法效果的满意度，分为以下等级：1- 完全不满意，2- 有点不满意，3- 有点满意，4- 满意，5- 完全满意，电话里的所有回答将被规范地记录在资料收集单上。

在本研究开展之前已有研究表明试验组接受异丙醇吸入芳香疗法者恶心程度 VNRS 得分降至 50% 所需时间将比对照组静脉注射异丙嗪患者早 15 分钟。按照 α=0.05，β=0.10 标准，每组选择 40 个患者将确保组间结局指标有差异，考虑 20% 的样本脱落率，最终每组样本量定为 48 人，总样本为 96 人。

采用统计软件 SPSS 13.0 对数据进行统计描述和推断，人口学数据和计数资料将通过卡方检验和 Pearson 相关性分析，VNRS 得分和症状治愈的时间将作 t 检验分析。患者满意度得分、身体质量指数、异丙嗪使用总量将通过 Mann-Whitney u 检验（又称非参秩和检验）进行分析，当 $P \leqslant 0.05$ 时，有统计学意义。

3. 结果

共入组 96 位患者，其中 11 位患者中途退出，结果共 85 位（IPA 组 42 位，异丙嗪组 43 位）进入最终数据分析。退出原因为：4 位术中使用其他止吐药（每组 2 位），1 位不符合入选标准被疏忽纳入 IPA 组，6 位因非 PONV 原因需要住院治疗（每组 3 位）。

两组在一般人口学资料、手术时间、麻醉时间、腹腔镜使用、胃管使用、PACU 内第一次 PONV 事件时间、晕车史、初始麻醉剂或 PONV 的危险因素总数等方面没有统计学差异。两组间一个显著差异在于 N_2O 的使用：在 IPA 组 59% 患者吸入 50%N_2O，而异丙嗪组仅有 37% 的患者吸入 50%N_2O（P =0.049）。然而，针对 N_2O 使用和 PONV 相关性的分析发现 N_2O 使用与 PONV 的发生无关。两组患者在围手术期阿片类药物的使用方面没有显著差异（$P > 0.05$）（表 1）。液体的损失量、估计失血量、手术类型、静脉输液总量以及停止服口服药的时间方面，两组间无显著性差异。

术后恶心的总发生率两组相近，IPA 组术后恶心发生率为 76%（n =32），异丙嗪组发生率为 60%（n =26）（P =0.119）。根据不同场所恶心发生率的分析显示，IPA 组在任何场景下恶心呕吐的发生率均较高，但仅在出院后回家时恶心呕吐的发生率显著高于异丙嗪组（P=0.019）。在异丙嗪组中，异丙嗪作为常规止吐剂，但在 IPA 组异丙嗪为应急救援剂。因此很容易理解，在异丙嗪组异丙嗪的平均使用剂量均高于 IPA 组，其中在 PACU 和 SDSU 时两组间差异具有统计学意义（表 2）。出院后异丙嗪使用分析显示，异丙嗪组有 23%（n =10）患者曾自行使用异丙嗪，而 IPA 组只有 7%（n =3）（P =0.039）。两组均无人需要使用抢救药胃复安。三种场景下两组患者的初始 VNRS 得分没有显著差异（图 1）。但是，IPA 组 VNRS 得分减半的时间均显著短于异丙嗪组，其中 PACU（P =0.045），SDSU（P =0.032），家中（P =0.017）（图 2）。

表 1 人口学资料、术前危险因素和围手术期信息[a]

项目	异丙醇组（IPA 组） n=42	异丙嗪组 n=43	P
年龄	33.98±10.9	37.09±11.0	0.052
体重（kg）	75.43±17.4	74.84±13.3	0.939
BMI 中位数（kg/m^2）	27（22 ~ 34）	27（21 ~ 33）	0.947
腹腔镜			
总数	21	20	0.748
妇产手术	14	11	0.433
性别			0.763
女性	30	33	
男性	12	10	
手术时间（min）	50.57±34.32	57.63±44.3	0.416
麻醉时间（min）	90.45±39.5	101.1±48.7	0.272
PONV 危险因素			0.676
3 个危险因素	24	26	
4 个危险因素	12	9	
5 个危险因素	6	8	
PACU 中 PONV 发生时间（min）	90.9±101.8	78.8±76.7	0.664
晕车史			0.723
有	26	25	
无	16	18	
初始挥发性麻醉剂			0.326
地氟醚	18	25	
七氟醚	22	16	
异氟醚	2	2	
阿片类使用			
术前	24.05±16.4	21.5±9.1	0.375
PACU	8.8±5.7	9.3±5.6	0.775
SDSU	4.4±2.5	4.1±1.9	0.736
N_2O 使用			0.049[b]
有	25	16	
无	17	27	
胃管使用			0.668
有	16	19	
无	26	24	

PONV 为术后恶心呕吐；PACU 为术后麻醉恢复室；SDSU 为当日手术室。

[a] 除非有特别标注，数据一般表述为均值 ±SD 或病例数。

[b] $P < 0.05$ 为统计学差异临界线

表 2 恶心事件发生率以及不同场景下氯丙嗪使用剂量的中位数

项目	IPA 组 n=42	异丙嗪组 n=43	P
恶心发生率（%）			
PACU	7（17）	10（23）	0.448
SDSU	17（42）	10（23）	0.088
家	19（45）	10（23）	0.019[a]
中位（范围）异丙嗪剂量（mg）			
PACU	0	12.5（0 ~ 25）	0.002[a]
SDSU	12.5（0 ~ 25）	25.0（0 ~ 50）	0.033[a]
家	12.5（0 ~ 25）	12.5（0 ~ 25）	0.214

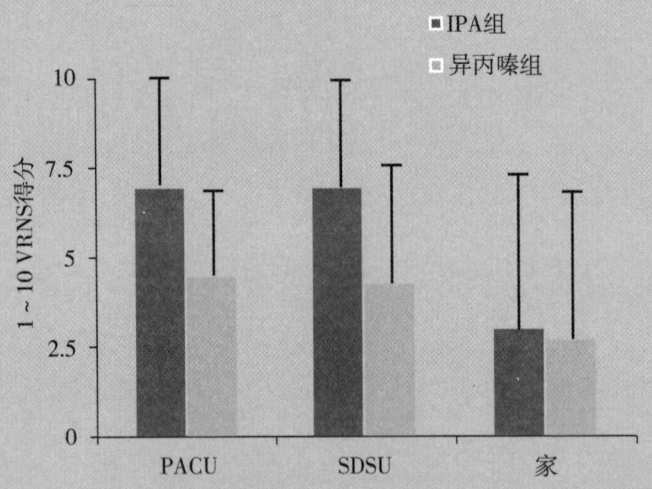

VNRS 为视觉数字评定量表；IPA 为异丙醇；PACU 为术后麻醉恢复室；SDSU 为当日手术室

图 1 各场所 VNRS 初始恶心呕吐得分

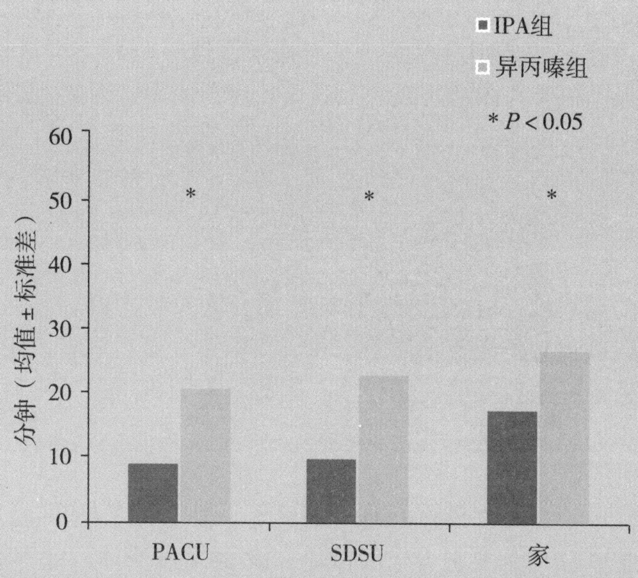

VNRS 为视觉数字评定量表；IPA 为异丙醇；PACU 为术后麻醉恢复室；SDSU 为当日手术室

图 2　各场所 VNRS 得分减半的时间

两组患者催吐事件发生率相似，在术后恢复室（PACU）中两组均没有发生催吐事件，在 SDSU 中 IPA 组发生 3 例，异丙嗪组发生 2 例。在家中，两组均发生 5 例。两组患者对呕吐控制的满意度也相似，两组得分均为 4（$P > 0.05$）。IPA 组患者无人报告发生副作用，而异丙嗪组有报告某些患者出现轻到中度镇静、口干。但是无人发生需要治疗的副作用。

4. 讨论

术后恶心呕吐是全麻患者一直存在的问题。本研究中，使用 Koivuranta 等确认的术后恶心呕吐的危险因素，其中包括性别、吸烟史、术后呕吐发生史、晕车史以及全麻时间超过 60 分钟。Koivuranta 等在其研究中指出，54% 的患者同时存在 3 个术后恶心呕吐的危险因素，63% 患者有 4 个，87% 患者可能同时存在 5 个。

基于此，考虑到两组患者术后恶心呕吐的危险因素均为 3 ～ 5 个，则预期 PONV 的总发生率约为 60%，服用昂丹司琼后此发生率预计可降低 25% ～ 42%。然而我们发现，恶心呕吐的总发生率为 61% ～ 76% 之间，从而表明昂丹司琼并不像预期的那么有效。然而，分析 PACU 和 SDSU 恶心呕吐的发生率表明，两组患者恶心的总发生率约为 45%，这表明术后几个小时内昂丹司琼的预防作用十分有限。基于此，为预防 PONV 的发生，高危患者需要使用另外的止吐剂，但通常这些药可导致一些显著的副作用，如镇静和低血压。

应用传统止吐剂的另一个问题是，患者难以在家中使用。此外，它们引起的副作用可能增加患者术后危险性。之所以选择 IPA 芳香疗法，因为之前的研究证实了其治疗恶心的有效性，且易于患者在家中使用 [15, 16]。然而，早期研究中并没有高危患者群体使用昂丹司琼的证据。在本项研究中，IPA 可有效缓解恶心呕吐的症状，并可与昂丹司琼协同起效。

已有研究发现，IPA 效果并不比其他的芳香疗法显著。Anderson 和 Gross [19] 报道，吸入薄荷、IPA 或者盐水的患者其恶心分数并无显著差异，其结论是深吸气即可缓解恶心呕吐症状，而不是芳香疗法的作用。然而，有人指出，这一研究样本量较小，仅有 33 位患者，且研究者并没有控制患者在术前或者术后止吐药的使用。因此，难以确定 PONV 得以缓解的原因。Langevin 和 Brown [17] 的研究与之相反，其为对比了 IPA 吸入和安慰剂（生理盐水）（30 位，15/ 组）的双盲研究。结果显示，IPA 组中，80% 患者的恶心呕吐症状完全缓解，而另一组患者恶心呕吐完全无效，这表明简单的深吸气并不能有效地减轻恶心呕吐的症状。

本研究有一定的局限性。SDSU 的工作人员需要在患者主诉恶心呕吐后每 5 分钟记录一次 VNRS 分数，以确保数据收集的质量，每天仅限 1 ～ 2 位患者入组。另外，受社会对栓剂认知的影响，患者回家后不愿使用栓剂。因此，不能确定患者事后报告的口服异丙嗪的数量是否受其影响。回想起来，也许更好的选择是患者回家后无需口服或者使用栓剂，比如舌下含服昂丹司琼。

虽然本项研究仅单用 IPA 来预防 PONV 的发生。很多研究者报道，多种止吐药联用有更好的临床疗效。多方联用是要努力全面覆盖 CTZ 的全部受体，此方法被证明确实有效，然而却可导致更多的副作用 [6 ~ 9]。因此，在未来的研究中，我们计划在患者全麻前以及外科手术结束前 15 ～ 30 分钟应用昂丹司琼后使用 IPA。目前还不清楚 IPA 在阻断 CTZ 受体中的作用。据推测，它可能同时作用于几个 CTZ 受体。但是，IPA 的持续作用时间是有限的，因此，建议以后的研究中 IPA 可以联合昂丹司琼。迄今为止，只有 1 项研究设计为预防性应用 IPA，研究人员报告，IPA 吸入并不比格拉司琼更加有效，但比不预防有效 [20]。这项研究表明，IPA 可有效预防术后恶心呕吐，但该研究样本量较小，且 IPA 的应用是在拔管以后，与我们的计划不同。

本研究已经清楚地表明，IPA 可有效治疗高风险患者的 PONV，但其作用相当快，与昂丹司琼协同作用良好，且方便在任何场所使用。因此，相较于传统止吐药，推荐有 PONV 高风险且术前使用过昂丹司琼的患者使用 IPA 以治疗恶心呕吐。

参考文献

[1] Koivuranta M，Laaraa E，Snare L，Alahuhta S.A survey of postoperative nausea and vomiting. Anaesthesia.1997；52（5）：443–449.

[2] Eberhat LH，Hogel J，Seeling W，Staack M，Geldner G，Georgieff M，Evaluation of the three risk scores to predict postoperative nausea and vomiting.Acta Anaesthesiol Scand，2000；44（4）：480-488.

[3] Cohen MM，Duncan PG，Deboer DP，Tweed WA.The postoperative interview：assessing risk factors for nausea and vomiting.Anesth Analg.1994；78（1）：7-16.

[4] Cobb T K，Gabrielsen T A，Campbell D C，Wallrichs SL，llisstrup D M，Cigarette smokingand nonunion after ankle arthrodesis.Foot Ankle lnt 1994；15（2）：64-7.

[5] Gerdhem P，Abdon P，Odenbring S.Hemicallotasis for medial gonarthroais：a short term

follow-up of 21 patients，Arch Orthop Trauma Surg 2002；12（3）：134-8.

[6] Glassman S D，Anagnost C S，ParkerA，Burke D，Johnson J R.The effect of Cigarette smoking and smoking cessation on spinal fusion.Spine 200；25（20）：2608-14.

[7] Apfel CC，Laaraa E，Koivuranta M，Greim CA，Roewer N.A simplified risk score for predicting postoperative nausea and vomiting：conclusion from cross-validations between two centers.Anestgesiology.1999；91（3）：693-700.

[8] Kovac AL.Prevention and Treatment.of postoperative nausea and vomiting.Drugs.2000；59(2)：213-243.

[9] Tong G.Postoperative nausea and vomiting：can it be eliminated？ JAMA. 2002；287（10）：1233-1236.

[10] Claybon L.Single dose intravenous ondansetron for the 24–hour treatment of postoperative nausea and vomiting.Anaesthesia.1994：49（suppl）：24-29.

[11] Kovac AL，O' Connor TA，Pearman MH，et al.Efficacy of repeat intravenous dosing ofondansetron in controlling postoperative nausea and vomiting：a randomized，double-blind，placebo-controlled multicenter trial.J Clin Anesth.1999；11（6）：453-459.

[12] Jones S，Stobl R，Crosby D，Burkard JF，Maye J，Pellegrini JE.The effect of transdermal scopolamine on the incidence and severity ofpostoperative nausea and vomiting in a group of high-risk patients given prophylactic intravenous ondansetron. AANA J.2006；74（2）：127-132.

[13] Dillon G*P* Jr.Clinical evaluation of promethazine for prevention of postoperative vomiting.Am Pract Dig Treat.1957；8（10）：1571-1575.

[14] Scuderi PE，James RL，Harris L，Mims GR lll.Multimodal antiemetic management prevents early postoperative vomiting after outpatient laparoscopy.Anesth Ahalg.2000；91（6）：1408-1414.

[15] Winston AW. Rinehart RS，Riley GP，Vacchiano CA，Pellegrini JE.Comparison of inhaled isopropyl alcohol and intra ondansetron treatment of postoPerative nausea.AANA J. 2003；71（2）：127-132.

[16] Cotton JW，Rowell LR，Hood RR，Pellegrini JE，A Comparative analysis of isopropyl alcohol and ondansetron in the treatment of postoperative nausea and vomiting from the hospital setting to the home.AANA J，2007；75（1）：21-26.

[17] Langevin p，Brown M，A simple，innocuous and inexpensive treatment for postoperative nausea and vomiting [abstract]，Anesth. Analg.1997；84（suppl）：S16.

[18] Gordon DB，Stevenson KK，Griffie J，Muchka S，Rapp C，Ford-Roberts K.Opioid equlanalgesic calculations，J Palliat Med.1999；2（2）：209-218.

[19] Anderson LA，Gross JB，Aromatherapy with peppermint，isopropyl alcohol，or placeho is equally effective in relieving postoperative nausea.J Perianesth Nurs.2004；19（1）：29-35.

[20] Teran L，Hawkins JK.The effectiveness of inhalation isopropyl alcohol vs granisetron for the prevention of postoperative nausea and vomiting.AANA J.2007；75（6）：417-422.

作者

约瑟夫·佩莱格里尼（Joseph Pellegrini），CRNA，博士，CAPT（ret），NC，USN，是美国马里兰州贝塞斯达（Bethesda）海军护士麻醉计划的前主任，他目前为马里兰大学（University of Maryland，Baltimore Mary land）护士麻醉项目教授。电子邮件：kelegrin@sm．uma/aceou。

乔恩·德洛格（LT Jon DeLoge），CRNA、MSN、NC USNR，是弗吉尼亚州朴茨茅斯海军医疗中心（Naval Medical Center）的一名护士麻醉师，是加利福尼亚州圣地亚哥 Nava Medical Center 的一名工作人员。

约瑟夫·凯利，CRNA，MS，cDR（ret），NC USN，是佛罗里达州大学 Shands 医疗中心的一名护士麻醉师。

免责声明：

文中表达的观点是作者的观点，并不一定反映美国海军、国防部或美国政府部门的官方政策或立场。作为军队服役人员，进行此项研究是我们的责任。美国国会（U.S.C）在第 17 章第 105 条规定，“本条款下的版权保护不能适用于美国政府的任何工作”。美国国会（U.S.C）在第 17 章第 101 条定义了一项美国政府的工作，作为一名军事服务人员或美国政府雇员，作为该人官方职责的一部分。

（五）概述和评论：引言和方法

1. 研究目的

本研究目的是比较异丙醇吸入和异丙嗪静脉注射对术后恶心呕吐高危患者的治疗效果。研究者发现之前研究结果显示对于非高危术后恶心呕吐患者，异丙醇吸入也是有效的，因此才有必要设计此研究。在文章的前几段介绍了术后恶心呕吐的患病率和危险因素。

2. 研究设计

这是一项设有两个组别的实验性研究。参与组被随机分到两个组，研究者对干预实施和资料收集均有严格的质量控制。同时，本研究因为仅在某个特定时间段资料收集也是一项横断面研究。虽然资料的收集分为不同时点，但是研究干预并没有随时间而变化，因此尚不能算作是纵向研究。

2.1 样本量

尽管狭义而言，本研究的目标人群为在某医院行外科手术的患者，但从广义而言，目标人群为在类似医院，具有同表 1 所列相似特征的患者。对研究场景描述的缺失使得具有相似特征的人群难以被纳入研究。

入选的样本具有以下特征：①接受 60 分钟以上的麻醉；② PONY 的高危人群；③不符合排除标准；④自愿参加研究。排除的原因有很多；这些排除标准排除了不能接受此干预的患者。被纳入研究的 96 位患者被随机分配到干预组和对照组。

最终，共有 85 位患者完成资料收集，其中 IPA 组 42 人，异丙嗪组 43 人。值得提出的是研究交代了 11 人的流失原因。两组的流失率和流失原因没有统计学差异。对以上这些详细的描述可以明确排除流失造成两组基线不均衡的可能。

本研究样本量的确定是通过对 IPA 相对于异丙嗪的预想效果以及统计的效能分析（*P* 值、β 值）来确定的，其中还考虑了 20% 的脱落率。

表 1 为样本的基线特征描述。对两组患者的一般人口学特征、危险因素、围手术期资料等进行了对比。*P* 值提示研究开始前两组存在差异的特征为术中吸入了 N_2O；研究者对此进行了分析，并得出结论 N_2O 的使用并不能影响 PONV 的发生。从此表中，可以看出在两组患者特征方面均衡，随机分组的效果很好。换句话说，不需要担心两组基线差异的存在。因此，在解释结果时，就可以排除基线差异对结果的影响。

你还可能会想不同手术方式对结果的影响。这个变量也已经通过仅纳入接受全麻且持续时间大于 60 分钟的患者来进行控制。同样，两组患者在手术时间、麻醉时间、腹腔镜、鼻导管使用以及妇产科手术等方面均没有显著性差异，这也可以说明两组患者在手术方式上并不存在显著差异。

2.2　干预措施

研究报告详细描述了研究中干预实施的过程。从报告中可以看出研究者为了确保研究过程中干预的一致性做了很多努力，控制了某些其他外部变量。重要的是，在医院，如果 IPA 效果不佳，IPV 组的患者会静脉给予异丙嗪；但是，报告中并没有告诉我们 IPA 组患者中究竟有多少注射了异丙嗪。出院后，当患者需要异丙嗪时仍然继续给予相同治疗，只是给药的方法是直肠栓剂（并非住院时的静脉给药）。

2.3　结局指标测量

本研究的结局指标包括：

- POVV 的发生率
- PONV 的发生例数
- 恶心好转的时间
- 恶心程度
- 异丙嗪的需要剂量
- 恶心控制的满意度

在不同的时间点测量这些结局指标。

量表 VNRS 用来测量恶心的程度，在患者入住 PACU 或者 SDCU 时、第一次主诉恶心时及干预后不同的时间点进行测量。VNRS 是一个 0 ~ 10 分的量表，其中 0 代表“没有恶心”，10 代表“难以忍受的恶心”。在评价恶心分级方面，此量表并没有明确的信度和效度，但是在临床实践以及症状研究中，相似量表（视觉评估）都有广泛应用。这些量表的信度和效度很少被提及。

出院时，给患者发一份家庭数据表，以记录发生恶心或者呕吐的次数。在事件发生以后，还有一份 VNRS 表。出院后 24 小时内会有电话随访，用 5 级评分表询问患者对恶心和呕吐治疗的满意度。

至此，读者应该大致了解了此研究的研究过程。但是，应该再读一遍以获取想要知道的具体细节。

二、理解研究结果

（一）一种干预措施是否更为有效?

在很多含两组的实验性研究中，研究者的目的是探讨一种干预措施是不是比另一种更有效。有效是指干预对结局指标有影响。更为有效是指对结局的影响更大、更积极。

对于有效性研究有两种思路：从临床实践的角度和统计学角度。其核心是效果的大小以及干预对于结局影响的大小。从临床实践角度来看，最根本的问题是“两组对于结局指标的影响是否具有临床意义？”从统计学的角度来看，最关心的问题是“两组的差异到底是真正的差异还是偶然误差？”。当阅读干预性研究的研究报告时，很多人都纠结于统计分析结果（如：*P* 值，统计学差异）。建议先从临床角度看待研究结果，然后再看统计学上的差异。

1. 临床实践角度

概括而言，实验性研究通常以以下两种形式进行汇报：

- 两组中取得临床效果的患者比例
- 两组患者中结局指标的平均得分

其中得分是指各种测量的数值，这些测量可以是物理测量、问卷或者量表。如果尝试阅读研究结果的临床意义，比例和平均值需用不同的分析方法。

1.1 结局测量

当结局指标测量需要用“是”或“否”时，此类变量叫分类变量。以下这些例子都是分类变量：

- 疼痛控制好 / 疼痛控制不好
- 自我管理知识的提高 / 自我管理知识没有提高
- 获得在没有辅助的前提下自行行走 50 英尺的能力 / 未能获得这种能力
- 生 / 死
- 干预 1 年后吸烟 / 干预 1 年后不吸烟

涉及有二分类变量的护理实验性研究，需要确定每组患者中回答“是”或“否”的患者比例。当结局变量是有益的事件时，两组比例的差别叫做绝对获益增加率（ABI）。这是描述两种干预相对影响的一种方法。(Sackeet、Straus、Richardson、Rosenberg 和 Haynes，2000)，本章要介绍的另外一种方法是计算需要干预人数（NNT）。

来假设一项评价新的干预措施对于鼓励城市 2 年级和 3 年级儿童进行运动锻炼效果的研究。200 位儿童被随机分配参加每周 1 次为期 3 周的课外活动，或者接受安慰剂干预同研究助理一起玩电子、纸牌和桌上游戏，每周 1 次为期 3 周。具有显著意义的结果是干预结束 3 个月后，研究对象课外活动的时间是否达到每周至少 8 个小时。这个就是一个二分类变量，结果为“达到”或者“未达到”。结果显示干预组 26% 的儿童达到这个结果，对照组 12% 的儿童达到此标准。所以比例应为 0.26 和 0.12。所以两组中达标患儿比例的绝对差异是 0.14（0.26–0.12），运动使得干预组比对照组绝对获益增加（ABI）14%。此项干预措施的临床意义也同样需要考虑：这样的差异是否已足以说明运动的有效性在临床实践中具有实际意义呢？

需要干预人数（NNT）为这些结果提供了另外一个视角。需要干预的人数是指为达到既定目标需要接受有效干预的人数。在此研究中，需要干预的人数是 8。这意味为表明干预是有效的，那么至少有 8 位孩子接受干预，且至少有 1 位达到临界水平。这也为运动能有多大获益提供了实际证据，此效果实际上令人印象相当深刻。

需要提示的是，与 ABI 相比，NNT 更容易计算；它是 ABI 的倒数。即：1/ABI 即为 NNT（因计算人数，小数部分入为整数）。此研究的干预效应如表 7-1 所示。

在考虑是否需要重复类似的研究时，NNT 的信息用处很大，因为它具体估算了研究可能达到的干预效应。说 NNT 有用的原因有二：①它提供了一个临床的视角：同不干预相比，有多少人可以通过干预达到假想目标，即从干预中获益。②此假想效应是在考虑了研究项目成本、运动的潜在危险以及不养成运动习惯的长期潜在危险等因素的前提下获得的。

1.2　结果的平均值水平

当研究的结局变量是通过量表进行测量时，每位患者均会获得一个评分，从而计算两组均值。为了解研究结果的临床意义，你需要计算两组的均值差异，然后考量：这两组的差异是否足够大以提示其临床意义？比如：

- 两组入量均值差为 950 ml 是否可以提示两组水分平衡的差异？
- 两组舒张压均值差为 8 mm/Hg 是否可以提示其血压控制良好以及发生并发症的风险更低呢？

考虑均值差异的大小可以提示我们两组差异的临床意义是大、小，还是在此之间。

表 7-1　干预效应：儿童运动项目

临床效应的测量（二分类变量）	
干预组的达标率	26%（0.26）
对照组的达标率	12%（0.12）
绝对收益增高（ABI）	14%
需要干预人数（NNT）	1/0.14=7.1（近似为 8）

2. 统计学角度

若研究中结局变量的测量是通过量表获得的，并通过各组的均值汇报结果，其统计分析可用来分析以下问题：两组间是真的存在差异还是偶然误差（机会误差）引起的差异呢？若两组均值间的差异是实际差异，则此差异也存在于目标人群中而不仅是样本中。偶然误差是由个体间的变异引起的，从同一目标人群中抽取两个不同样本时亦可存在。

在实验性研究中两组的干预措施不同，所以干预效果值得期待。如果一种干预的效果明显大于另一种，那么这种干预措施即为有效。两组效应指标差异越大则说明差异归因于干预措施的可能性就越大。同时，两组样本的均值差异越大则说明目标人群存在差异的可能性就越大。

值得注意的是，即使对于统计问题，初始研究计划也只是基于简单观察和常识。有时，只需要观察两组的均值就可以大致判断两组间是否有差异以及其是由干预措施还是由组间的机会变异造成。如果两者差异很大，那么这种干预措施可能会更有效，并且目标人群可能也会因此获益。如果两者差异较小，那么这种差异可能由于组间差异造成，在目标人群中可能不会存在差异。然而，关于差异是由干预措施还是组间差异引起这个问题的确切答案只能通过统计推断才能最终确定。具体来说需要 *t* 检验中的 *P* 值才能最终解释这两组间平均值的差异。

2.1 *t* 检验和 *P* 值

当测量值为计量资料时，两组间均值的差异通常使用 *t* 检验；但当测量值为二分类变量或者分类变量时，*t* 检验是不适用的。*t* 检验分析两组均值差异的大小，同时会考虑样本量的大小以及样本平均数与总体平均数的差异（如：标准差）。*t* 检验提出的主要问题是：即便在样本中两组均数存在差异，那么在目标总体不存在差异的可能性有多大？

t 检验中会产生一个 *P* 值，解释两组间的差异仅为组间误差的概率。将基于数据计算出的 *P* 值与先前选择的 *P* 值的显著性水平（0.05 或 0.01）进行比较。如果基于数据计算出 *P* 值等于或低于 *P* 值的显著性水平，研究者可以得出两组间差异是真实的差异而非偶然误差的结论；这样目标人群中也可能出现这样的差异。相反，基于数据计算出的 *P* 值如果大于 *P* 值显著性水平，研究者得出两组间的差异归于偶然误差的结论。

把真实的偶然误差误认为组间真实差异并非研究者意愿。只有设置一个相对较小可接受误差的 *P* 值显著性水平，才能更确定的说：这是真实差异。*P* 值的显著性水平通常但并不总是设置在 0.05，意为当研究者说两组间的差异为真实差异时，那他可能犯错误的概率为 5%。

下面来看一下这个例子：研究者将 *P* 值显著性水平设置在 0.05，基于数据计算的 *P* 值为 0.03。那么研究者事先已经决定接受 5% 犯错误的概率。结果是其发现犯错的可能性仅为 3%。所以，研究者说，“好吧，我非常确定地得出结论：两组的差异为真实的差异，意味着目标人群中存在相似的差异。我可以做出这样的结论，因为我犯错的机率仅为 3%”。研究中此类结果通常这样报告：“在 $P < 0.05$ 的水平下，两组间存在显著性差异。”

相反，再来看一下这种情况：研究者设置 *P* 值显著性水平为 0.05，基于数据计算出的 *P* 值为 0.08。这个结果的意思是研究者事先已经决定接受 5% 犯错误的概率。结果是他发现犯错的可能性为 8%。这种情况下，研究者可能会想：“如果我认为两组间差异是真实存在的差异，那么我犯错误的机率太高了。所以，我只能得出这样的结论：两组间的差异来源于偶然误差，目标人群间可能并不存在差异。”研究中，则会报告两组间的差异并不显著。

刚刚描述的统计结果如图 7-2。希望这样可以使复杂的描述变得简单一点。同样，举一个具体的实例。

假设研究如下：静脉穿刺过程中两种不同安慰婴儿方法（方法 A 和方法 B）的效果；婴儿的疼痛水平于针刺入 30 秒后应用 0 ～ 10 的量表（0 表示没有疼痛；10 表示感受过的最剧烈的疼痛）进行了测量。A 组（n=42）疼痛均值为 3.6，B 组（n=40）疼痛均值为 4.0，表明 A 组患儿的疼痛程度相对较低。应用 *t* 检验来了解两组的统计差异，结果 P=0.02。这是以数据为基础的概率，表示两组间的差异仅有 2% 的几率可能为偶然误差（或机会误差）引起。换句话说，如果研究者说 A 方法比 B 方法更为有效，那么他犯错的机率为 2% 。这个以数据为依据的概率与统计的临界水平相比较（$P \geqslant 0.05$），结论是两组间的差异真实存在。请参见表 7-2 中的场景 1。

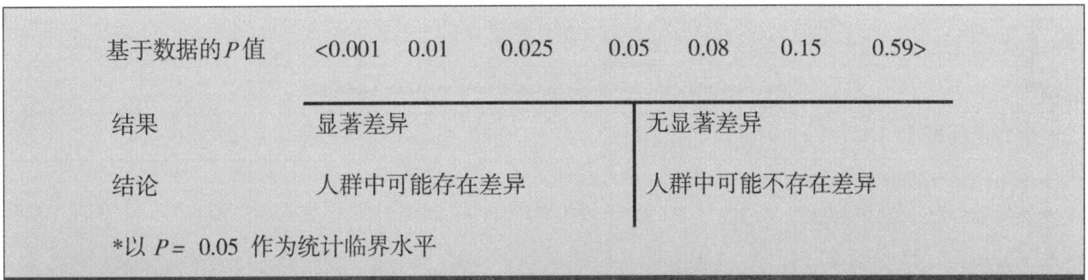

图 7 t 检验中 P 值解释

试想，不同的研究结果：A 组均值为 3.6，B 组均值为 3.8，P 值为 0.10（场景 2）。现在，均值差仅为 0.2，且有 10% 的机会可能是偶然误差导致的。在这样的情况下，如果研究者得出的结论是两者间的差异为真实差异，那么其犯错的机会为 10%。以研究选定的统计临界水平 P=0.05 为基准，那么犯错的机会就太高了，所以研究者的结论是两种安慰方法的效果相近，二者间的差异不具有统计学意义。

总之，P 值较小的均值差（比如低于临界统计水平的 P 值）被认为是具有统计学差异；也就是不同干预措施所致效果是真实差异，这意味着在目标总体中也存在类似差异。P 值相对大的均值差（比如高于临界统计水平的 P 值）则被认为不具有统计学差异，意味着二者间的差异为偶然误差的可能性大，目标总体中存在类似差异的可能性小。在研究结果中，统计学结果可以通过不同的形式描述。可以不陈述将两组均值相减而轻易得到的两组间均值的绝对差值，也可以不报告 t 值，其实，读者可能也不太会关注 t 值的大小。但是，t 检验的 P 值或者说两组间的差异是否是由偶然误差引起必须在论文中或者在结果表格中体现。

表 7-2 统计结论

场景 1	A 组	B 组	
疼痛均值	3.6	4.0	
均值差	0.4		
统计临界 P 值			0.05
计算 P 值			0.02
结论	→	→	存在真实差异
结论犯错的概率			2%
场景 2	**A 组**	**B 组**	
疼痛均值	3.6	3.8	
均值差	0.2		

续表

表 7-2 统计结论

统计临界 *P* 值			0.05
计算 *P* 值			0.10
结论	→	→	偶然误差
结论犯错的概率			不易计算
若得出结论为两组间存在真实误差，则此结论可能是错的			10%

2.2 *P* 值的报告

研究者一定想在文章中呈现真实积极的结果。因此，可能会看到很多描述结果的方法。比如，研究者设置具有统计学意义的临界水平为 P=0.05，而根据数据计算得出的 *P* 值小于此临界值，那么可通过上标或者特殊字符标记此结果：如以斜体标记“以 P=0.05 作为统计临界水平”。如果，计算得出 *P* 值为 0.002，研究者可能标记为“极显著”，意味着两组间差异为偶然误差的可能性远远低于预设的水平，所以可以非常自信地说两组间的差异为真实差异。

_P_ 值诠释示例

1．皮肤麻醉药在缓解 1 岁患儿麻疹腮腺炎风疹疫苗皮下注射时疼痛的效果：随机对照双盲研究（O'Brien，Taddio，lpp，Goldbach，&Koren，2004）。分别在注射前和注射后测量患儿的疼痛；注射后的疼痛水平远远高于注射前。注射前，对照组疼痛均值差为 2.3，干预组疼痛均值差为 1.5（P=0.029），研究者的结论是皮肤麻醉药可显著减轻注射疫苗引起的疼痛。但是，他们得出这样结论有 3% 犯错的可能，远低于预设值，所以在得出这样的结论时，他们是有信心的。

2．在一项评价浮动利尿剂滴定法与常规剂量利尿剂对于心力衰竭患者的使用效果的随机对照性试验性研究中，“利尿剂滴定组患者的急诊发生率显著低于常规组（3% vs 23%，P=0.015）”（Prasun、Kocheril、Klass、Dunlap 和 Piano，2005）。研究者得出的结论是：浮动利尿剂滴定可以降低急诊发生率，因为在样本中，这样的差异仅有 1% ~ 2% 的可能是由偶然误差引起的。换而言之，他们得出这样结论有 1.5% 犯错的可能，远低于预设值。

另一场景为数据计算得出的 *P* 值高于预设的 *P* 值，如 P=0.06 或 P=0.07。在这种情况下，研究者可能报告为“接近显著”，意味着 *P* 值非常接近预设值，两组间的均值差非常接近真实差异。在进行预实验时，是可以报告“接近显著”的，因为这样的结果意味着干预可能有效。下框内为两个研究中对于 *P* 值的表述示例。

2.3 概要

如果统计结果为 $P < 0.05$，那么结果即为有统计学意义。研究者也会有信心得出结论：这样的差异不仅在样本中，在目标总体中也会存在，那么这样的差异即为真实差异。相反，依据数据得出的 P 值大于 0.05 的话，结果则被认为差异不显著。那么研究者则没有信心认为这样的差异同样存在于目标总体中，因为两者间的差异有很大的可能性是来源于偶然误差。如果研究设计非常完善且研究样本足够大的话，那么以上的结论就是真实可信的。

以上几页的讲述，你理解了吗？如果没有的话，你需要重新翻看一下统计教科书的假设检验和 P 值部分。即使这样你可能还会感到困惑，因为这是个相对复杂且棘手的主题。据我的经验，你阅读的研究论文越多，则对这个主题的理解越清楚。在阅读需要中注意研究结果中的 P 值以及研究者的解读。这样，随着时间的积累，你的理解会更为深刻。理解 P 值含义对于量性研究报告的阅读和理解非常重要，是必须要掌握的内容。

3. 双方观点总结

在解释了临床观点以及统计学观点后，我想指出的是统计学中的显著性差异与临床上的显著性差异并不一定是相同的；相反，它们之间的联系可能有几种不同情况：

- 两干预者之间的差异可能同时在临床上和统计上存在显著性意义。这种情况通常出现在两组间的差异足够大时，当然，差异大是与结局变量的性质以及用来测量的量表有关。
- 两组间的差异可能在临床上和统计学上均不具显著性意义。这种情况通常出现在两组间的差异非常小的时候。
- 两组间的差异可能在临床上有显著性意义，但在统计学上不具有显著性意义。通常在小样本的研究中会出现这样的情况。即便统计学上认为两组间的差异源于组内误差，但临床医护人员会在这样的研究中看到干预的可能效果，并建议增大样本量重复研究。
- 两组间的差异在临床上没有显著性意义，但在统计学上具有显著性意义；即，在临床工作中没有重要的实际意义。这种情况通常见于样本量过大的研究。

可能的结果组合

- 临床上和统计学上均有显著性差异
- 临床上和统计学上均没有显著性差异
- 临床上不具备显著性差异，统计学上有显著性差异
- 临床上具备显著性差异，统计学上没有显著性差异

为更好解释以上知识，请大家阅读如下关于新旧减肥方式效果的随机对照试验研究案例（表 7-3）。

表 7-3 减肥研究示例

	新型减肥方法组 N=50	旧减肥方法组 N=50
平均体重下降（镑）		
6 个月时	13 镑（标准误 =4.9）	10.6 镑（5.3）
两组间均值差异 =2.4 镑		
95% 的置信区间为 0.37 ～ 4.4 镑		
t 检验中的 P 值：0.02		
实现体重下降 10 镑或 ABI=20% 的百分比	52%	30%
ABI=22%		
NNT=5（1/0.22=4.5）		

首先，两组间体重下降的均值差异为 2.4 镑，且两组间差异具有统计学意义（P=0.02）。那么可认为二者在临床上也具有显著性差异吗？注意，ABI 和 NNT 比均值差异更有意义。基于体重下降 10 镑的 ABI 和 NNT 值，我倾向于得出以下结论：新型的减肥方法比旧的减肥方法在临床上更有意义。然而，这只是一种观点，其他人可能会认为两组间的差异并不是非常大，并不足以说明其在体重随时间变化方面的意义。所以，如果要得出第一种结论还需要查看研究的全文以及两组参与者对干预方案和费用的实际感受。

在很多护理研究中，考虑两组间差异的实际临床意义至少与统计学意义同样重要。遗憾的是尽管我们需要重视临床意义，但是在很多护理研究报告中并没有效报告。再一次建议你不要过于依赖于统计学上的差异；反而要在考虑其统计学上的差异前，首先思考两组间差异的实际临床意义。

4. 研究结果的报告

涉及二分类的临床变量以及有效性的相关测量 ABI 和 NNT，在医学研究文献中很普遍，但是在护理文献中却鲜有这样的报告。希望以后的护理文献中也要对其进行报告，以便于临床工作者参考。因为这样的结果对患者有重要意义。我个人认为二分类变量会让研究报告更为清晰，其与临床的相关性更为明显，相反，量表或者测试的均值均为间接变量。

假设一项研究，针对面临危险性医学干预前的患者进行不同焦虑控制教育方法的研究。在患者接受医学干预前 3 天，用焦虑量表对患者的焦虑水平进行测量。此量表得分低则为低水平焦虑，得分高则为高水平焦虑。如果接受 A 焦虑控制教育的组别，焦虑水平为 3；接受 B 焦虑控制教育的组别，焦虑水平为 7，可以说 A 焦虑控制教育效果很好，但是我们并不能知道 A 焦虑控制教育如何缓解其焦虑。相反，如果研究同时报告 A 焦虑控制教育组中有 11% 的患者在手术前的 3 个晚上都会因焦虑影响睡眠，而 B 焦虑控制教育组有 24% 的患者因焦虑影响睡眠，这样的结果则可直接反映其与临床的相关性。

（二）范例

请重新阅读示例中前言以及方法部分（Pellegrini、DeLoge、Bennett 和 Kelly，2009），

然后认真阅读结果以及讨论部分。下面的内容主要聚焦在结果部分。

（三）概述和评论：结果和讨论

1. 结果

结果部分始于对样本的描述。这部分已在方法评论部分有过讨论。但是，再重提一次。这部分样本描述的重点是其基线数据。两组间均值 *t* 检验 *P* 值为 0.052，大于 0.05，因此得出两组间差异无统计学意义的结论。一些读者可能认为两组间的差异仅是组内误差。但是，另一些研究者可能会想："两组间的差异接近于真实差异，是否有其他变量影响了两组间的差异"。研究结果的报告与统计的临界水平的选择是一致的。相反，两组间 N_2O 的使用情况具有统计学差异，*P* 值为 0.049。同样，一些人会认为 *P* 值太接近临界值，两者间的差异可能是由偶然误差引起。这有点像跑步运动员以 0.003 秒之差赢了第二名选手一样。虽然二人的成绩相差甚微，但是一个是金牌，一个是银牌。

1.1 PONV 的发病率

在表 2 中，可以看到 IPA 组和异丙嗪组院内恶心的发生率（PACU 分别为 17% 和 23%，SDSU 分别为 42% 和 23%）间的差异没有统计学意义，但是出院回家后 IPA 组恶心的发生率要显著高于另一组（45% 和 23%）。*P* 值为 0.019，两组间的差异具有统计学意义。*P*=0.05 提示样本中变量关联有 5% 的可能是由于偶然误差造成的。

你能想出一两个造成 IPA 组恶心的发生率高于异丙嗪组的原因吗？我想到的最可能的原因是与异丙嗪相比，吸入 IPA 的效果持续时间短，而异丙嗪的药效可能可以持续到患者回家以后。

图 1 显示在不同情境下两组柱形图的比较。图中结果表明 IPA 组的患者在 PACU、SDSU 及家中开始主诉恶心时的 VNR 值均高于异丙嗪组。尽管使用条形图使这种差异看起来更明显，但此差异并没有统计学意义。换句话说，在这 3 种情境下，VNR 值的差异均归结为偶然误差。

1.2 干预的相对有效性

从结果部分以及表 2，可以看到在 3 种情境下，IPA 组 VNR 值下降至半值的时间均显著短于另外一组。比如，在 PACU 中，IIPA 组 VNR 值降半的时间为 8 分钟，而异丙嗪组则为 20 分钟。这时候你应该思考这种差异是否具有临床意义，这种差异对患者而言是否重要？

在统计学上，从表 2 中标 * 的可以看出，3 种情境下，两组在 VNRS，得分减至半值的时间方面差异有统计学意义，可以参见文中的 *P* 值。研究者也据此得出两组间差异为真实差异，IPA 可以更迅速缓解患者恶心感觉的结论。希望你注意此结论：

尽管，当分析恶心感受时 3 种情景的 VNRS 值降半时间存在显著差异，但是发现在 PACU，SDSU 和在家三种情境下，IPA 组要明显快于异丙嗪组（PACU：*P*=0.045，SDSU：*P*=0.032，家：*P*=0.017）。

在统计临界线为 $P < 0.05$ 时所有 *P* 值也均小于 0.05（表 2）。但是希望你能注意到"降半的时间显著快于"的表述。其中"显著"这个表述非常有意思，在统计学中广泛应用。像之前提到的，作者在此提示统计学上的差异，但并不意味着差异在临床上也有意义。它只提示目标人群存在时间差异的可能性。

同样，患者家中 *P* 值小于 PACU 的 *P* 值并不能说明患者在家中恶心感觉的 VNRS 值降半时间比 PACU 更有意义。而是使作者得出患者在家中恶心感觉缓解更快的结论更有信心。

从文章中，可以看到 3 种情境下两组的呕吐发生率和患者对于恶心控制的满意度得分均相似。作者提示在 IPA 组并没有患者反映发生了副作用，而在异丙嗪组却有副作用的报告。文章中，有些结果是通过图表和文字呈现的，而有些结果仅有文字报告。

1.3 分类结果

尽管研究报告中并没有二分类变量，但是我非常想知道住院期间仅使用 IPA 时的效果如何；所以是否服用异丙嗪就成为一个二分类变量。为了解以上内容，需要知道每组中有多少人有呕吐感觉，有多少人服用异丙嗪。文中提到了每组有恶心感觉的患者人数（IPA 组 32 人，异丙嗪组 26 人）。从研究中可以看出来服用异丙嗪的患者均出现了恶心。唯一需要知道的数据是 IPA 组有多少患者最终服用了异丙嗪。于是我通过邮件向文章的第一作者 Pellegrini 询问了相关信息。作者友好地告知 IPA 组中的 32 人中有 6 人最终服用了异丙嗪。

首先计算了每组中感觉恶心但是没有服用异丙嗪的患者比例。下面来计算一下 ABI 和 NNT，以了解 IPA 的益处。两组患者 IPA 的绝对收益、ABI 和 NNT 计算如下：

- IPA 组感觉恶心却不需要异丙嗪的患者为 26 人（32–6）；在异丙嗪组，感觉恶心却不需要异丙嗪的患者为 0 人（26–26）
- 在 IPA 组，81% 的患者感觉恶心，但没有服用异丙嗪（26/32），所有 IPA 的绝对收益为 0.81。相反，异丙嗪的绝对收益为 0（0/26）
- IPA 对异丙嗪的 ABI 为 0.81（0.81–0）
- IPA 吸入相对不服用异丙嗪的 NNT 为 1/0.81=1.23

NNT 表示仅两位患者需要接受 IPA 作为一线药物来治疗 PONV 而不是使用异丙嗪作为一线药物，这样就可以实现一位患者完全不使用异丙嗪治疗。因此 IPA 吸入具有明显的临床益处，它可以在患者已经服用多种药物之后再同时服用另外一种药物。那么，你认为这是一个具有显著临床意义的结果吗？

计算 NNT 可能需要你投入一些时间，但是涉及的计算并非复杂的数学运算，只是需要少量推理和四则运算。我认为，我们花费精力从计算中获得临床效果判断是值得的，因为 NNT 在“一个真实的临床事件是否发生”的问题上给我们提供了不同治疗方案在实际应用上的优势比较。

2. 讨论

本文从使患者发生 PONY 可能性增加的危险因素开始讨论。作者指出在手术室手术期间给予高危患者昂丹司琼对于预防术后恶心方面效果并不理想。

本研究也提及了研究的局限性，尤其是患者在家期间不愿服用异丙嗪。研究者明确陈述了在今后的研究中应探索 IPA 联合昂丹司琼对 PONV 的效果。本研究结论如下：在有 PONY 发生风险的人群中，吸入 IPA 具有同异丙嗪一样的疗效；并提示 IPA 相较于异丙嗪而言显效更快，更容易操作使用。

本研究结果为我们提供了 IPA 在有 PONV 风险人群中使用有效性的资料和数据，是一个实验性研究的典范。

WWW 本书的附属网站提供了其他学习素材，可登录 http：//go. jblearning.com/brown3e。

参考文献

[1] Burns，N，&Grove，S，K.（2009）. Practice of nursing research：Conduct，critique，and utilization（5th ed.）. St.Louis，MO：Elsevier Saunders.

[2] Kerlinger，F，N.，&Lee，H，B，（2000）. Foundation of behavioral research（4th ed，），Fort Worth，TX：Hatcourt College.

[3] Pellegrini，J.，Deloge，J.，Bennett，J.，&Kelly，J，（2009）. Comparison of inhalation of isopropyl alcohol vs. promethazine in the treatment of postoperative nausea and vomiting（PONV）in patients identified as at high risk for developing PONV，AANA Journal，77（4），293-299.

[4] Polit，D.F.，&Beck，C.，T.（2012）. Nursing research：Generating and assessing evidence for nursing practice（9th ed，）. Philadelphia，PA：Lippincott Williams &Wilkins.

[5] Sackett，D，L.，Straus，S.E.，Richardson，W.S.，Rosenberg，W.，& Haynes，R.B.（2000），Evidence-based medicine：How to practice and teach EBM.Edinburgh，Scotland：Churchili Livingstone.

[6] Shu，T-T（2010）. Effects of duration of selected music as intervention on postoperative pain in open-heart surgery patients during chair rest on the first postoperative day.（Masters these and doctoral dissertation，paper 321）. Eastern Michigan University，Ypsilanti，MI，http：// commons emich.edu/theses/321.

第八章

病例 - 队列研究

对危险因素与健康结局之间因果关系的研究给人们提出了严峻的挑战。将研究对象随机分配暴露于某一危险因素，有可能导致疾病或是不良的健康结局，这在伦理上是不可取的。因此，开发了病例 - 队列研究，为研究与遗传、环境、行为、生命特定历程或某种治疗方法有关危险因素的一种方法。例如，队列设计可以用于比较居住在老年公寓与非老年公寓的城市老年人在健康认知上的差异。

一、队列研究

（一）设计

在队列研究中，样本来自较大的人群，并被分入两个不同组中，其中一组暴露于某种危险因素中，另一组没有。对这两组（称之为队列）进行一段时间的随访，以确定研究者感兴趣的结局在两组中发生的频率。队列研究与实验性研究的相似之处在于，都涉及某一特定人群中组间的结局比较，但其与实验性研究不同之处在于队列研究中的组别并非由随机分配产生，而是基于是否暴露于某一特定危险因素来分组的。很多时候，分组是在已暴露于某危险因素（如吸烟）但尚未发生某健康结局（如肺癌）前被确定的，然后进行随访，直至确定两组发生某健康结局的发生频率。

例如，某研究为确定促成谵妄发生的危险因素，筛查了 4 个 ICU 的住院患者（Van Rompaey 等，2009）。这些可能的危险因素包括患者特征（年龄、饮酒、吸烟）、环境条件（如黑暗）、患病状况（如发热、留置管道）以及慢性病。然后研究者随访患者以明确其是否发生谵妄。结果发现，气管内插管或气管造口术、镇静、身体约束、每日大量饮酒史以及没有探视者对谵妄的发生有显著的影响。

用一个 2×2 矩阵来描述队列研究的结果，可以帮助理解队列设计的逻辑（表 8-1）。样本的首次分类分为暴露组和非暴露组。之后在测量结局时，样本中的每一个体被分入 a、b、c、d 四组中的一组，这是数据分析的基础。

表 8-1 队列研究的逻辑

		不良结局		
		发生	未发生	合计
危险因素暴露	是	a	b	a+b
	否	c	d	c+d
合计		a+c	b+d	

队列研究经常使用医疗信息系统数据库的信息来重建在某一时点或随时间推移危险因素的呈现情况，以及随后某一特定结局的发生情况。某一队列研究关注在出院后虚弱的老年人中药物不良反应的发生情况（Hanlon 等，2006），数据来自患者的健康档案，并且进行随访，以确定那些发生药物不良反应的患者。该研究的主要发现是患者服药的数量及华法林的使用增加了不良药物事件发生的危险。

（二）混杂因素

队列研究主要关心（担心）的问题是两组间的差异除了危险因素暴露与否外，还可能存在其他差异导致了两组结局的不同。例如，样本可能有不同的生物学特征、生活方式或经历。这些差异可能像年龄差异一样容易识别，也可能像年轻人营养水平差异一样隐匿。如果差异是研究结局的一个决定因素且组间分布不均衡，则将这一差异称之为混杂变量或混杂因素（confounding variable）（Mamdani 等，2005）。在研究开始前识别混杂因素，能使研究者收集有关这些混杂因素的资料，并分析其对结局变量的影响。即使分析排除了这些可疑混杂因素，队列研究仍然易受到未知混杂因素的影响。因此，当阅读队列研究时，必须思考除了研究者已经考虑到的混杂因素外，是否还有对结局可能产生影响的其他混杂因素。在本章后面的研究实例中将会学习可以用来排除混杂因素的技术。

（三）其他局限性

那些随访时间较长的队列研究常受到高失访率的困扰。高失访率会使某一组或两组中结局发生率出现偏倚，从而使结果混杂。另一个队列设计的局限性是当研究结局发生率极低时很难达到研究目的，一个罕见的结局需要随访非常大量的样本来发现危险因素与结局之间的联系。因此，当研究结局罕见时研究者可能采用其他研究设计，即病例对照研究。

二、病例对照研究

在某种意义上，病例对照研究和队列研究是正好相反的。记住：队列研究开始于是否暴露于某危险因素人群队列，然后随访他们直到确定他们是否出现某种结局。与此相反，病例对照研究起始于识别个体是否有某一特定结局，例如某种疾病，然后回顾他们的经历来确定造成两组结局差异的可疑原因（图 8-1）。

通常，队列研究用于研究暴露和那些较频繁发生的结局（之间的关系），并且结局在危险因素或暴露出现后不久即发展或发生；而病例对照研究被用来研究那些罕见的，或是需要很长时间才能显现出来的结局（如，骨质疏松性骨折、肺癌）。病例对照研究与队列研究相比较，更易于受到未知因素混杂的影响。这是因为病例对照研究在时间上是回顾性的，一些重要数据可能无法获得或被遗忘亦或歪曲。

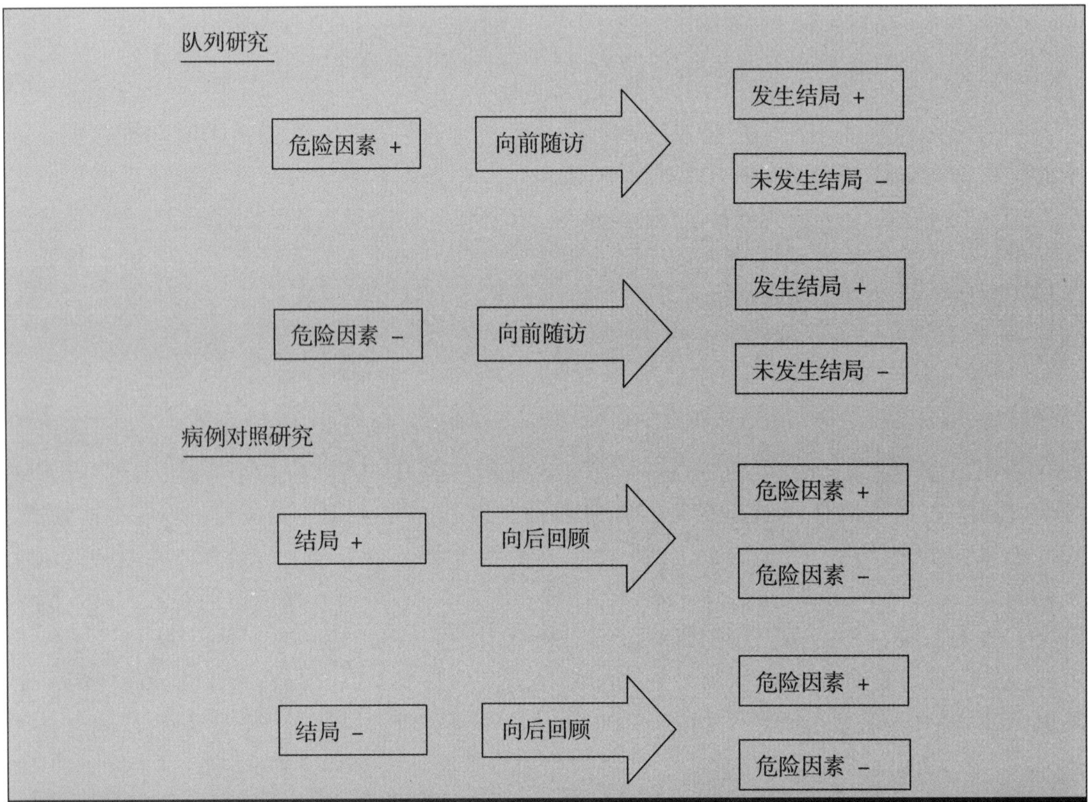

图 8-1　病例研究对比病例对照研究

某一病例对照研究被用来明确在儿科重症监护病房意外拔管与患者个数、人员配备和护理变量之间的关系（Marcin、Rutan、Rapetti、Rahnsmayi 和 Pretzlaff，2005）。在 4 年间共有 55 位发生意外拔管的患者进入研究。针对年龄、插管时间和疾病严重程度为其匹配了 165 位没有发生意外拔管的对照组患者。回顾性地从两组在 ICU 住院期间的病历记录中收集数据，发现患者情绪激动、护患比 1∶2 与意外拔管相关，而护士在儿科重症监护病房工作的年限、患者约束以及镇静方法与意外拔管无关。因此，该病例对照研究通过在事件发生后回顾可能的危险因素明确了 2 个可使患者处于危险的因素。

三、小结

队列研究提供了一种评估健康状态或事件的危险因素的方法，通过是否暴露于之前确认的危险因素分组比较来达到这一目的。因为没有应用随机分配分组，因此，队列研究容易受混杂因素的影响，这使危险因素与感兴趣结局相关的结论有效性受到质疑。但是，队列研究确实对随访和结局的判断进行了控制。当感兴趣的结局罕见时，研究危险因素的另一种可选的设计是病例对照研究，但是其更可能受到混杂的影响。

四、范例

阅读提示

论文题目中的一个词语“半侧骨痂延长技术（hemicallotasis technique）”是一种用于矫正关节炎所致膝关节畸形的骨科手术。手术的特性对本研究目的并不重要，但是要注意有金属钉被插入到骨中直至重组的骨骼融合后才被取出（图 8-2）。这些金属钉进入骨内，但是其尾部留在皮肤外，连接并固定在外部钢架上。金属钉通道是一个潜在的感染部位。

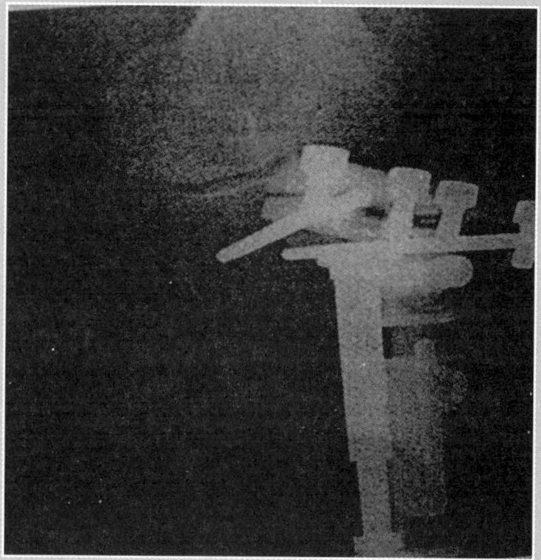

来源：W-Dahl，A.，Toksvig-Larsen，S.，& Roos，E. M.（2009）. Association between knee alignment and knee pain in patients surgically treated for medical knee osteoarthritis by high tibial osteotomy. A one year follow-up study. BMC Musculoskeletal Disorders 2009，10，154. doi：10.1186/1471-2474-10-154

图 8-2　高位胫骨截骨术的 X 线照片

吸烟延迟骨愈合：一项针对 200 位接受半侧骨痂延长术患者的前瞻性研究

Annettte W.Dabl 和 Soren Toksvig-Larsen
Acta Ortbopaedica ScandinavicaCTA（2008），75（3），347-351.
Department of Orthopedias．University Hospital．Lund．Sweden
通讯作者 AWD：ANETTE.W-DAHL@ORT.LU.SE
稿件提交日期：03-04-26，稿件接收日期：03-10-14

摘要

背景：人们已知吸烟妨碍骨愈合。半侧骨痂延长技术（HCO）是一种基于外部固定的方法，愈合延迟会延长治疗时间并增加未来发生并发症的危险。患者与方法：对 200 位（34 位吸烟者、166 位非吸烟者）接受了胫骨近侧端的半侧骨痂延长手术来治疗膝关节畸形的患者（其中 186 位患者有膝关节炎）进行连续的研究。记录了他们术前吸烟习惯、术后并发症及接受外部固定的治疗时间。结果：一般的吸烟者和 1/5 的非吸烟者有并发症。外周固定的平均治愈时间 90（±20）天。吸烟者平均延长 16 天，吸烟者较非吸烟者治愈时间延长，假性关节更多见。吸烟者并发症与非吸烟者相比相对危险度为 2.5。

***

1. 前言

通过半侧骨痂延长技术（HCO）进行的胫骨截骨术是基于外部固定装置。骨愈合延迟或不愈合会延长治疗期，并会增加未来发生并发症的危险。

针对吸烟与骨愈合的研究显示吸烟会导致骨愈合延迟以及加长的胫骨骨密度和骨强度降低（Ueng 等，1997，1999）。吸烟是选择性髋和膝关节成形术后发生严重的术后并发症的最重要独立危险因素（Moller 等，2003）。

本研究探讨接受 HCO 的吸烟者是否会比非吸烟者愈合时间更长，并且有更多的并发症。

2. 方法

2.1 患者

在这项前瞻性研究中，200 位连续入组的患者（其中男性 119 位）、平均年龄 53 岁（18 ~ 75 岁），均因膝关节畸形接受了 HCO（表 1 ~表 2）。

患者的吸烟习惯（吸烟者或非吸烟者）在手术前就进行了记录。

在术前检查中从未吸过烟或此前已经停止吸烟超过 6 个月的患者被称为非吸烟者。34 位（17%）患者为吸烟者，166 位（83%）患者为非吸烟者。7 位患者（其中 1 位吸烟者，6 位非吸烟者）同时接受了双侧膝部手术。

2.2 半侧骨痂延长截骨法（hemicallotasis osteotomy）

手术共插入 4 枚锥形钉，其中 2 枚羟基磷灰石涂层钉被插入骨的干骺端，另外 2 枚标准钉（Orthofix®，Bussolengo，Italy）被插入骨干骨中，使用 Orthofix® T-garche 固定器，术后允许患者自由活动和完全负重。

术后 7 ~ 10 天开始进行分离。手术 8 周后，使用固定装置以促进骨的愈合。在术后第

12 周初次评价骨愈合。如果影像学和超声检查判定患者截骨术愈合满意，则让患者进行一个负重测试，即不使用器械但带着原处的骨钉行走数小时甚至数天，如果没有出现不适症状则在门诊取出骨钉，但如果患者出现症状，则再放置 T-garche 固定器 2 ～ 4 周。

表 1　研究中各组患者特征

	非吸烟者 n=166	吸烟者 n=34
性别		
男性	102（61）	17（50）
女性	64（39）	17（50）
年龄		
平均值	53	53
标准差（SD）	10	6
＜ 50 岁	47（28）	9（26）
50 ～ 59	77（46）	22（65）
60+	42（25）	3（9）
内侧病例的 Preop HKA-angle（HKA-angle）		
平均值	170°	170°
标准差（SD）	5°	4°
≤ 189°	17（11）	2（3）
＞ 190°	5（5）	3（12）
体重指数（BMI）		
＜ 25	25（16）	12（35）
25 ～ 29	77（48）	13（38）
30+	58（36）	9（27）

括号内为百分比
Preop HKA-angle= 术前髋 - 膝 - 踝角
BMI= 体重指数

表 2 接受 HCO 的 200 位患者的手术指征

	所有患者 *n*=200	非吸烟者 / 吸烟者 *n*=166/34
膝关节骨性关节炎	186	153/32
内侧	163	134/29
外侧	20	15/5
前期[a]	2	2/0
骨折后遗症	8	6/2
膝关节畸形	4	4/0
骨坏死	1	1/0
胫骨截骨术后遗症	1	1/0

[a] 关节镜骨关节炎，有症状但没有关节炎，根据 Ahlback 影像学分级 I 级

2.3 结局指标

记录外部固定装置放置的持续时间（从手术后直到外部骨钉被取出）以及并发症的情况，如愈合延迟（外部固定＞ 16 周）、假关节、化脓性关节炎、深静脉血栓形成、神经损伤以及治疗中断（即由于骨钉位置感染而骨钉松动）。

2.4 统计学方法

应用方差分析、t 检验和卡方检验进行统计分析，设定 $P < 0.05$ 为有统计学显著性。应用多因素 logistic 回顾分析（检验潜在的混杂）来估计并发症、延迟愈合以及假关节的比值比（OR 值）。

本研究被瑞典隆德大学伦理委员会批准。

3. 结果

与非吸烟者比较，吸烟者发生并发症较多。51 位患者出现 1 项或 1 项以上并发症（骨愈合延迟、假关节、化脓性关节炎、深静脉血栓形成、神经损伤或治疗中断），其中 34/166 位非吸烟者，17/34 位吸烟者（$P < 0.001$）（表 3）。12/51 位患者有 2 项或 2 项以上并发症（其中 7 位非吸烟者，5 位吸烟者，P=0.02）。与非吸烟者比较，吸烟者发生并发症的危险比是 2.5（95%CI：1.5 ～ 3.9）。

延迟愈合和假关节在吸烟者中发生比例更高。在吸烟者中发生延迟愈合的危险比是 2.7（95%CI：1.5 ～ 4.7）。8 位延迟愈合的患者出现假关节。吸烟者出现假关节的危险比是 8.1（95%CI：1.8 ～ 42.0）（表 3）。出现假关节的患者中，有 6 位需要接受另外的手术来治愈（其中 5 位吸烟者、1 位非吸烟者），有 2 位（非吸烟者）在接受低强度超声刺激（Exogen®，Tuttlingen，Germany）后愈合。

在 3 位发生化脓性关节炎的患者（2 位非吸烟者、1 位吸烟者）治疗被中断，1 位患者（非吸烟者）是由于骨钉松动而中断治疗。所有患者接受外部固定时间平均为 96 天（标准

差为 20 天)。非吸烟者接受外部固定时间平均为 94 天（标准差为 18 天)，而吸烟者平均为 110 天（标准差为 25.2 天）($P < 0.001$)。吸烟者比非吸烟者外部固定平均时间长 16 天（$P < 0.001$，95%CI：7.0 ~ 25.0)。在 7 位同时接受双侧 HCO 的患者中，3 位患者出现并发症，其中 2 位愈合延迟（1 例吸烟者和 1 例非吸烟者)，1 位白血病治疗后发生骨坏死的患者（非吸烟者)，在一侧截骨术中出现了假关节（治疗迅速中断)。

应用多变量分析来发现潜在的干扰因素，结果显示，吸烟是最显著的术前危险因素，吸烟者发生并发症的 OR 值是 5.1（P=0.001，95%CI：2.2 ~ 12.0)，发生愈合延迟的 OR 值是 4.0（P=0.004，95%CI：1.7 ~ 9.5)，形成假关节的 OR 值是 8.9（P=0.02，95%CI：1.7 ~ 47.1)（表 5)。

表 3　200 位接受 HCO 患者的并发症情况

	非吸烟者	吸烟者	相对危险度	
			（RR）	（95%CI）[a]
延迟愈合[b]	25	14	2.7	(1.5 ~ 4.7)
假关节形成	3	5	8	(1.8 ~ 42)
化脓性关节炎	2	1	2.4	(0.1 ~ 34)
深静脉血栓形成	3	2	3.3	(0.4 ~ 23)
神经损伤	1	0	0	(1.0 ~ 84)
治疗中断	3	1	1.6	(0.1 ~ 17)

[a]（95%CI）=95% 置信区间

[b] 包括 5 位在移除外部固定架后形成假关节的患者

表 4　接受 HCO 的患者中外部固定时间 > 112 天

	非吸烟者	吸烟者	P 值
平均值（天）	126	143	0.004
标准差（SD）	13	16	
n	23	11	

表 5 接受 HCO 患者中危险因素与并发症、延迟愈合和假关节形成之间的关系

	并发症调整后 OR 值[a]	延迟愈合调整后 OR 值[a]	假关节形成调整后 OR 值[a]
性别[b]			
男性	1.0	1.0	1.0
女性	1.4（0.7 ~ 2.9）	1.8（0.8 ~ 4.1）	5.0（0.8 ~ 31）
年龄			
< 50 岁[b]	1.0	1.0	1.0
50 ~ 59	0.9（0.4 ~ 2.3）	1.0（0.4 ~ 2.6）	0.5（0.09 ~ 3.3）
60+	1.4（0.5 ~ 3.9）	0.9（0.3 ~ 3.0）	1.4（0.2 ~ 12）
体重指数（BMI）			
< 25[b]	1.0	1.0	1.0
25 ~ 29	0.7（0.3 ~ 1.8）	0.7（0.3 ~ 2.1）	0.9（0.1 ~ 6.0）
30+	1.2（0.5 ~ 3.1）	1.1（0.4 ~ 3.1）	0.5（0.06 ~ 3.6）
术前髋 - 膝 - 踝角[c] 内侧 / 外侧			
> 171/ < 189[b]	1.0	1.0	1.0
< 170/ > 190	1.8（0.9 ~ 3.7）	1.7（0.8 ~ 3.8）	3.6（0.6 ~ 21）
吸烟			
非吸烟者[b]	1.0	1.0	1.0
吸烟者	4.1（1.8 ~ 3.7）	3.7（1.5 ~ 8.9）	7.5（1.4 ~ 41）

[a] 比值比（OR）同时对所有其他列出的危险因素进行了调整，括号内为 95% 的置信区间 [b]
参考分类 [c]
术前髋 - 膝 - 踝角度（内翻 / 外翻）

4. 讨论

接受 HCO 治疗膝关节畸形的吸烟者比非吸烟者需要更长的外部固定时间，并且有更多的并发症，如延迟愈合和假关节形成。半数吸烟者出现了并发症。吸烟者发生并发症的危险是非吸烟者的 2.5 倍。

最近 Moller 等（2003）对接受髋和膝关节成形术的患者进行的研究也证实了本研究的结果，即吸烟是发生术后并发症最显著的危险因素。

本研究中吸烟者的数量（200 位患者中有 34 人）与瑞典人群中的吸烟者比例相似，即 19%（男性 18%，女性 20%）（Mackay 和 Eriksen，2002）。

与本研究的 96 天相比，在多项（不同）研究中，接受 HCO 患者的外部固定平均时间为 79 ~ 91 天（Magyar 等，1998；Kinger 等，2001；Gerdhem 等，2002）。这些差异可能

是由于初次愈合测量的时间点、评价愈合的方法、通过影像学检查评价愈合的经验以及使用超声的差异导致。从某种意义上说，过量矫正以及是否实施了双侧截骨术可能也是导致较长治疗时间的原因。至于较长的愈合时间，没有发现在双侧和单侧截骨术之间或者是不同术前髋 - 膝 - 踝角度间存在差异。

已有研究显示，在经闭合治疗（Kyro 等，1993）和手术治疗（Adams 等，2001）后的胫骨骨折中，吸烟均可导致愈合减慢以及假关节形成。Schmitz 等（1999）发现，在闭合性Ⅰ级开放性胫骨骨干骨折中，进行髓内固定或外部固定的吸烟患者和非吸烟患者存在临床和影像学上的治愈率差异。

Cobb 等（1994）报道，在踝关节固定术后，吸烟者中发生骨不愈合的危险比非吸烟者高 4 倍。在没有已知的其他骨不愈合危险因素的患者中，吸烟者骨不愈合的危险是非吸烟者的 16 倍。

对椎板切除术后和融合术后的测量（研究）显示，吸烟者中假关节形成比非吸烟者多（Brown 等，1986）。在尺骨缩短截骨术后，吸烟者比非吸烟者的愈合时间更长、骨不愈合时间更久。吸烟者的骨平均愈合速度是 7 个月，而非吸烟者是 4 个月（Chen 等，2001）。对 HCO 手术患者进行的研究显示吸烟是骨科手术后发生并发症的重要危险因素之一。

在一项术前吸烟干预的研究中，接受髋关节和膝关节置换的患者术前停止吸烟 6 ～ 8 周以及术后停止吸烟 10 天，能降低术后并发症的发生。戒烟者与吸烟量至少减少 50% 的患者比较，减少吸烟量的患者与吸烟者在其他方面没有差异（Moeller 等，2002）。对接受髋和膝关节置换术的患者，手术前戒烟者比一直吸烟者有更好的短期手术疗效（Lavernia 等，1999）。Glassman 等（2000）发现术后戒烟有助于逆转吸烟对脊柱融合术的影响。

这些研究表明术前和术后停止吸烟都能降低并发症的发生危险，而减少吸烟不足以降低这种危险。

当前这些研究的结论提示：术前戒烟的知识作为术前宣教的一个重要部分，与选择患者进行骨痂分离时需要考虑吸烟的因素是同等重要的。

参考文献

[1] Adaris Cl，Keating J F，Court-Brown C M，Cigarettesmoking and open Tibial fractures . Injury 2001：32（1）；61-65.

[2] Brown C W，Orme J T，Richardson H D，The rate of pseudoarthrosis（surgical nonunion）in patients who are smokers and patients who are nonsmokers；a comparison study，Spine 1986；11（9）：942-943.

[3] Chen F，Osterman A L. Mahony K. Smoking and bony union after ulna-shortening osteotomy. Am J Orthop 2001；30（6）：486-489.

[4] Cobb T K，Gabrielsen T A，Campbell D C，Wallrichs S L，llstrup D M. Cigarette smoking and nonunion after ankle arthrodesis，Foot Ankle Int 1994；15（2）：64-67.

[5] Gerdhem P，abdon P，Abdon P，Odenbring S. Hemicallotasis for medial gonarthrosis：a short-term follow-up of 21 patients. Arch Orthop Trauma Surg2002；12（3）：134-138.

[6] Glassman S D，Anagnost C S，Paarker . Burke D，Johnson J R. Dimar J R. The effect of

cigarette smoking and smoking cessation on spinal fusion. Spine 2000；25（20）：2608-2614.
[7] Klinger H M，Lorenz F，Harer T. Open wedge tibialostetomy by hemicallotasis for medial compartment osteoarthritis. Arch Orthop Traume SURG 2001；121（5）：247-7.
[8] Kyro A. Usenius J P，Aarnio M，Kunnamo I，Avikainen V. Are Smoking a risk group for delayed healing of tibial shaft fractures？ Ann Chir Gynaecol 1993；82（4）：254-62.
[9] Lavernia C J，Sierra R J，Gomez-Marin O，Smoking and joint replacement：resource consumption and short-term outcome，Clin Orthop 1999；(367)：172-80.
[10] Mackay J，Eriksen M. The Tobacco Atlas. Myriad Edition Limited. Brighton 2002.
[11] Magyar G，Toksving-Larsen S，Lindstrand A. Open wedge tibial osteotomy by callus distraction in gonarthrosis. Operative technique and early results in 36 patients. Acta Orthop Scand 1998；69（2）：147-51.
[12] Moller A M. Villebro N. Pedersen T，Tonnesen H. Effect of preoperative smoking intervention on postoperative complications：a randomised Clinical trial. Lancet 2002；359（9301）：114-7.
[13] Moller A M. Pedersen T，Villebro N，Munksgaard A. Effect of smoking on early compilcations after elective orthopaedic surgery. J Bone Joint Surg Br 2003；85（2）：178-81.
[14] Schmitz M A，Finnegan M，Natarajan R，Champine J. Effect of amoking on tiabial shaft frature healing. Clin Orthop 1999；(365)：184-200.
[15] Ueng S W，Lee M Y，Li A F，Lin S S，Tai C L，Shih C H，Effect of intermittent cigarette smoke inhafation on tibial lengthening：experimental study on rabbits，J Trauma 1997，42（2）：231-8.
[16] Ueng S W，Lin S S，Wang C R，Liu S J，Tai C L，Shih C H. Bone healing of tibial lengthening is delayed by cigarette smoking：study of bone mineral density and torsional strength on rabbite J Trauma 1999；46（1）：110-5.

五、概述和评论

（一）研究目的

该研究的目的是明确吸烟者和非吸烟者在接受骨科胫骨半侧骨痂延长截骨术后愈合率和并发症是否相同。

简要总结

- 总体：接受该骨科手术的个体
- 队列：吸烟者和非吸烟者（注意对吸烟者的定义）
- 结局变量：并发症、骨愈合延迟、感染、骨钉松动

（二）研究设计

此研究的设计是一个连续序列的、前瞻性队列设计。连续序列（consecutive series）表

明样本是通过请求一系列接受外科手术治疗的患者参加研究生成的。前瞻性（prospective）表明研究对象进入研究并被随访，以明确多少例发生术后并发症。事实上，此研究设计是用来比较吸烟者和非吸烟者术后并发症发生率的唯一方法，因为对于吸烟与不吸烟进行随机分配在伦理上是不可行的。

1. 感兴趣的危险因素

以前的研究表明，近期吸烟史和目前吸烟的状态减慢甚至妨碍骨科手术后的骨愈合。这是第一次通过队列研究探讨吸烟对此类手术影响的调查。要注意的是非吸烟者的判定是基于患者的自我报告。尽管有一些队列研究是使用一套非常严格的标准来将患者分入某一危险组或其他组，但也有许多队列研究是依靠患者对危险因素的报告。依据非吸烟者的定义，假设被归入术前吸烟的患者术后继续吸烟，尽管这点文中没有明确指出。

2. 样本

目标人群是接受某种特定膝关节修复手术的人。研究者通过在一家瑞典医院研究 200 位连续入组的患者来获得这一群体的样本。招募连续入组的患者是一种获得样本的合理方法，因为它不允许研究团队中的任何人挑选进入研究的患者。在本研究中，连续招募患者与在其他时间接受手术的人群没有明显差异。本研究样本中吸烟者占 17%，非吸烟者占 83%。

3. 结局指标

请注意结局的测量指标以及时间点。外部固定的时间结局使用一种定距尺度（天数）来衡量。其他结局（不同的并发症）是通过二分类结局指标来测量，即有无并发症发生。研究测量了总的并发症发生率（有一种或一种以上并发症发生）以及 6 种并发症中每种的发生率。

（三）结果

在一个队列研究中，第一个表格作为识别潜在混杂因素的第一步，通常是展现两个队列的概况。因此，表 1（本文中）提供了吸烟组与非吸烟组在研究者认为可能会影响并发症发生的患者特征。两组在某些构成上有差异，尤其是在性别和 60 岁以上患者的比例方面。这就产生了一个令人担忧的问题，这些差异有可能影响并发症的发生，并可能是导致所发现的组间差异的部分原因。这是一个危险信号，请注意研究者在数据分析时是否对它们进行了处理。

1. 二分类结局指标

在文中，研究者提示，20% 的非吸烟者（34/166）和 50% 的吸烟者（17/34）出现一种或一种以上的并发症，因此，两组并发症发生率的绝对差异是 30%(50% ~ 20%)。进一步，与这一差异有关的 P 值提示这一个真正的差异，而非机会所致的差异（$P < 0.001$）。为了对一个或多个并发症的发生风险提供更多的临床分析，采用相对危险度（RR）来报告吸烟者与非吸烟者相比并发症发生的危险，RR 值是吸烟组发生危险与非吸烟组发生危险的比。[1] 由于吸烟组的危险是 50%，而非吸烟组的危险是 20%，这个比就是 50 ∶ 20=2.5。

要理解这一 RR 值的意义，需要知道 RR 值大于 1.0 提示吸烟组比非吸烟组发生并发症的危险更高，小于 1.0 则意味着吸烟组发生并发症的危险比非吸烟组低。如果两组的危险相等，则 RR 值为 1.0。

因此，吸烟组发生至少一种并发症的 RR 值 =2.5，意味着吸烟者发生并发症的危险是非吸烟者的 2.5 倍。

[1] 危险（Risk）= 某组发生并发症的人数 / 该组总人数

相对危险度（RR）= 吸烟组的危险度 / 不吸烟组的危险度

相对危险度（RR）也被用于在表 3 中描绘吸烟者相对于非吸烟者发生 6 种不良结局的危险。从这个表中，可以得知吸烟使人在假关节形成上处于更高（非常高）的相对危险度（8.1），在延迟愈合方面处于较低水平的相对危险度（2.7）。这意味着，吸烟者发生假关节形成的危险是非吸烟者的 8 倍，发生延迟愈合的危险是非吸烟者的 2.7 倍。在解释 RR 值时，关键词是相对，无视这词将容易导致对 RR 值的误解。

RR 值使得可以对比吸烟者发生数种结局的相对危险。比较吸烟者发生延迟愈合的 RR 值（2.7）和假关节形成的 RR 值（8.1），提示作为吸烟者，假关节形成的发生危险较延迟愈合发生的危险增加的更多（注意"更多"这一相对性的词语）。在看吸烟者延迟愈合与假关节形成的 RR 值时，错误地认为吸烟者发生假关节形成的危险比其发生延迟愈合的危险高会带来数据解释上的混乱，本人倾向于将绝对的发生率和相对危险度（RR）一起看，于是对表 3 进行了修改（见表 8-2）。这种表现方式提醒读者某种并发症在一组中发生危险的绝对值在一组中绝对危险度与其和另一组的相对比率在数值上是不同的。

表 8-2 重组结果以阐明危险

	非吸烟者的危险	吸烟者的危险	绝对差异	相对危险度
结局	*n*=166	*n*=34	有危险	
延迟愈合	25（15%）	14（41%）	26%	2.7
假关节形成	3（1.8%）	5（14.6%）	12.8%	8.1

来源：改编自 Dahl，A. W.，& Toksvig-Larsen，S.（2004）. Cigarette smoking delays bone healing：A prospe-ctive study of 200 patients operated on by the hemicallotasis technique. Acta Orthopaedica Scandinavica，75（3），347-351.

关于表 3 还要注意关注最右侧列，相对危险度的 95% 置信区间（95%CI）。只以其中延迟愈合一行为例，研究样本的 RR 值是 2.7。这一值也是对接受 HCO 的术后人群中可能发生延迟愈合情况的最佳单一估计值。但是 95% 的置信区间对其提供了补充信息。它提示在人群中延迟愈合的 RR 值可能是 1.5 ~ 4.7 中的任一值。这是一个中等大小的范围；因此，它可以被描述为对处理效应的中等精确度估计（moderately precise estimate of treatment effect）。通常，对处理效应的精确估计（较窄的置信区间）更好，因为它更能让临床医生感觉到现实实践中可能出现的不同。

上述解释可能让人难以把握（理解），而且对不经常使用RR值的人来说容易引起误解。我对RR值的看法是：如果你不经常阅读使用RR值进行统计的报告，知道RR值是一种比较两组发生某一结局危险的方法即可，不必理解RR值的全部意义，反而应把注意力集中在两组发生每种结局的危险度之间的绝对差异上。这些绝对差异的意义直接且易观察，而且与RR值比较，不易使你得出错误结论。如果你的临床领域要求你阅读使用RR值的报告，建议使用一本好的专业解释RR值意义的工具书（source book）。对初学者推荐Sheldon（2000）写的一篇短小但是很清楚的文章，“循证护理统计学（Statistics for Evidence-Based Nursing）”。

2. 连续性变量的结局指标

我们来看关于外部固定天数的分析，这是一个连续性变量，对吸烟者和非吸烟者比较了外部固定的平均天数。在结果部分中，了解到吸烟者比非吸烟者外部固定的天数多16天（110–94）。从临床角度来看，这一平均值之间的差异是有临床意义的，因为它表示吸烟者平均外部固定的时间要比非吸烟者多2周多的时间。从统计学角度，应用t检验比较两组均数，差异在$P < 0.001$水平，有统计学意义。这意味着，研究发现的这么大的差异只有小于1/1000的机会是由于偶然机会造成，因此，这一差异可能同样存在于更广泛的人群中。

注意尽管两组外部固定天数的平均差异是16天，但外部固定天数差异的95%的置信区间是7.0 ~ 25.0，这意味着在目标人群中吸烟者比非吸烟者外部固定的天数可能多出高达25天，或低至7天。遗憾的是这一置信区间很宽（部分原因是研究的样本量不够大）；与窄的置信区间相比，宽的置信区间对在人群中可能实际发生情况的估计精确度低。尽管如此，与仅通过样本平均数本身来估计相比，置信区间仍是对在人群中可能发生情况的较好估计。

3. 寻找潜在的混杂因素

研究者意识到吸烟不是并发症的唯一危险因素，而且吸烟组和非吸烟组可能在吸烟状态以外的其他方面存在差异。表1揭示了其中一些差异，例如在吸烟组中女性的比例较高，而非吸烟组中60岁以上患者的比例较高。为更明确地处理吸烟者与非吸烟者在其他危险因素上的差异影响并发症发生的可能性，研究者应用了多因素Logistic回归分析。

结果采用了比值比这样一个统计量来报告（如表5所示）。首先，让我们考虑比值比（odds）的概念以及它与发生危险比较有何不同。某一并发症的比值与并发症的危险相似但又有不同。危险是某事物发生的概率（即可能性）相对于它可能发生的次数。你掷骰子（只掷1个）希望能掷一个“5”出来。你有1/6的机会掷出“5”；因此“5”出现的危险是1/6，换算成小数四舍五入就是0.17（1/6=0.166）。正相反，比值是指某事物发生的机会与它不发生的机会之比；因此，掷出一个“5”的比是1/5或0.2。分子在两种计算中是完全相同的，但分母不同（比较下面的计算公式[2]和之前给过的危险度的计算公式）。

[2] 比值（Odds）= 一组中发生并发症的人数 / 一组中未发生并发症的人数

比值比（Odds ration）= 吸烟组患者的并发症比值 / 未吸烟组的并发症比值

比值比是观察组发生的比数（分子）相对于对照组发生比数（分母）之比。对它的解释与相对危险度（RR）类似。比值比为 1 意味着两组经历某一结局的比数相同。

在护理文献中，比值比出现的频率正在增加，因此我们需要深入理解这些文献对比值比的解释，我再次向你们推荐 Sheldon（2000）。

由于技术原因在一些分析中采用比值比（OR）而非相对危险度（RR）。作为一名临床读者并不需要去理解何时应该使用哪一个指标。研究者和评审团队负责它的正确使用。另外一点是调整后的 OR 值是指在分析中考虑了其他变量后得出的 OR 值，所谓的调整指计算各变量的 OR 值时必须控制其他变量不变。

回到本研究结果，在表 5 中我们注意到吸烟者是唯一比值比（调整后 OR）显著大于 1 的亚组；其 OR 置信区间是仅有的不包括 1.0 的。因此，吸烟是决定并发症是否发生的唯一危险因素。这一分析大体上排除了其他混杂危险因素，留下吸烟成为对为什么并发症的发生率在吸烟组和非吸烟者存在差异的最好解释。

潜在的混杂影响可以通过纳入标准（即允许进入研究的个体不能有某种特征）来控制。因此在本研究中如果研究者认为吸烟群体可能年龄更大，且年龄可能对手术后并发症的发生有显著影响，那么研究者就会排除 60 岁以上者进入研究。但这样做可能使可获得样本量减少并影响研究结果外推。此外，本研究结果证实了 60 岁以上这一危险因素对 3 种并发症中的任何一个（所有 3 个的 95%CI 都包括 1.0）都没有预测意义，因此没有必要排除 60 岁以上这一群体。

（四）讨论

非常重要的是研究者将其研究结果放到已完成的类似研究背景中，并得出本研究可以加入到显示吸烟是骨科手术术后发生并发症的危险因素的研究系列中的结论。

WWW 本书的附属网站提供了其他学习素材，可登录 http：//go. jblearning.com/brown3e。

参考文献

[1] Dahl，A. W.，& Toksving-Larsen，S.（2004）. Cigarette smoking delays bone healing.A prospective study of 200 patients operated on by the hemicallotasis technique.Acta Orthopaedica Scandinavica，75（3），347-351.

[2] Hanlon，J. T.，Pieper，C. E.，Haijar，E.R.，Sloane，R. J.，Linblad，C.I.，Ruby，C. M.，& Schmader，K. E.（2006）. Incidence and predictors of all preventable adverse drug reactions in frail elderly persons after hospital stay. Journals of gerontology.Series A，Billogical Sciences and Medical Sciences，61（5），511-515.

[3] Mamdani，M.，Skyora，K.，Li，P.，Normand，S.L.，Srrenier，D.L.，Austin，P. C.，Anderson，G.M.（2005）. Reader’s guide to critical appraisal of cohort studies；2. Assessing

potential for confounding. British Medical Journal, 330, 960-962.

[4] Marcin, J. P., Rutan, E., Rapetti, P. M., Rahnsmayi, R., & Pretzlaff, R. K. (2005). Nurse staffing and unplanned extubation in the pediatric intensive care unit. Pediatric Critical Care Medicine, 6 (3), 254-257.

[5] Sheldon, T. (2000). Statistics for ebidence-based nursing. Evidence- Based Nursing, 3, 4-6.

[6] Van Rompacy, B., Elseviers, M. M., Schuurmans, M. J., Shortridge-Baggett, L.M., Truijen, S., & Bossaert, L. (2009). Risk factors for delirium in intensive care patients: A prospective cohort study. Critical Care Forum, 13, R77. Retrieved from http://ccforum.com/content/13/3/R77.

第九章

系统评价

在过去的研究中，你会发现有很多研究都是集中在某一个科研问题，那么，临床工作人员和研究人员就开始认为我们有必要将这些研究发现整合起来，以便对此类科研问题的研究发现有更宏观的概念。这种整合的过程称为系统评价（SR）。为了避免得出错误的或者有偏倚的结论，这一过程需要特别仔细处理。因此，很多医疗学术机构对实施系统评价的方法做了严格且详细的规定，其中最著名的有 Joanna Briggs Institute（2011）、International Cochrane Collaboration（Higgins 和 Green，2011）和美国的 Institute of Medicine（2011）。一个好的系统评价可以帮助临床工作者和研究人员清楚地辨别一项研究问题中已然知晓的部分，即将知晓的部分和有待解决的部分。系统评价通常作为连接个体研究和临床决策以及个体研究和临床实践指南之间的桥梁。

有时，一个优秀的系统评价会质疑一些已经被广泛应用的临床实践方法。比如，一个检测建立快速反应团队（rapid respond teams，RRT））效益的系统评价，发现建立 RRT 不会总得到期望的效益。这个系统评价纳入分析了 18 项研究，共 130 万例住院病例，发现在户外紧急救护中建立 RRT 降低了 34% 的心脏停搏率，而与降低住院死亡率没有关系。这些发现对医院工作人员在投入到 RRT 里的时间、精力和资金是否得到了应有的回报提出质疑。

一、系统评价的分类

系统评价

- 整合性系统综述
- Meta 分析法
- 质性 Meta 整合法

系统评价（SR）的总目标是通过总结和分析多个研究成果，得到关于某特定问题的总结报告。目前主要有 3 种分析方法：整合性系统综述、Meta 分析法和质性 Meta 整合法。整合性系统综述（integrative research review，IRR）是将多项研究的研究结果通过逻辑推理进行整合并通过结论总结表和清单的形式列出来，也称为定性系统综述。IRR 的目的是总结某一主题的研究结果。Meta 分析法是通过使用统计方法将多项研究成果整合起来。通过干预性研究，这些数据的整合可以得到个体研究所不能发现的效益。质性 Meta 整合法是整合多项质性研究结果和结论。例如，一项关于疾病是怎样破坏女性育儿能力的质性 Meta 整合中，纳入了 13 项质性研究，得出了 5 个相关主题（Valido、Wilkes、Carter 和 Jackson，2010）。

尽管 3 类 SR 方法在实际应用中都获得了重要的成果，但 IRR 法在临床护理类期刊中最为常见，因此本书这章和下一章着重介绍 IRR 法。在具体介绍 IRR 方法之前，这里需要指出，这 3 类方法在多个方面都不同于文献综述（表 9-1），主要有：

- 针对于 SR 完成的过程，形成了规定的标准。此外，SR 报告包含了过程中每一步的细节描述。遵循规定的程序和对过程详尽的描述可以减少偏倚结论出现的可能性。相比而言，文献综述是依据撰稿人的偏好来构建的，没有对怎样构建进行描述，也没有对构建过程进行描述。缺乏过程描述和细节记录，使得传统文献综述法得到的结论更容易有偏差。
- 系统评价仅归纳分析研究报告和大数据库里的数据，而传统文献综述通常会涵盖各种不同类型的文章，如短文、轶事和个人观点。
- 系统评价的素材是基于对研究的广泛且深入的搜索，而传统文献综述可以是，或经常是选自己所希望的报告成果。
- 系统评价利用质量过滤法既可以排除质量差的研究成果，也可以对其包含的所有研究成果进行等级分类。

表 9-1　系统评价和传统文献综述的区别

特征	系统评价（SR）	传统文献综述
目的	对给定问题做全面的检测	强调问题；全面性不够
构建过程	存在标准，报告中详细记录流程	无标准；不记录过程
检索策略	尽可能详尽	通常有限
材料来源	原始研究报告；先前的 SRs，大数据库的信息	原始研究报告，理论文献，短文；评论性文章
材料选择	可以使用质量评价过滤器	没有质量过滤器
总结报告	包含所有质高质量的研究	通常会有目的地选择

二、整合研究评价构建流程

SR 构建流程如下：

明确地阐述主题或感兴趣的问题

↓

系统性检索并筛选相关的研究成果

↓

评估并选取相关的且无结果偏倚的研究成果

↓

提取信息，分析，将各项研究发现整合成证据框架

↓

生成报告文档

在 Joanna Briggs Institute（2011）和 the Institute of Medicine 的工作中有关于 IRR 更详细的构建步骤和标准。在细节上，这些步骤能够控制在构建过程中任何步骤可能出现的失误和偏差。

（一）阐述主题

具有专业知识的个体和小组实施整合性系统综述。这里用“实施”一词是因为做 IRR 是一个苛刻和严格的过程。系统评价小组通常会比个体更有可能构建出没有失误和偏差的 IRR，因为小组成员会相互检查和弥补其工作以发现不明显的误差。

1. 主题范围

系统评价小组首先需要确定一个进行综述的主题或问题。有时，主题是宽泛的；但有些时候主题是相对较窄的。一个宽泛的主题需要处理问题的各个方面，而窄的主题集中于问题的某个特定方面，这称为 IRR 的主题范围。例如，预防老年人摔倒的 IRR 范围会比预防老年人在室内摔倒的 IRR 范围要大，而名为“环境变更预防老年人室内摔倒”的 IRR 范围会更小。

范围的宽和窄不意味着好或者坏，相比而言，较宽范围的主题需要检索和评价更多的文献资料。一个预防老年人在室内摔倒的评价需要涵盖患者功能状态的研究（平衡和步态）、用药状态、体位性低血压素等。而一个环境变更预防老年人室内摔倒的 IRR 可以集中在较小的研究中，如地板表面、扶手、灯光和台阶等。同样，戒烟干预的 IRR 是一个特别宽泛的主题，但如果规定人群的范围，比如青少年，这个 IRR 显然会范围更窄一些。

IRR 的范围越广，意味着需要更多的资源，产生总结也更难，结果报告也会更复杂。

评价人员需要考虑包涵在 IRR 内的文献类型以及文献年限。现代技术和护理模式的改变使得超过一定年限的文献不再适用。

2. 研究类型

评价人员可以选择采用各种类型研究或者只选择某种具有明显特征的设计类型。比如，医生们对于疗养院中尿失禁患者的干预评价可以只采用随机对照试验（Fink、Taylor、Tacklind、Rutks 和 wilt，2008）。相比较，一位护理评价者对于用质性研究来了解女性心脏疼痛的经历更感兴趣，因为她们更在乎的是理解女性的视角（O'Keefe-McCarthy，2008）。两种研究类型的不同取决于研究人员在临床问题上关注的焦点。

以前，当对一个临床干预措施的效果进行系统评价时，只需要纳入随机对照试验，即实验性研究。然而越来越多的研究人员发现，质性研究和观察性研究 / 非实验性性研究的贡献率更高。以下陈述取自 Cochrane Consumer Network（2012）：

系统评价中所纳入的临床研究都是需要精心选择受试者，因此，它不考虑医疗保健中更为复杂的临床问题和社会问题。如今随机对照研究是 Cochrane 评价的主要资料来源，而 Cochrane 评价的结果常常通过数值项来衡量（所以又属于定量研究），The Cochrane Collaboration 现在正致力于探讨如何将质性研究的成果融入随机对照研究中。

- 所以质性研究因其在临床干预中的特有贡献而备受肯定。质性研究可以提供以下信息：患者对疾病治疗方案的认知。
- 患者在个人生活方式中遇到的问题。
- 患者能够坚持将治疗方案和其日常生活结合的程度。
- 治疗方案对生活质量的影响。

显然，在评价一个治疗方案的证据时，这些要素均需考虑。需关注它们的实际应用情况、患者的负担和坚持治疗依从性等，上述因素均对生理上的疗效和其他临床结果有影响。实际上，某一干预措施的效果更像是直接的生理或心理效应、患者的反应及应用情况的结合。

同样，非随机对照性研究，如队列研究、病例对照研究、前后对照研究均可以为了解干预措施的效果，尤其是为长期疗效或者罕见结果提供证据，而这些结果很少能通过随机对照试验进行研究获得。评估非随机对照性研究的风险可以使用类似于随机试验的那套方法，但是需要在选择性偏倚上多加注意（Higgins 和 Green，2011，第 13.1.2 节）。

最初由专家评审组决定怎样处理那些设计不完善的研究。一些评审组会把这些研究囊括进来，但标注出其研究设计的不足之处，也有系统评价小组会直接把这些研究排除。还有一些评审组会同时分析低质量和高质量的研究，然后分别判断其质量是否影响结果。

（二）检索并筛选相关研究

对主题和范围的明确定义后，开始检索研究资料。大多数系统评价小组都有一位医学学科方面的图书管理专家负责检索文献和资料。最常见的检索方式是使用发布医疗保健类文献的计算机数据库（CINAHL、MEDLINE 及其他），通常会在多个医疗保健类数据库中运用各种检索词、连接词、检索条件进行检索。

通常，系统评价小组的初始目标是查找所有可能相关的文献资料；然而数据库检索有可能遗漏一些符合标准的文献，从而导致数据误差。此外，数据库仅包含已经发表的和部分已经完成但是没有发表的研究。因此，从数据库中检索相关的文献资料仅仅是系统评价的一个起点，系统评价小组还需要扩展查阅相关文献的参考文献，检索研究注册库和会议论文，咨询同行甚至在网上搜索。

在这一阶段，可能会需要处理数百篇文章，仔细阅读文章摘要可以帮助排除那些非研究性或者不相关的文章，然后获得所有相关的研究报告。使用一个预先指定好的入选标准，两位或两位以上的人来决定哪些文献需要全文阅读。

（三）评价

初步入选的文献都需要对其质量进行评价。评价的目的是排除不符合纳入标准的或者研究方法不可信的资料。最后通过评价和筛选出来相关的文献数目可能会远远小于之前检索出来的文献数。数百个检索出来的资料最终通过审核后可能会只剩不到 30 个，甚至是 8 个，这种情况并不少见。

然后系统评价小组根据关键问题或副标题，将最终纳入的文献进行分类，如那些使用相似的干预形式的研究，或者那些评估某一特定临床结果的研究。例如，一个新生儿重症监护病房的照护研究（Cleveland，2008），就是按照是否评估了父母育婴培训的需要或者父母期望得到的支持需要来分类的。

（四）提取、分析和整合

系统评价小组认真阅读每一篇文献并仔细提取基本信息，如设计、样本、研究变量和结果。然后将信息录入到资料提取表中（表 9-2）。然后标注出不同的研究问题，测试变量的方法，以及记录测试结果的时间。需要辨别出相似的和不同的研究结果或发现，并分析出现差别的原因。

分析的目的是将个体研究中的发现融入到整体研究中，然后得出结论，这一步不同于独立分析每一项个体研究。因为这一步骤中会产生一些新的，任何单一独立的研究所不能产生的论断，所以这种以结论的形式将各种不同的研究发现融合在一起称为“整合”。整合这个术语让整个研究过程和研究结果听起来特别的严格和准确，但事实上并不是这样。在这 3 类 SR 的构建形式中，即使评审人员小心谨慎，过程的解释也很准确，假设、所做的决定以及失误都能够影响结果，甚至产生一个错误的结论。然而，通过那些标准的程序来实施 IRR 可以将偏倚最小化。

表 9-2 IRR 资料提取表举例

研究	N（随机分配人数 / 随访人数）	研究对象（纳入标准和平均年龄）	干预措施	主要目标†	随访时间‡	结局指标测量§	结果f
Blinder，2002，USA	IG：69/66 CG：50/49	2/3 标准：改良的 PPT 得分为 18～32，最大氧摄入量 10～18mL/kg/min，自述困难程度 2ADL 或 1IADL（平均年龄：83）	IG：9 个月的身体锻炼指导，分为 3 个阶段，每个阶段 36 个课程。阶段 1：小组形式，22 个动作训练灵活性、平衡性、协调性、速度反应和力量训练。阶段 2：循序渐进抵抗训练，并结合阶段 1 的训练。阶段 3：耐力训练并结合阶段 2 的训练项目。 CG：9 个月的家庭锻炼项目包括阶段 1 里面 22 个动作训练中的 9 项。要求参加者每周锻炼 2～3 次并要参加每个月的课程。	减少或者推迟虚弱	3、6、9 个月	自述使用辅助设备情况（OARS ADL 和 IADL 量表） 自述的 ADL 和 IADL 困难（FSQ 身体功能子量表） 改良 PPT 条目 膝关节伸展 / 屈曲强度 VO_2- 最大量 平衡性 体重	两组间无差异（无数据呈现） 干预组有明显改善 干预组有明显改善（改良 PPT 条目 / 膝关节牵引力、VO_2- 最大量平衡性），两组间体重无明显差异（未给出数据）
Boshuzen，2005，Netherlands	IG：高度指导组（HG）24/16 IG：中等指导组（MG）26/16 CG：22/17GAN	感觉上楼有困难者，膝盖牵引力 < 87.5N-m（平均年龄～79）	IG：高度指导组，10 周的训练项目，由 PT 组织的每周 2 次小组课程（60 分钟）和一次无人监督的家庭课程。集中在同轴、等轴和偏心的膝关节牵引力活动。 CG：无训练或者其他激励措施	膝关节伸直功能的增加	10～12 周	自述日常生活中锻炼的情况 膝关节伸肌强度，行走功能，平衡力，箱式行走，上下楼梯的最长时间	两组间无差异 HG 和 CG 组在膝关节牵引力和行走功能有差异，HG 和 MG 组在行走功能上有差异，HG 组明显改善
Chandle，1998，USA	IG：50/44， CG：50/43	需要扶梯协助下楼者（平均年龄～75）	IG：10 周锻炼项目，每周由 PT 举行三次个人家庭课程 CG：未进行锻炼或者鼓励锻炼	下肢力量增加	10 周	1. 自我评定身体活动受限情况（MOS-36 身体功能量表） 2. 下肢力量 3. 身体功能	两组间无差异（数据未给出） 干预组研究对象下肢力量增加（未给出数据）

*来　源：Daniels，R，vanRossum，E，de Witte，L，Kempen，G. I & van den Heuvel W.（2008）. Interventions to prevent disability in frail community dwelling elderly：A systematic review. BMC Health Service Research，8，278. Retrieved from http：//www. Biomedicentral. Com/pdf/1472-6963-8-278. pdf

* 随机与干预指导的参与者数量有关（IG：干预指导组），和对照组（CG）。后续工作

† 涉及到数据分析的参与者的数量

‡ 研究对象随机化后在数月或者数周后进行追踪测量

§ 测量残疾的概念和工具，随后是虚弱结局的测量

* SS=P < 0.05 有统计学差异；NS= 无统计学意义

表 1 检索词与结果

数据库：Ovid（Medline、Embase、CINAHL 和 PsycINFO）和手工检索纳入的参考文献

检索	# 检索词	结果
1	Bipolar disorder/ or bipolar. mp	15269
2	Medication adherence. mp. or medication adherence/	3446
3	1 and 2	100
4	Drug therapy. mp or drug therapy/	89824
5	Client attitude. mp	1
6	Health knowledge，attitudes，practice/ or patient attitude. mp.	45264
7	1 and 4 and 6	1
8	1 and 2 and 6	3
9	Concordance. mp	12237
10	1 and 4 and 9	0
11	Manual searching	8

（五）报告

IRR 报告从陈述研究问题和解释此项研究的重要性开始。应该报告评价是否是针对某些特定人群或环境，是否针对一个或者多个结果。比如，一个关于放松技术效果的评价可以只针对缓解疼痛的效果或者也可以包括那些有关焦虑症、恐慌发作和戒烟等的舒缓技术的研究。

此外，需要详细报告检索文献的过程，包括数据库检索，使用的关键字以及纳入和排除的所有标准。从报告中提取信息的过程和评价研究质量的方法也需要详细描述。

通常图表中所展示的是经过大量简化的研究资料。表 9-2 是一个关于社区老人预防残疾干预 SR 的一部分研究资料列表（Daniel、van Rossum、de Witte、Kempen 和 van den Heuvel，2008）。列表提供了一个快速浏览该项研究中所有研究方法和结论的途径。

然后，报告那些一致的、有冲突的、模棱两可的研究发现，以及研究领域中的空白，并提出关键结论。最后，评价人员需要指出他们的结论是否与该主题之前的所有研究吻合，哪些方面吻合，总结研究结论的适用范围，并对结论中涉及的临床应用提出观点和建议。

三、IRR 的应用

近几年来，越来越多的 IRR 发表在医学杂志上，这些对临床制订护理草案有很大的帮助。之所以有用是因为这些 IRR 将许多研究工作提取在短短几页纸上。一个设计良好的 IRR 可以在一个医疗项目团队制订护理草案时节省所有在检索、提取、评价、分析研究结果过程中的工作量。

同时，IRR 的用户需要谨记，所有的结论都是关于研究成果的解释，大家都知道，用户很容易倾向于未经确认的假设，疏忽出错以及产生不必要的误差。两个评价相同研究的评价组可能会得出完全不同的结论。从资料搜索到质量评价最后到得出结论的每一部分，都会有好多关键点让两个评价组的结论存在差异。一个评价组可能会忽略某项另一个评价组认为非常重要的研究。一个评价组可能会关注这个结果，而另一个评价组可能认为另一个结果更重要。通常不同评价组会得出相似或者互补的结论，但有时也会出现矛盾的结论。

全世界的医疗保健组织都在制作以及检索系统评价。第十二章将会介绍怎样检索系统评价，第十五章将会介绍怎么样评价一个 IRR 的质量。

四、范例

阅读提示

这篇 IRR 文章的结果和讨论部分提供的研究背景不包括在该 IR 中，因为它们与这个主题没有直接关系，也与 IR 的结论部分无关。

躁郁症患者服药依从性影响因素的系统综述

MARIE CROWE，LYNERE WILSON，MAREE INDER
DEPARTMENT OF PSYCHOLOGICAL MEDICINE，UNIVERSITY OF OTAGO，
PO BOX 4345，CHRISTCHURCH，NEW ZEALAND

文章信息
【文章历史】
2010 年 9 月 22 日接收
2011 年 1 月 24 日收到修改稿
2011 年 3 月 11 日录用
【关键词】
躁郁症；抑郁；服药依从性；躁狂症；护理；回顾

摘要

背景：与其他慢性疾病一样，躁郁症患者很少完全依从或完全不依从医嘱。尽管有大量的新型药物涌现在市场上，但从 20 世纪 50 年代首批精神药物被引进开始，服药依从性差的发生率就一直没有得到改善。躁郁症患者服药依从性差会导致情感障碍复发，进而降低患者的生活质量。临床医生对患者服药依从性差的影响因素未有很全面的了解，常认为与疾病本身有关。目的：探讨躁郁症患者对服药依从性的认知。设计：系统综述发表于 1999—2010 年的文献。数据来源：Ovid（Medline、CINAHL、Embase、PsycINFO）及手工检索。回顾方法：系统综述的过程包括：形成问题；文献检索与初筛；提取数据；质量评价；数据分析与整合；结果阐释；报告结果。结果：13 篇研究符合本文的纳入标准。纳入的研究描述了患者对药物的认知，整合为 4 类：疾病因素、个人态度和信念、药物因素及环境

因素。结论：研究结果表明在改善患者服药依从性时需全面考虑各种相关影响因素（患者、疾病、药物及环境）。临床医生通过与患者建立合作关系来了解患者对于疾病症状、诊断、病程及药物的认知。了解并接纳患者的认知可能有助于改善躁郁症患者的服药依从性，进而改善临床结果。

关于此议题的已知论点：

- 服药依从性一直是慢性病治疗中的一个重大问题。
- 躁郁症的复发与服药依从性差有关。

本文新增论点：

- 本研究系统综述了患者对服药依从性差的自我认知的文献
- 本研究系统综述了患者感知影响其服药依从性的原因主要包括患者因素、疾病因素、药物因素以及环境因素。

在一个有力的治疗团队下增强患者的服药依从性有助于减少疾病的复发、减轻对患者生活的不良影响及改善患者的健康。

1. 前言

在慢性疾病的治疗中，服药依从性一直是一个重大问题。2003 年 WHO 报告，在发达国家约有 50% 的慢性病患者存在不按照医嘱服药的现象。依从性是指一个人的行为与医疗指导的一致性程度（Horne，2006）。单词“adherence”已经取代了“compliance”及它的传统含义，“adherence”强调患者的角色（在决定是否按照医嘱去执行时），同时也免去了对患者的谴责（如果患者选择不遵医嘱）。它强调患者与医生之间需要达成协议。

依从性差与疾病种类、疾病的严重性、患者获得的信息量及患者的社会人口学因素无明显关联（Horne，2006）。依从性差包括多个方面，但普遍是指服药依从性差，包括减少剂量和次数，该药物是针对症状的，而不是作为一种预防性、可以暂时中断或完全中断的药物。这种情况通常发生于患者在做决定时只根据他们自身的需要而不咨询医生。Horne（2006）认为大部分患者从不盲目遵从医嘱，即使治疗他们的是值得信赖的医生。相反，他们倾向于根据他们对疾病的个人理解与认知来评估这些医嘱是否合理。相当一部分人对处方药有着强烈的负性观念，认为它们是有害的、化学的（非自然的），最好避免服用，还认为医生特别愿意开处方药（Horne 等，1999）。

和其他慢性疾病一样，躁郁症患者很少完全依从或完全不依从医嘱，在药物使用上通常介于两种情况之间（Scott 和 Pope，2002）。早先研究表明，精神障碍患者服药依从性差会出现“认知缺乏”（El-Mallakh，2007；Yen 等，2005）或对疾病的“否认”（Keck 等，1997；Pollack，1995）的临床症状，但此结论对于解释影响疾病与药物依从性的普遍和特殊因素的能力是有限的。由于药物与疾病的复发有关，尤其是躁郁症（Miklowitz，2008），因此，有必要进一步探讨躁郁症患者作出服药决定的影响因素。

2. 背景

躁郁症是以伴有情绪不稳定的长期反复发作为特征的一种精神障碍性疾病。已有研究表明双相I型与双相II型躁郁症障碍的纵向病程的特点都是慢性的，且主要表现为抑郁（Judd等，2002）。根据精神障碍诊断和统计手册第4版DSM-IV（American Psychiatric Association，2000），双相I型障碍指有发作性躁狂（心情极度高涨）、情绪不稳（通常烦躁不安）及重性抑郁发作。双相II型障碍指有重性抑郁及至少一次轻度躁狂发作（心境高涨）。药物在急性发作期上的治疗效果显著，然而大量研究表明当大部分患者的躁狂或抑郁症状得到控制时，仍有很多患者无法恢复功能（Bauer等，2001；Judd等，2002；Keck，2006）。临床指南表明急性期症状得到控制后，患者还需要长期预防用药来防止复发（Royal Australian and New Zealand College of Psychiatrists Clinical Practice Guidelines Team for Bipolar Disorder，2004）。然而即使在预防用药的情况下，躁郁症第1年的复发率仍高达40%，第2年的复发率为60%，5年后的复发率为73%（Gitlin等，1995）。Johnson和MacFarland（1998）发现首次使用锂药物治疗之后，可坚持使用的平均时间仅是76天。精确评估躁郁症患者的服药依从性是较难的（Sajatovic等，2004），最常采用的评估方法是自我报告和血浆水平。Scott（2000）发现自我报告测量法与血浆水平高度相关。

Scott（2000）指出约有30%～50%的患者存在一年中至少有一次不按医嘱预防性服用镇静剂的现象。尽管有大量的新型药物涌现在市场上，但从20世纪50年代首批精神药物引进后，服药依从性差的发生率从未得到改善（Tacchi和Scott,2005）。Pope和Scott(2003)发现临床医生对于患者服药依从性差的原因存在误解，认为患者自身感觉良好或经常错过服药是服药依从性差的原因。

越来越多的证据显示由于服药依从性差的发生率高，在治疗躁狂症时仅单独采用精神药物干预的效果会不如第一次干预那么有效（Crowe等，2010）。Angst和Sellaro（2000）在一篇关于躁郁症200年内的文献综述中发现，现代随访研究的结果与抗抑郁药及镇定剂出现前研究的结果一致。大多数心理健康服务机构将药物作为唯一的治疗选择，但大都未提出针对改善患者服药依从性的解决方法。

躁郁症患者的服药依从性差与复发率高、入院及自杀有关，因此迫切需要更好地了解影响患者服药依从性的原因（Claworthy等，2007）。Perlis等（2006）发现尽管患者接受了最优药物治疗，也有可能复发，且在工作、社会关系及与人相处上都存在问题。本文通过综述影响患者服药依从性的因素，以期为躁郁症患者提供有效的治疗选择。

3. 方法

按照Cooper（2010）所描述的系统评价的程序对纳入文献进行系统综述，研究方法包括7个步骤：①提出问题（MC，MI，LW）；②检索文献（MC和 研究馆员）和初筛（MC与MI独立进行）；③提取资料（MC，MI）；④质量评价（MC，MI，LW独立进行）；⑤数据分析与合成（MC）；⑥数据阐释（MC，MI LW）；以及⑦报告结果（MC）。

3.1　问题

引起躁郁症患者服药依从性差的原因是什么？

3.2　检索策略

检索数据库包括：Ovid（Medline、Embase、CINAHL和PsycINFO）和手工检索那些经过网络搜索纳入的参考文献。咨询研究馆员及查阅医学主题词词汇后确定关键词为：bipolar disorder（躁郁症）；medication adherence（服药依从性）；drug therapy（药物治疗）；

client attitude（患者态度）；patient attitude（患者态度）；health knowledge（健康知识），attitudes（态度），practice（实践）；concordance（一致性）。

3.3 纳入标准

下面的纳入标准是由研究问题和临床或研究需求所确定的，如临床指南表明躁郁症的治疗需要药物治疗，但研究却表明许多躁郁症患者服药依从性差。

- 研究躁郁症患者服药依从性影响因素的文献。
- 使用量性研究与质性研究的文献。
- 研究的重点是患者对服药依从性的自我认知。
- 对结局指标的测量工具不做限制。
- 文献发表时间在1999—2010年。时间设置在这个时段是因为在初次检索中发现，早于1999年发表的探究患者观点的文献很少，仅有的2篇符合纳入标准的文献研究不是探讨患者对疾病自我认知而是临床影响因素。

3.4 排除标准

有多个诊断结果或诊断结果无法将躁郁症与其他疾病相区别（疾病诊断不明确）的研究将被排除在外。

3.5 纳入研究的筛选

检阅所获文献的摘要，2位研究者独立筛选文献。而后，对主要研究患者自我认知的文献进一步详细阅读，检索并获取符合要求的文献全文。

3.6 质量评价

按照改编自先前发表的系统综述（Bee等，2008；Curran和Brooker，2007）的标准对纳入文献的研究设计方法、取样及结论进行质量评价。

- 研究目的与研究方法学、测量工具一致
- 详细报告了取样过程及样本的社会人口学特征
- 描述了资料收集的方法
- 质性研究资料的收集工具和（或）方法是经过验证的
- 详细描述了资料的分析过程且与研究方法一致
- 系统性阐述研究结果
- 结论反映研究结果

3位研究员独立对纳入文献进行质量评价，之后通过讨论对文献纳入或排除的结果达成一致。初检得到100篇文章（表1），但大部分不满足所有的纳入标准（表2）。

4. 结果

共纳入13篇文献，1897位躁郁症患者。由于发表的关于躁郁症的文献数量偏少，所有评估了患者对于服药依从性的自我认知的文献都被纳入。所有纳入的文献均符合上述质量评价标准的最低质量要求。每项研究纳入的样本量为10 ~ 435，大多数研究来自于美国和英国。研究大多采用量性设计，仅2篇为质性研究，其中1篇为混合性研究。其中一些研究是独立性研究，部分研究是其他躁郁症研究的附属研究。因联合量性和质性研究，且各研究采用的测量方法不同，故不对纳入研究结果进行 Meta 分析。大多数研究是在门诊患者中进行的，只有 1 篇研究是在帮助躁郁症患者的网站会员中进行的。

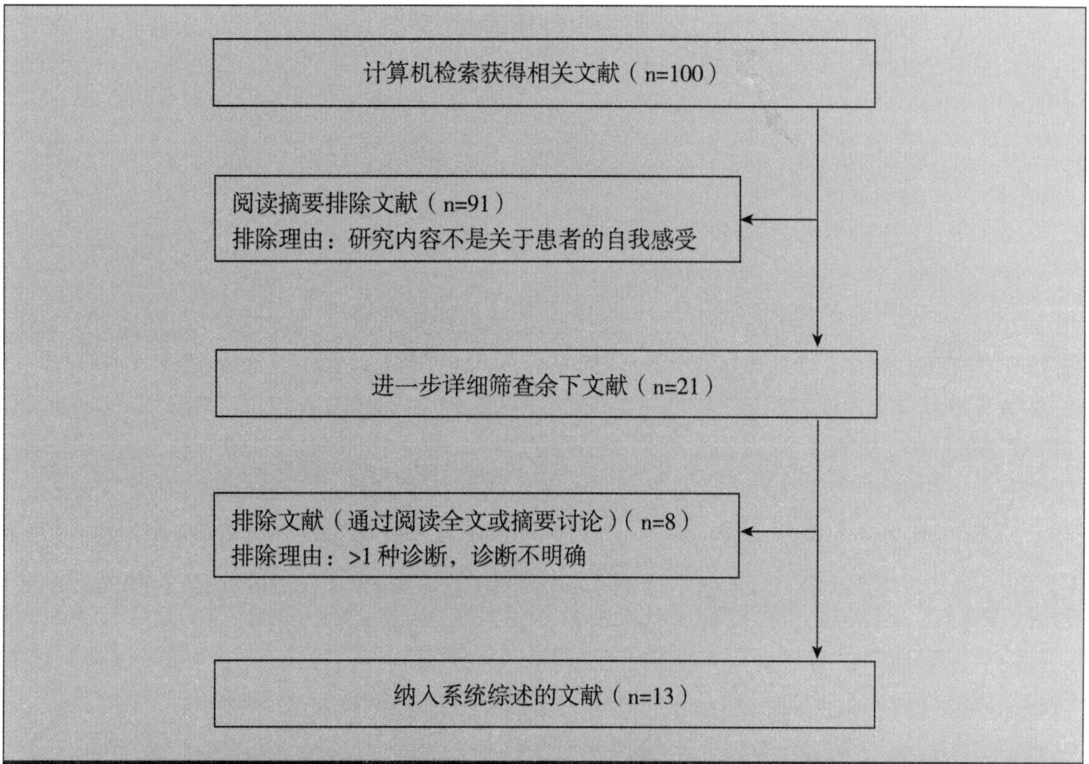

表 2　流程图

这些研究采用各种不同的测量方法，其中包括一种服药依从性测量工具，如药物依从性评定量表（MARS）（Thompson 等，2000）和其他早期研究结果的测量工具，如医疗保健态度调查问卷（Ludman 等，2002）、服药信念调查问卷（Horne 等，1999）、对情绪镇定剂态度调查问卷（Harvey，1991）。一篇通过访谈患者对药物的主观感受的质性研究中（Jenkins 等，2001），探讨了患者对药物作用的看法、对药物的担忧或顾虑以及他们对药物作用的期望。大部分研究采用量性设计和描述性统计分析。联合质性和量性设计的研究使用的是主题和内容分析法。

各研究对服药依从性的测量方法存在差异，3 项研究采用的是药物依从性评定量表（MARS）（Thompson 等，2000；Bowskill 等，2007；Clatworthy 等，2007；Rosa 等，2007）。该问卷通过回答一系列问题得分为 5 ～ 25 分不等，＜ 21 分则认为服药依从性差。2 项研究（Adams 和 Scott，2000；Sajatovic 等，2009a，b）采用的是改良后的日常药片服用情况调查问卷（Peet 和 Harvey，1991），未服药量＞ 30% 则认为服药依从性差。一项研究（Adams 和 Scott，2000）采用药物影响等级评定量表（Weiden 等，1994），该量表让患者进行自我评价，分为6个类别，从完全遵从医嘱（100%）到完全不遵从医嘱（0% ）。还有一项研究采用Morisky药物依从性量表（Morisky等，1986）。其他研究采用各种Likert量表，要求患者选择自己认可的选项，如：总是服药、经常服药、从不服药。

尽管大部分研究中药物的使用都包涵情绪稳定剂，但它们对于的药物种类不进行区分。一些研究包含抗精神病药，苯二氮䓬类和抗抑郁药。仅少数研究（Clatworthy等，2007；Sajatovic等，2009a，b）在测量过程中会评估患者的情绪。有研究（Darling et al，2008）优先对患者服药依从性进行了筛选以区分出依从性好与差的患者，并比较两组结果。一些研究将这两组分开进行独立分析。大多数研究是横断面研究，但有一篇研究对患者进行了3年的随访（Sajatovic等，2009a，b）。

纳入的13篇研究的结果如表3所示。Adams和Scott（2000）发现依从性良好的患者与部分依从的患者在对疾病严重程度的认知、对自身及控制疾病的信念、对未来入院的担忧上存在显著性差异。43%的服药依从性的变异是由患者感知的疾病严重程度和对治疗的信念造成的，此结论与Clatworthy（2007）、Sajatovic等（2008）的研究结论相似。仅一篇研究证明了知识在服药依从性上的重要性（Rosa等，2007）。2篇研究（Sajatovic等，2009；Zeber等，2008）认为获得治疗及治疗的实施方式也对服药依从性存在影响。综合研究结果，影响患者服药依从性的因素可归纳为：疾病因素（Clatworthy等，2007；Sajatovic等，2008，2009a，b）；个人态度和信念（Adams和Scott，2000；Clatworthy等，2009；Pope和Scott，2003；Scott，2002）；药物相关性因素（Bowskill等，2007；Jonsdottir等，2009；Rosa等，2007）以及环境（社会关系）因素（Darling等，2008；Zeber等，2008）。

疾病因素包括：对疾病严重性的自我认知、对疾病的接受程度、药物滥用引起伴随疾病的临床特征以及自杀史。个人态度和信念反映了个人对自己、对疾病控制及对慢性病适应的信念。药物相关性因素包括对药物效果的认知、对副作用的担忧、对药物相关信息的不满、对药物必需性的怀疑、对未来不良影响的担忧及对药物普遍的负面态度。环境因素主要指家庭压力、家庭应对、照护困难、随访频率低、医患关系的融洽度。

表 3　纳入研究的文献总结

作者	研究目的	样本量	测量方法	结果	结论
Adams and Scott（2000）	探讨患者健康信念与服药依从性的关系	39	药物影响等级评定量表 锂药物副作用调查问卷 功能障碍态度量表 多维度健康控制源量表	依从性良好的患者与部分依从的患者在对疾病严重程度、服药及对疾病控制的信念、对未来入院的担忧上存在显著性差异；患者感知的疾病严重程度和对治疗的信念可以解释 43% 的服药依从性的变异性。	通过将患者感知的疾病严重程度、对入院的担忧及临床调查患者存在的服药困难结合起来，将有助于探究服药非依从性的原因。
Bowskill et al，.（2007）	调查患者对药物信息的满意度	223	药物信息满意度量表	58% 患者对药物作用机制的信息不满意；65% 对有关药物副作用的信息不满意。	感知的药物信息满意度与服药依从性有关。
Clatworthy et al.（2009）	调查患者对依从性的态度	223	药物信念量表 药物依从性评定量表	30% 患者的服药依从性差，对治疗需要的怀疑及对可能出现的不良影响的担忧是预测的服药依从性差的影响因子。	促进服药依从性的干预需要探知和解决患者对药物的信念。
Clatworthy et al.（2007）	探讨患者对躁郁症的信念及与依从性差相关的治疗	16	质性访谈	81% 患者报告存在服药依从性差的现象。这与患者担忧药物副作用、对药物使用给未来带来不良影响的信念及对药物需要性的怀疑有关。	提高依从性的干预应该能探出患者对疾病诊断及躁郁症本质的信念，探出患者对药物的担忧。
Darling et al.（2008）	探讨生活满意度（家庭和健康压力、应对水平、内在健康控制源）与服药依从性的关系	100	家庭生活重大事件和变故评定问卷 家庭健康状况问卷 面向家庭危机个人评价量表 健康控制源 一般满意度量表 依从性	家庭压力、家庭应对、健康压力、内部控制源及一般满意度得分与依从性相关。具备解决与躁郁症有关的家庭压力的能力，可以调解药物依从性与一般满意度之间的关系	干预法需要评估与服药依从性相关的多种因素，提供满足患者独特需求的个性化方法。
Jonsdottir etal.（2009）	探讨患者服药信念及与服药依从性的关系	114	服药信念调查问卷 依从性的自我报告 血清水平	服药必要性的信念及对服用药物的担忧与服药依从性有关。对药物存在负面态度的现象普遍。医疗服务相关因素及精神病医疗服务的经历会影响这些信念。	探知并解决患者关于服药必要性的信念及他们对服用药物的担忧，从而改善依从性。

续表

作者	研究目的	样本量	测量方法	结果	结论
Pope and Scott（2003）	探讨患者停止服用锂药物的原因	61	停止药物治疗的原因调查问卷	明确了患者停止服药的主要原因是“被药物控制情绪的想法困扰”“被慢性疾病的想法困扰”及“感到绝望”。	患者停止服用锂药物的个人因素会受到患者因情感障碍和服用药物而担忧别人的看法所影响。临床并未充分意识到这个影响因素。
Rosa et al.（2007）	探讨锂药物依从性差的程度、服药依从性差的原因、结果及对长期治疗的态度	106	锂药物态度调查问卷 药物依从性评定量表 副作用调查问卷 锂药物相关知识问卷 锂血药浓度的测量	85.6% 的患者对锂药物的依从性良好。锂血药浓度与锂药物态度存在负相关关系，锂药物相关知识与药物依从性及锂血药浓度存在正相关关系。	知识水平与治疗依从性、患者态度、服药依从性差、反对预防性用药、害怕副作用、对治疗有效性及严重性的否认有关。知识水平越高，服药依从性越好，药物毒性风险越低。
Sajatovic etal.（2008）	基础变量与治疗（平均超过 3 年）依从性的关系	306	药物依从性评定量表 DSW-IV 量表 SF-36 普适性量表 合作性评价量表	服药依从性差与低频率的躁郁症药物治疗、更多的治疗阻碍及更多早期自杀意图等有关。	从患者因素及系统因素综合考虑服药依从性差的机制，有助于增强对服药依从性差的了解，更快进行干预治疗。
Sajatovic etal.（2009b）	探讨社会人口学变量与临床变量的关系、疾病严重程度主观的疾病与治疗态度与服药依从性的关系	140	日常药片服用情况调查问卷 简明精神治疗评定量表 镇静剂态度调查问卷 药物影响评定量表 多维度控制源量表	服药依从性好的患者与服药依从性差的患者在临床变量上不存在差异（除了药物滥用引起的合并症）。服药依从性差的患者对疾病的关注减少、对药物的负面态度更强烈、坚持服药的理由更少。总的来说，服药依从性差的最强的预测性影响因子包括在服药程序中存在的困难及对药物的负面态度。	建立以患者为中心的合作服务模式，纠正患者关于药物的负面态度，应对服药程序中存在的困难，以改善患者的服药依从性。
Sajatovic etal.（2009a）	患者感知的治疗效果、担忧及期盼	90	有关药物访谈的主观体验 自知力与治疗态度问卷	42% 用药稳定；19% 改善抑郁；10% 改善情绪；10% 改善睡眠；39% 没有担忧；29% 有不良反应。	对长期不良反应及真实的效果与希望的治疗结果间矛盾的担忧。
Scott（2002）	使用健康信念模型来解释服药依从性	98	药物影响评定量表 锂药物副作用量表 自我报告的依从性 日常药片服用情况调查问卷	自我报告与血清水平的结果一致。在预测服药依从性上患者对个人及其控制疾病的主观信念比药物副作用更重要。	探索健康信念可能有助于提高对存在依从性差潜在危险患者的检出率。
Zeber etal，（2008）	感知治疗环境与服药依从性的关系	435		积极的治疗合作与较好的服药依从性有关。尤其这些保持定期联系及有规律的随访的患者服药依从性更好。	了解患者对治疗的看法将有助于制定改善服药依从性、生活质量和治疗效果的临床关系的目标。因此需要加强治疗关系。

5. 讨论

5.1 局限性

本综述的主要局限性在于纳入的探讨患者对服药依从性自我认知的研究数量偏少，所以纳入标准条件设置的相当宽泛。但因本文旨在探讨的是患者的自我认知，故检索到的大量探讨患者的临床特征与服药依从性关系的文献被排除。纳入的各文献的研究目的存在差异，包括态度、信念、满意度以及临床特征、推论和认知。因各研究的目的及测量工具存在差异，使得结果的汇总存在一定的难度。依从性的测量方法包括一系列经过验证的工具及未经过验证的 Likert 量表。

5.2 服药依从性的影响因素

本综述纳入的研究均表明服药依从性差在躁郁症中是一个很严重的问题，然而服药依从性的测量工具显示结果与其不一致。患者感知的服药依从性差的原因可以被归纳为：感知疾病严重性、对个人及疾病（疾病影响）控制能力的信念、对治疗的感知。若患者觉得按医嘱服药的建议与他们的疾病经历及疾病信念一致的话，则更可能按医嘱服药（Leventhal 等，1992）。Broadbent 等（2006）已证明疾病感知分为 5 个维度：患者对疾病的定义；期望的疾病结局；关于发病原因的个人信念；患者认为疾病持续的时间；患者感知的疾病康复程度或对疾病的控制程度。躁郁症患者对疾病的感知受情绪波动的（障碍中常出现的）影响。Anandit 等（2009）发现躁郁症患者的信念与生物医学模式存在矛盾，他们似乎都认可多个且具有明显矛盾的病因及治疗模式。Inder 等（2010）发现诊断与治疗需求间的矛盾普遍存在于躁郁症患者中，且会被情绪状态所影响。许多躁郁症患者可能是由于当他们开始询问疾病的严重性与长期性时，不愿意接受疾病的长期性特征，健康期会对发病期的症状感受产生抵抗心理。

5.3 疾病的影响

个人信念及疾病控制能力也可能会因为情绪状态而表现不稳定。抑郁、躁狂及混合的情绪症状能够改变个人对自身的认知。Inder 等（2008）认为个人情绪状态是躁郁症的一个决定性因素，有时可导致不一致和相互矛盾的自我意识。他们发现躁郁症患者很难在疾病状态中区分出自我意识，结果导致个人主观观点的不一致。

Shoemaker 和 de Oliveira（2008）表明因为长期的药物治疗，患者会经常质疑服用药物的必要性，进而导致患者通过改变服药方式对自身的治疗经历进行掌控，如。这一结论与 Berk 等（2004）的研究一致，Berk 认为几乎半数接受临床医生药物治疗的患者不会完全按医嘱服用药物。

5.4 对治疗的感知

患者对治疗的感知与治疗的可及性以及患者与其治疗医生间关系有关。Bhugra 和 Flick（2005）发现由于躁郁症患者治疗中存在系统屏障，故大约只有 50% 的患者可接受恰当的治疗。另外目前的治疗环境大多采取危机应对的方式而不是综合、持续、长期的疾病管理。为了使患者获得最佳的治疗结果，一旦诊断明确，患者就应迅速得到治疗而不是等到病情发作后再进行治疗。在本次综述中另外一个对治疗感知的重要方面是医患关系的质量。正如 Strauss 和 Johnson（2006）所说，一个强大的治疗合作性关系可以鼓励患者更好地接受躁郁症和精神药物治疗，因而有利于改善患者的服药依从性和临床结果。一项大样本量的研究（Sajatovic 等，2008）表明如果随访频率越低或获得治疗存在越多困难，则患者更容易出现依从性差的现象。在另一项大研究中也发现患者与医生关系的质量影响了服药依从性，参与治疗越积极、随访越规律，其服药依从性越好。

在一篇有关干预提高躁郁症患者服药依从性效果的系统综述中，Sajatovic 等（2004）发现尽管改善的服药依从性与改善的症状之间并不一定相关，但心理指导性干预在改善躁郁症患者的治疗结果与服药依从性上有效。然而，另外在长期的疾病管理下，有效地干预包括帮助患者正确认识药物治疗及其利弊，同时教育患者正确认知疾病和疾病的自我管理。目前针对大量心理障碍的社会心理治疗，有证据支持其在临床实践中的应用（Crowe 等，2010）。本系统综述表明所有治疗可以被应用于精神健康护理实践中，但按照指南进行的群体性心理教育（Colom 和 Vieta，2006）模式有可能最容易被联合应用于实践中。考虑到患者感知服药依从性的方式，独立教育课程有可能意义不大。任何有效的干预都需要采用纵向设计和针对躁郁症的自我管理策略。

5.5 对护理的启示

目前旨在提高服药依从性的护理干预不仅复杂且并非总是有效。Wijinveld 和 Crowe（2010）发现精神健康护理员经常在维持治疗关系和确保患者服用药物的临床期望间感到矛盾。在研究中护理人员感到她们是为医生工作的（而不是患者），工作内容主要是阻止和倾听患者或当患者拒绝服药时采取措施。总而言之，她们认为自己在服药依从性上的工作就是努力维持治疗关系和采取适当控制。

一项关于服药依从性管理干预的 Cochrane 综述（Haynes 等，2005）中，仅 40% 的干预研究表明任何显著的改善和最有效的干预方法都不能在服药依从性和治疗结果上达到较大的效果。对于需要长期治疗的疾病，如躁郁症，简单干预的效果不好，只有采用综合干预才能改善健康结果，主要包括联合更加方便的治疗、信息、咨询、提醒、自我监控、强化措施、家庭治疗、心理治疗、邮件交流、危险干预、人工电话随访以及其他形式的监督和关注。即使是长期治疗中最有效的方法，在改善药物使用或健康促进上的效果也不会很大。

最近一项研究表明在涉及药物问题时，护理人员需要坚持以人为中心（Bolster 和 Manias，2010）。已有模型为躁郁症提供了理论水平基础，它是一个风险沟通框架（Collins 和 Street，2009），但目前其还未被系统研究。这个模型包含 5 个步骤：对风险本质下定义；确定交流的目的；描述风险视角；管理差异和优先处理风险视角；作出决定。对风险本质下定义需要探索护理人员与患者关于药物使用的感想。患者可能会关注药物对他们的生活方式或健康的影响，而护理人员则可能会关注对疾病复发的预防。这些关注需要被探究和公开讨论。确定交流目的是针对服药的需要进行讨论，是为了达成一个一致的决定而不是提供建议。护理人员需要解释这个讨论的目的是为了将关于长期服用药物的科学证据与个人感受进行整合。描述风险视角包括患者和护理人员分享关于对药物本质的看法。管理差异和优先处理风险视角是指护理人员和患者阐明与推荐治疗相关的风险的价值。如果临床证据表明药物既有利又有弊或者关于风险的本质存在差异性证据时，则患者价值在决定风险的可接受性上显得更为重要。作出决定是在双方均明白哪些风险是可以接受的情况下作出正确具体的治疗决定。随着进一步达成共识，患者更有能力作出高质量的决定，因为临床证据和他们自己的观点已经被纳入了信息共享中（Collins 和 Street，2009）。

另一个备受争论的方法是提倡对未有反应的患者进行针对躁郁症症状的预防性治疗。临床经验表明当患者了解如何使用药物时，他们更可能为了减缓症状而去服药，但目前未有研究支持这一观点。患者接受到的信息应该准确且该信息不会夸大药物的好处。Garnham 等（2007）回顾了 120 位躁郁症患者的记录，发现个人镇静剂的使用率是锂 30%、丙戊酸 13%、拉莫三嗪 11%、奥氮平 25%。少于 1/3 的患者通过遵医嘱服药而使症状得到缓解，从其他研究中发现造成这一结果的患者方面的因素包括如年纪轻、单身、男性以及低学历（Colom 和 Vieta，2002；Sajatovic 等，2007）；持续使用镇静剂的时间（Scott 和 Pope，2002）；用药过多（Patel 和 Anthony，2007）；合并其他疾病如人格障碍和药物使用障碍（Colom 等，2000）。

6. 结论

本文系统综述了有限数量的关于调查躁郁症患者对药物及其依从性的认知的研究。结果表明精神健康护理人员需要通过全面考虑各种相关影响因素（患者、疾病、药物和环境）从而改善依从性。这样一个框架也被 Goodwin 和 Jamison（2007）证实，他们提出了 4 个相互作用的维度，药物相关、患者相关、环境及临床相关因素。

在一个有力的治疗团队下改善患者的服药依从性能够有助于减少疾病的复发、减轻对患者生活的不良影响及改善患者的健康。躁郁症患者应得到充分且正确的药物信息，且能够预期药物作用与副作用对他们的现实影响。采用强制或决断性的方式告知患者药物知识和需要服用药物的原因、可能出现的副作用。更具有治疗性和临床效果的方法，包括引出和验证患者对普通药物和特殊精神药物的认知以及关于这些药物功效的有证据的有作用的信息。心理健康护理人员应与患者建立合作关系来确定患者将一切归结于症状、诊断、预后和药物的原因。这将有助于加强躁郁症患者的服药依从性，从而改善患者的临床结果。

【利益冲突】
无利益冲突。
【项目资助】
无项目资助。
【伦理批准】
未声明。

参考文献

[1] Adams，J.，Scott，J，2000，Predicting medication adherence in severe mental disorders Acta Scandinavia Psychiatrica 101，119-124.

[2] Ameican Psychiatric Association，2000.Diagnostic and statistical manual IV-TR，American Psychiatric Association，Washington.

[3] Anandit，JM.Beulah，S，Jacob，K，2009，Perceptions of illness in Self and others among patients with bipolar disorder，International Journal of Social Psychiatry 55，462-470.

[4] Angst J，Sellaro，R.，2000.Historical perspectives and natural History of bipolar disorder.

Biological Psychiatry 48（6），445-457.

[5] Bauer，M，S.，Kirk，G，F.，Gavin C.，Williford，W，O.，2001，Determinants of functional outcome and healthcare costs in bipolar disorder：a high-intensity follow -up study. Journal of Affective Disorders 65（3），231-241.

[6] Bee，P，E.，Playle，J.，Lovell K.，Barnes P.，Gray R.，Keeley，P.，2008.Service user views and expectation of UK-registered mental health nurses：a symtematic review of empirical research.International Journal of Nursing Studies 45，442-457.

[7] Berk，M.，Berk，L.，Castle D.，2004.A collaborative approach tot he treatment alliance in bipolar Disorders 7（3），236-245.

[8] Bhugra，D.，Flick，G.R.，2005. Pathways to care for patients with bipolar disorder. Bipolar Disorders 7（3），236-245.

[9] Bolster，D.，Manias，E.，2010.Person-centred interactions between nurses and patients during medication activities in an acute hospital setting.International Journal of Nursing Studies 46，154-165.

[10] Bowskill R.，Clatworthy，J.，Parham，R.，Rank，T.，Horne，R.，2007，Patients' Perceptions of information received about medication prescribed for bipolar disorder：implications for informed choice. Journal of Affective Disorders 100，253-257.

[11] Broadbent，E.，Petrie，K.J.Main，J.，Weinman，J.，2006.The Brief illness Perception questionnaire.Journal of Psychometric Research 60（6），631-637.

[12] Claworthy，J.，Bowskill，R.，Parham，R.，Rank，T.，Scott，J.，Horne，R.，2009. Understanding medication non-adherence in bipolar disorders using a Necessity-Concerns Framwork.Journal of Affective Disorders 116，51-55.

[13] Clatworthy，J.，Bowskill，R.，Rank，T.，Parham，R.，2007.Adherence to medication in bipolar disorder：a qualitative study exploring the role of patients' beliels about the condition and its treatment. Bipolar Disorders 9，656-664.

[14] Colins，D.，Street，R.，2009，A dialogic conversation about risk：coordinating. Perceptions and achieving quality decisions in cancer care.Social science &Medicine 68，1506-1512.

[15] Colom F.，Vieta，E.，2006.Psychaducation manual for bipolar disorder.Canbridge Unversity Press London.

[16] Colom F.，Vieta，E.，2002.Treatment adherence in bipolar patients.Clinical Approach to bipolar Disorder 1，49-56.

[17] Colom F.，Vieta，E.，Martinez-Aran，A，Reinares，M.，Benabarre，A.，Gasto，C.，2000 Clinical factors associate with treatment non-compliance.Journal of Clinical Psychiatry 61，546-555.

[18] Cooper，H.M.，2010 Research synthesis and meta-analysis：a step by-step approach，Sage，Thousand Oaks，CA.

[19] Crowe，M.，Whitehead，L.，Wilson，L.，Carlyle，D.，O'Brien，A，J.，Inder，M.，Joyce，p.，2010 Disorder-specific psychosocial interventions for bipolar disorder –a systematic review of the evidence for mental health nursing practice.International Journal of Nursing Studies 47(7)，896-908.

[20] Curran，J.，Brooker，C.，2007.Systematic review ofinterventions delivered by UK mental health nurses.International Journal of Nursing Studies 44，479-511.

[21] Darling，C.，Olmstead，S.，Lund，V.，Fairclough，J.，2008.Bipolar disorder：medication adherence and life contentment.Archives of Psychiatric Nursing 22，113-126.

[22] El-Mallakh，R.，2007，Medication adherence and the use of long-acting antipsychotics in bipolar disorder.Journal of Psychiatric Practice 13，79–85.

[23] Garnham，J.，Munro，A.，Slaney，C.，MacDougall，M.，Passmore，M.，Duffy，A.，O'Dorowan，C.，Teehan，A.，Alda，M.，2007.Prophylactic treatment response in bipolar disorder result of a naturalistic observation study.Journal of Affective Disorders 104，185-190.

[24] Gitlin，M.，Swendsen，J.，Heller，T.L.，Hammen，C.，1995.Relapse and impairment in bipolar disorder，American Journal of Psychiatry 152，1635-1640.

[25] Goodwin，F.K.，Jamison K.R.，2007，Manic-depressive illness -bipolar disorder and recurrent depression.Oxford University Press，NewYork.

[26] Harvey，N.，1991.The development and descriptive use of the lithium attitudes questionnaire Journal of Affective Disorders 22，211-219.

[27] Haynes，R.，Yao，X.，Oliver T.，et al.，2005.Interviews to enhance medication adherence. Cochrane Database Systematic Review 1，1-29.

[28] Home，R.，2006.Compliance adherence and concordance：implications for asthma treatment. Chest 130，56s-72s.

[29] Home，R.，Weinman，J.，Hankins，M.，1999.The belief about medicines questionnaire the development and evaluation of a new method for assessing the cognitive representation of medication，Psychology and Health 14，1–24.

[30] Inter，M.，Crowe，M.，Joyce，P.，Moor，S.，Luty，S.，Carter，J.，2010. “I really don’t know whether it is still there”：ambivalent acceptance of a diagnosis of bipolar disorder. Psychiatric Quarterly 81，157-165.

[31] Inter，M.L.，Crowe，M，T.，Moor，S.，Luty，S.E.，Carter，J.D.，Joyce，P.R.，2008，“I actually don’t know who I am”：the impact of bipolar disorder on the development of self. Psychiatry：Interpersonal and Biological Process 71（2），123-133.

[32] JenkinsJ，H.，Strauss，M.E.，Crapenter，E.A.，Miller，D.，Floersch，J.，Sajatovic，M.，2005. Subjective experience of recovery from schizophrenia-related disorders and atypical antipsychotic International Journal of Social Psychiatry 51（3），211-227.

[33] Johnson，R.，Mcfarland，B.，1998. Lithium use and its discontinuation in a health maintenance organisation. American Journal of Psychiatry 153，993-1000.

[34] Jonsdottir，H.，Friis，S.，Horne，R.，Pettersen，K.Rekvam，A.，Andreassen，O.，2009，Beliefs about medications：measurement and relationship to adherence in patients with severe mental disorders.Acta Psychiatrica Scandinavia 119，78-84.

[35] Judd，L.L.，Askiskal，H.S.，Schettler，P.J.，Endicott，J.，Maser，J.，Solomon，D.A.，Leon，A.C.，Rise.J.A.，Keller，M.B，2002.The long-term natural history of the weekly

systematic status of bipolar disorder. Archives of General Psychiatry 59（6），530-537.

[36] Kesk，P.，McElory，S.，Strakowski，S.M.，Bourne，M.，West，S.A.，1997.Compliance with maintenance treatment in bipolar disorder.Psycho-pharmacology Bulletin 33，87-91.

[37] Keck，P.E.2006.Long-term Management strategies to achieve optimal function in patients with bipolar disorder，Journal of Clinical Psychiatry 67（12），e17.

[38] Leventhal，H.，Diefenbach，M.，Leventhal，E，A.，1992.illness cognition：using common sense to Understand treatment adherence and affect cognition interactions.Cognitive Therapy & Research 16，143-163.

[39] Ludman，E.J.，Simon，G.E.，Rutter，C.M.，Bauer，M.S.，Unutzer，J.，2002.A measure for assessing patient Perception of providersupport for self-management of bipolar disorder Bipolar disorder. Bipolar Disorders 4（4），249-253.

[40] Miklowitz，D.J.，2008.Adjunctive psychotherapy for bipolar disorder：state of the evidence. American Journal of Clinical Psychiatry 165（11），1408-1419.

[41] Morisky，D.，Green，L.，Levine，D.，1986.Concurrent and predictive validity of a self-reported measure of medication adherence.Medical Care 24，67-74.

[42] Patel，M.，Anthony，D.，2007，Medication adherence：predictive factors and enhancement strategies.Psychiatry 6，357-361.

[43] Peet，M.，Harvey，N.，1991，Lithium maintenance .1.A standard education programme for patients British Journal of Psychiatry 158，197-200.

[44] Perlis，R.H.，Ostacher，MJ，Patel，J，K.，Marangell，L，B.，Zhang，H.，Wisniewski，S.R.，Ketter，T，A.，Miklowitz，D.J.，Otto，M.W.，Gyulai，L，Reilly-Harrington，N.A.，Nierenberg，AA，Sachs，GS.，Thase，M.E.，2006.Predictors of recurrence in bipolar disorder：primary outcomes from the Systematic Treatment Enhancement Program for Bipolar Disorder（STEP-BD）.American Journal of Psychiatry 163（2），217-224.

[45] Pollack，L，1995.Striving for stability with bipolar disorder despite barriers，Achieves of Psychiatric Nursing 9，122-129.

[46] Pope，M.，Scott J.，2003，Do clinicians understand why individuals stop taking lithium ? Journal of Affective Disorders 74，287-291.

[47] Rosa，A.，Marco，M.，Fachel，J.，Kapczonski，F.，Stein，A.，Barros，H.，2007. Correlation between drug treatment knowledge and lithium treatment attitudesand knowledge by bipolar patients Progress in Neuro-Pschopharmacology and Biological Psychiatry 31，217-224.

[48] Royal Australian and New Zealand College of Psychiatrists Clinical Practice Guidelines Team for Bipolar Disorder，2004，Australian andNew Zealand Clinical practice Guidelines for the treatment of bipolar disorder.Australian and New Zealand of Psychiatry 38，280-305.

[49] Sajatovic，M.，Biswas，K.，Kilbourne，A.，Fenn，H.，Wiliford，W.，Bauer，M.，2008 Factors associated with prospective long-termtreatment adherence among individuals with bipolar disorder Psychiatric Service 59，753-759.

[50] Sajatovic，M.，Davies，M.，Hrouda，D.，2004 Enhancement of treatment among patients

with bipolar disorder .Psychiatric 55，264-269.

[51] Sajatovic，M.，lgancio，R.，West，J.，Cassidy，K.，Safavi，R.，Kilbourne，A.，Blow，F.，2009a，Predictors of nonadherence among individuals with bopolar disorder receiving treatment in a community mental health clinic. Comprehensive Ptychiatey 50，100-107.

[52] Sajatovic，M.，Jenkins，J.，Cassidy，K.，Muzina，D.，2009b. Medication treatment perceptions，concerns and expectations among depressed individuals with Type I Bipolar Disorder. Journal of Affective Disorders 115，36o-366.

[53] Sajatovic，M.，Valenstein，M.，Blow，F.，Ganoczy，D.，lgnacio，R.，2007.Treatment adherence with lithium and anticonvulsant medications among patients with bipolar disorder，Psychiatric Services 58，855-863.

[54] Scott.J，2000.predicting medication adherence in bipolor disorder Acta Neuropsychiatrica 12，128-130.

[55] Scott，J，2002.Using health belief models to understand the efficacy-effictiveness gap for mood stabilizer treatments .Neuropsychobioligy 46，13-15.

[56] Scott，J，Pope，M，2002.Nonadherence with mood stabilizers：prevalence and perdictor. Journal of Clinical Psychiatry 63，384-390.

[57] Shoemaker，S，de，Oliveira，D，2008.Understanding the meaning of medications forpatients：the medication experience. Pharmacy World and Science 30，86-91.

[58] Strauss，I，Johnson，S，2006.Role of treatment alliance in the clinical management of bipolar disorders：stronger alliances prospective predict fewer manic symptoms，Psychiatry Research 145，215-223.

[59] Tacchi，M，Scott，J，2005.Improving medication adherence in schizophrenia and bipolar disorders. John Wiley&Sons，Chichester.

[60] Thompson，K，Kulkharni，J，Sergejew，A，2000.Reliability and validity of a new medication adherence rating scale（MARS）for the psychoses.Schizophrenia Research 42，241-247.

[61] Weniden，P.，Rapkin.B.，Mott，T.，Zygmunt，A.，Goldman，D.，Horvitz-Lennon，M.，France’s，A.，1994.Rating of medication influences（RoMl）scale in schizophrenia，Schizophrenia Bulletin 20，297-310.

[62] Wijnveld，A.M.，Crowe，M.，2010，Walking a line：managing the tensions assoclated with medication non-adherence in an acute inpatient psychiatric setting.Joumal of Clinical Nursing 19（9-10）. 1378-1386.

[63] Yen，C.F.，Chen，C.S.，Ko，C.H.，Yeh，M.L.，Yang，S.J.Y.，Huang，C.F.，Wu，C，C.，2005，Relationships between insight and medication adherence in outpatients with schizophrenia and bipolar disorder：prospective study.Psychiatry & Clinical Neurosciences 59，403-409.

[64] Zeber，J.，Copeland，L.，Good，C.，Fine.M.，Baner，M.，kilbourne，A.，2008. Therapeutic alliance perceptions and medication adherence in patients with bipolar disorder. Journal of Affective Disorders 107.，53-62.

五、概述和评论

（一）目的

研究者首先了解到对于患者服药依从性的影响因素的研究还未得到很好的定论，尤其对于躁郁症患者，其主要临床表现为情绪不稳定。研究发现躁郁症患者的疾病复发率和服药依从性差的发生率均很高。然而，现有研究证据未证实服药依从性差是否如推测的那样会在一定程度上导致疾病的复发。研究者从躁郁症患者角度出发，更进一步了解导致服药依从性差的影响因素。因研究方向集中于躁郁症患者对疾病的认知，可以进行 IRR 的文献量相当少。这样并没有不好，相反这样因回顾所有有关躁郁症患者服药依从性的文献而能够发现一些被隐藏的问题。然而，这样确实减少了纳入研究的数量。

（二）方法

第 3 部分详细描述了系统综述常使用的方法。检索策略包括纳入和排除标准，计算机检索到 108 篇文献，通过阅读摘要排除后剩余 21 篇文献，最后通过阅读全文纳入 13 篇文献，纳入研究的质量评价详见 3.6。

我必须承认自己不知道为什么流程图中仅解释了电子数据库检索到的 100 篇文献，却未包括手工检索到的 8 篇文献；同样通过阅读摘要和更详细评估后排除的文献量为 112，而不是我认为的 108 篇。因此，像以往一样，我联系了通讯作者，确定为印刷上的错误。因此这不是一个严重的问题，因为流程图的确反映了研究者如何从初检到的潜在相关文献中得到最后纳入的 13 篇文献，文章详细描述了评价过程。

（三）结果

通过检查表 3 可以发现量化变量的方法是多样的（纵列 2 和 3），各研究采用的设计未在表格中表示，但本文已告诉我们纳入的大多数研究采用量性设计，仅 2 篇为质性研究，且其中的 1 篇为混合性研究。Clatworthy 等（2007）采用的是质性研究，Sajatovic 等（2009a）采用的是混合性研究。我能对此确信是因为在表格中测量栏内的信息表明访谈是其收集数据的方法。

大量的研究目的（态度、信念、认知、理性、生活满足感）和少量的参考文献使得确定趋势或形式以及下结论存在一定的困难。然而，研究者通过回顾这些研究将影响服药依从性的因素概括为四类：①疾病因素；②个人态度和信念；③药物相关因素；④环境因素，该综述给出了每个因素的具体例子。这四类框架曾在先前的一个质性研究中被提出过，在本系统综述中可利用其概括结果。注意在本文中的 2 篇研究（Zeber et al，2008；Sajatovic et al，2008）表明患者与其医疗人员的关系好坏会影响服药依从性。

在结果与讨论部份，令人吃惊的是许多研究发现患者认为他们不需要药物或者他们不喜欢长期服用镇静剂这个提议。在几篇研究中，患者对药物副作用或日常服用药物的感知被认为是影响因素，但是不像其他影响因素那样已达成普遍的共识，如患者的自我认知和服用镇静剂的意义。本综述在 5.2 和 5.3 部分讨论了与研究结果一致的其他支持性研究，这些研究未被纳入 IR 中是因为该研究不是直接描述患者对服用药物的自我认知（Inder 等，

2008）或研究对象不是针对躁郁症患者（Shoemaker 和 de Oliveira，2008）。重点是，没有研究证实自我感知、态度、信念在导致服药依从性差上的重要性。如 5.5 部分所讨论的，具体的干预措施不是来源于综述本身，而是表明研究者试图从少量的零碎的研究证据中提出实用的建议。本系统综述揭露了服药依从性的复杂性，尤其是对于患有慢性情绪相关障碍性疾病的患者，还需要更多的研究进一步探讨这个重要议题。

WWW　本书的附属网站提供了其他学习素材，可登录 http：//go. jblearning.com/brown3e。

参考文献

[1] Chan，P. S.，Jain，R.，Nallmothus，B. K.，Berg，R. A.，& Sasson，C.（2010）. Rapid response teams：A systematic review and meta-analysis. A rchives of Internal Medicine，170，18-26，doi：10.1001/archinternmed. 2009. 424. Retrived from http：//archinte.ama-assn.org/cgi/reprint/170/1/18

[2] Clebeland，L. M.（2008）. Parenting in the neonatal intensive care unit. Journal of Obstetric，Gynecologic，and Neonatal Nursing，37，666-691.

[3] Cochrane Consumer Network（2012）. Evidence-based health care：Using evidence to inform your decisions. Retrieved from http：//consumers.cochrane.org/evidence-based-health-care

[4] Daniels，R.，van Rossum，E.，de Witte，L.，Kempen，G. I.，& van den Heuvel，W.（2008）. Interventions to prevent disability in frail community-dwelling elderly：A systematic review. BMC Health Services Research，8，278. Retrieved from http：//www.biomedcentral.com/content/pdf/1472-6963-8-278.pdf

[5] Eden，J.，Wheatley，B.，McNeil，B.，& Sox，H.（2008）. Knowing what works in health care：A roadmap for the National Committee on Reviewing Evidence to Identify Highly Effective Clinical Services. Washington，D. C：National Academies Press. Retrieved from http：//www.nap.edu/catalog.php？ record_id=12038.

[6] Fink，H. A.，Taylor，B. C.，Tacklind，J. W.，Rutks，I. R.，& Wilt，T. J.（2008）. Treatment intervention in nursing home residents with urinary incontinence：A systematic review of randomized trials. Mayo Clinic Proceedings，83（12），1332-1343.

[7] Higgins，J. P. T，& Green，S.（Eds.）.（2011）. Cochrane handbook for systematic reviews of interventions（Version 5. 1. 0）. The Cochrane Collaboration. Retrieved from http：//www.cochrane-handbook.org

[8] Institute of Medicine.（2011）. Finding What works in health care：Standards for systematic reviews. Retrieved from http：//www.iom.edu/Reports/2011/Findion-What-Works-in-Health-Care-Standards-for-Systematic-Reviews/Standards.aspx

[9] Joanna Briggs Institute.（2011）. Reviewers' manual. Adelaide，South Australia：Author. Retrieved from http：//www.joannabriggs.edu.au/Documents/JBI-Reviewers%20Manual-2011%20HR.pdf

[10] O' Keefe-McCarthy，S（2008）. Women' s experiences of cardiac pain：A review of the literature. Canadian Journal of Cardiovascular Nursing，18（3），18-25.

[11] Valido，T.，Wilkes，L.，B.，& Jackson，D.（2010）. Mothering disrupted by illness：A narrative synthesis of qualitative research. Journal of Advanced Nursing，66（7），1435-1445.

第十章

循证临床实践指南

原始的研究发现被比喻为初级产品，一定要转化为实用性产品才能够真正应用到实践中。研究的发现通常被总结为系统综述的结论，然后这些结论反过来可作为循证临床实践指南（evidenced-based clinical practice guidelines，EbCPG）推荐意见的基础。循证临床实践指南一般不是为特定机构设计的。相反，而是为不同的机构实施护理服务提供指导。

一、临床方案的领跑者

事实上，临床实践指南并不是最终的产品。更确切地说，当临床实践指南被转译为特定机构或健康系统的实践标准时通常要经过一个最终转化。这些机构认可的标准通常称为临床方案，因为它们是为临床护理人员提供护理指导而服务的。因此，循证临床实践指南，像系统综述，是从单个研究到循证实践之路的中间环节。对于一个构建临床方案的机构，工作中应用循证临床实践指南的优势远大于应用系统综述，它不仅节省时间，而且为其推荐意见的构建提供更专业的知识。临床方案会在本书的另一章节中详细讨论。

循证临床实践指南，如果转变为机构方案并且融入实践，将可以：

- 减少实践中不必要的变异
- 增加有效临床操作的应用
- 减少价值极小操作的应用
- 针对最可能受益的人群实施操作

弄清临床实践指南和临床方案之间的区别之后，必须认可一些机构和健康系统把本机构的特定临床方案作为临床指南。但是，在本书中，为了表述清晰，“临床实践指南”这一术语通常被认为是一系列泛化的推荐意见。而临床方案，或者更简单的临床准则是指提供健康保健服务机构所认可的护理标准。各种形式的临床方案稍后做讨论，现在暂且将其称为“临床准则”。

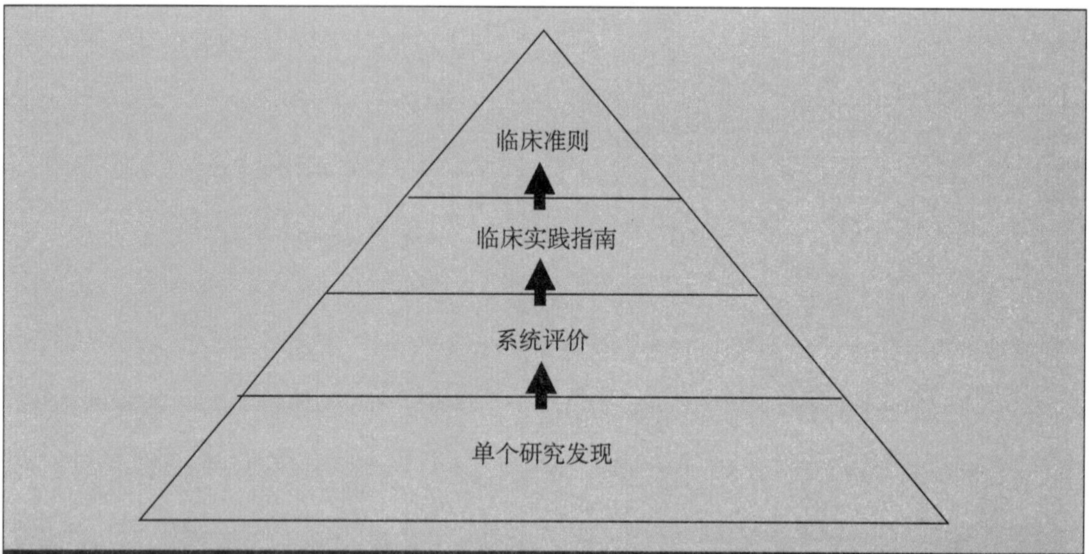

图 10-1 知识转化图

另一个现实中的困扰在于制定临床实践指南时，任何政府机构、专业协会或健康组织，各自使用它们所期望的程序和标准。慢慢地，在所有健康保健行业中，标准被统一为尽可能基于研究证据的临床实践指南。在本章中，我使用缩写 EbCPG 以便更加清晰地表达此指南，即基于研究证据的临床实践指南且必要时补充专家意见。

虽然因为专家意见的主观性而导致其证据等级较低，但很多的指南制订者仍考虑将专家意见作为证据。这更像是一个案件可信的目击证人的证词，尽管没有物证强有力但要优于没有目击证人。事实上，专家意见是整个指南制订专家小组的意见，而不是来自个人的意见，所以其可信性是有所增加的。

二、循证临床实践指南的产生过程

在许多国家，多学科小组和专业组织提供了关于制订临床实践指南的手册。(AGREE 协作组织，2010；美国医学研究所，2011；安大略护士注册机构，2006；苏格兰院际指南网（SIGN），2010）。开始制订一项高质量、可信的循证临床实践指南时，其中一个好方法就是遵循 SIGN 的方法学：

SIGN 的指南制定所采用的具体方法是基于 3 项核心原则：

- 由多学科小组形成
- 运用系统综述以确定和严格评鉴证据
- 推荐意见与支持证据紧密相连（苏格兰院际指南网，2008）

这些原则中的很多都是吸收了其他组织标准的精华部分，因此它们可以作为循证临床实践指南制订的框架。

（一）专家小组的组成及专业知识

政府组织和专业机构委任制定指南时，会为指南制定小组设定具体的目标，并且确定小组的成员。一些组织是针对国际读者研发指南，如 SIGN，而另一些组织则针对国内读者或专业学科读者。重要的是，被循证临床实践指南影响的所有利益相关者都应该在小组中有代表。选择成员还应确保满足现实中专业知识的需要。包括以下几点：

- 临床专业知识用以解决指南所涉及的各种问题
- 研究方面专业知识以助于评价研究质量、解释研究结果
- 循证实践专业知识以确保知识从理论向临床推荐意见的有效转换
- 信息检索专业知识以助于得到研究证据
- 小组管理专业知识以助于加快制定进程，应对组内变化、统一决策

（二）证据体的强度

在循证临床实践指南中，系统综述是作为推荐意见的基础。指南制订研究小组可通过评价已有的系统综述或自行进行一个或多个系统综述，如果专家小组自己进行系统综述必须符合第九章中的标准。在早期的研究中，专家小组会对其所考虑的每一项推荐意见相关的证据体的强度作出判断。

近些年，评价推荐意见的基础，即证据强度的评分系统只考虑研究类型。这些评分系统是依据干预或治疗有效性的证据而制定的，它们呈现为 5 ～ 8 级的金字塔等级。随机对照试验的 Meta 分析或系统综述被认为是最高级别的证据；非实验性研究 / 观察性研究排列在低一等级；专家意见的证据等级在分类中最弱。每一等级被赋予字母的或是数字的得分；得分反映了组成证据的研究类型。有许多这样的证据评分系统仍在被应用。

框 10-1 证据体强度

- 对于正在考虑研究的问题来讲，是否采用的是最好的研究设计类型？
- 研究和 / 或系统综述的质量（偏倚风险）
- 研究发现的一致性
- 研究的数量
- 研究中样本量是否充足可信？
- 如果是干预试验，在群体中估计效益的大小是否精确合理？
- 直接对应健康结局

目前，有一种观点认为在评价证据体时研究类型不是唯一应该被考虑的问题，还应考虑其他很多因素（澳大利亚国家医药健康研究委员会，2009；美国医学研究所，2011；Owens 等，2009）。其他一些考虑见框图 10-1，许多是不言自明的，还有一些需要解释。这些研究的总体质量意味着其研究实施的可靠性程度，尤其是无偏倚和错误结论的可能性。群体治疗效果的精确估计值是由较窄的置信区间的样本统计值组成的（例如，均值或相对

危险度的差异），通常通过扩大样本量或整合多个研究的数据实现，框图 10-2 是精确的群体估计值的例子。

框 10-2　精确的群体估计值的例子

在一项预防社区老人跌倒的干预性研究的系统综述（Gillespie 等，2009）中，发现仅有的 14 项关于运动的研究结果显示跌倒发生率在某些运动类型中有所下降。相对危险度（RR）是 0.78，95% 置信区间（CI）=0.71 ~ 0.82。结果意味着，在 14 项研究中，锻炼组中研究对象的跌倒风险是日常活动组的 78%；在一般群体中，锻炼的人较不锻炼的人，仅有 71% ~ 82% 的跌倒危险（如果 RR 是 1，两组的风险相等，RR 值小于 1 代表低风险，RR 值大于 1 代表高风险）。该置信区间较窄（11% 点），如此便为临床读者提供了一个在群体中对于风险降低精确的预期估计。

证据强度等级评分系统包括框图 10-3 所示的一些要点，在评价干预性试验相关证据的时候效果会更好。框图 10-4 所示的是一个对证据的整体判断，而不是对证据细节的描述。该框图表有简洁的优势，但只能表达总体的证据强度。

框 10-3　证据等级评分

评定指南中证据强度和一致性的设计

A1= 设计良好的 Meta 分析或是系统综述一致性结果的证据，支持一项明确的干预（例如，评估，干预，或是治疗性试验）。

A2= 一项或多项随机对照试验一致性结果的证据

B1= 高质量的循证实践指南证据

B2= 一项或多项类试验一致性结果的证据

C1= 观察性研究一致性结果的证据（例如：相关性研究、描述性研究）

C2= 观察性研究或对照性研究非一致性结果的证据

D= 专家意见，多个病例报告，或国内一致性报道的证据

来源：被承认的文献翻译 & 传播中心，洛洼大学护理学院（NIH Grants P30NR03979，PI.Toni Tripp-Rrimer）。允许使用。

框 10-4　证据强度评定量表

高 ↑↑↑

高质量研究的一致性结果。未来研究很可能不会改变这一结论。

中 ↑↑

结果是被支持的，但未来研究可能会改变这一结论。

低 ↘

只有非常少的研究，或已有研究有缺陷。

不足 ○

研究或者不可得，或者不认可估计的治疗效果。

来源：AHRQ：Owens 等，2010。

框 10-5　推荐意见评级的注意事项

- 证据支持强度。
- 推荐意见可能获得的益处大小，也就是说，其具有的临床意义。
- 益处与危害风险的平衡。
- 患者是否重视可能得到的结局 / 或是否支持所涉及的活动。
- 清楚地知道推荐意见的应用者是谁。

显然，在临床实践指南中没有描述推荐意见支持性证据的标准模式。尽管针对标准化的等级研究工作在进行，但仍然没有评判构成推荐的证据等级强度的标准模式（IOM，2011）。

（三）推荐意见的等级

除了评定证据质量等级，指南的制订者也要对指南中出现的推荐意见按等级划分。

"当临床实践指南的制订者坚定地认为某一推荐意见可能带来的好处胜于其危害，则可以强烈推荐。强烈推荐通常建立在患者结局有关的高或中等质量的结果一致性证据基础上。"（IOM，2011，第 13 页）

要使得推荐意见能够产生满意的患者结局，而没有过度的危害风险的注意事项非常多（IOM，2011），如框图 10-5 所列。再次说明，如何解决这一问题尚无一致性意见，只有少数几个评级系统在运用。框图 10-6 所示的评级系统曾被肿瘤护理协会在"将证据运用于实践"的指南中应用过。

框 10-6 推荐意见评级强度

推荐应用。干预措施的效果已经从严谨设计的研究证据中展示出来，如 Meta 分析，或系统综述，其预期危害较受益而言甚微。

可能有效。干预措施的效果已经从单个严谨的对照试验、设计良好的小样本对照研究中的一致性支持性证据或得到专家支持的循证指南中展示出来。

利弊平衡。干预措施由临床工作人员和患者根据个体差异和首要问题权衡利弊后确定。

效用不确定。干预措施由不充足或矛盾的数据，或质量较差的现存数据所支持，且无明显危害迹象。

可能无效。干预措施的无效性已经从由单个严谨对照试验的否定证据或由一致性支持证据所证明，如设计良好的小样本对照研究的一致性否定性证据，或得到专家支持的循证指南中展示出来。

不推荐应用。干预措施缺乏效用或具有危害，由严谨的对照试验、Meta 分析或系统综述的有力证据所证明，或是花费、负担或与干预措施有关的伤害超过了预期的受益。

来源：肿瘤护理协会，2012。

三、格式

很多的指南篇幅都相对长。其中原因很多，包括以下几点：

- 指南目的宽泛性。
- 指南包含了研究证据的细节。
- 指南包含了制定过程的描述。
- 实践、教育、机构的推荐意见。

支持性证据和证据讨论的相关细节通常在不同的文件中呈现，这样做是为了保证指南文本合适的篇幅。然而，有时支持性的研究或系统综述会在指南的文案中出现。框图 10-7 所示是该格式的一个范例。

框 10-7 推荐意见、等级划分及参考文献

在一份老年突发性意识障碍的指南中，如下的建议出现在相关待评价的推荐意见中。下文中的等级是基于框图 10-3 中的等级系统。

- 护士应该对意识障碍的老年人保持一种高度警觉，特别是对存在较多增加意识障碍风险因素的患者（Inouye 等，1993；安大略注册护士协会 [RNAO]，2003；证据等级 =B1）。
- 护士必须觉察到意识障碍会加重痴呆和使认知功能基线发生急性变化（Fick&Foreman，2000；RANO，2003；皇家医科大学，2006；证据等级 =A1）。
- 对意识障碍患者的先兆 / 危险因素的评估应该在入院时进行，并且是识别有高风险发生意识障碍患者的最有力因素。（Inouye 和 Charpentier，1996；Inouye 等，1993；Pompie 等，1994；Schor 等，1992；Williams-Russo 等，1992；证据等级 =C1）。

来源：lowa 大学老年护理干预研究中心，文献翻译和传播中心（Sendelbach & Guthrie，2009）。

虽然没有循证实践指南的标准格式，但下面这一个比较典型：

Ⅰ. 题目
Ⅱ. 制定机构（日期）
Ⅲ. 目录表
Ⅳ. 版权声明
Ⅴ. 相关背景
Ⅵ. 目的和范围
Ⅶ. 实践推荐意见
Ⅷ. 证据等级
Ⅸ. 定义
Ⅹ. 证据讨论
Ⅺ. 证据表
Ⅻ. 产生过程
XⅢ. 更新计划
XⅣ. 实施策略
XⅤ. 参考文献

为使指南对临床工作人员应用更方便和更具可用性，一些循证实践指南的制订者制定出一种有别于完整指南的快速参考指南。快速参考指南通常列出推荐意见，并给出每一项推荐意见的支持程度。很明显，在这些简短的指南中没有描述制订过程和研究证据的细节，但是可以从其他地方获取。澳大利亚的循证护理中心（The Joanna Briggs Institute）为临床工作人员制作了 2 ~ 6 页的最佳实践手册（Best Practice Sheets），一部分可允许读者免费获取。最近，安大略注册护士协会（2010）开始为个人数字助手（PDA）制订其简略版指南。

鉴于全世界的机构组织都在制订循证实践指南，同一主题的指南同时存在的现象变得越来越普遍。因此，一些机构开始制订这些指南的综合体。这些综合的成果展现了领域的一致性意见和分歧，并对推荐意见进行比较。建议你查看一篇来自美国国家指南交换中心关于髋膝全关节置换术后静脉血栓（VTE）预防的指南综述。（http：//www.guideline.gov/syntheses/synthesis.aspx？ id=16473）。这篇综述综合对比了这一问题的 3 篇指南。遗憾的是，尽管在指南的发展过程中，护理指南的制订者确实在其主题或副主题中结合了早期指南，但是却少有护理专业的指南综述出现。

四、伴随疾病

近来，人们开始关注这样的事实，即多数指南只专注于单一情况，而现实中的患者通常会有一系列病症（Boyd&Fortin，2010）。很少有指南考虑到了很多患者都会有一系列病症（伴随疾病），这样可能会限制一个特定专业指南在护理中的适用性。尝试将指南应用于有伴随疾病患者的护理时，矛盾的推荐意见可能会困扰临床工作人员（IOM，2011）。要从根本上解决这一困难，需要如下变革：科研实施、指南制定方式以及支持以患者为中心的护理系统能力。

五、范例

阅读提示

你将读到的循证临床实践指南是指南全文的缩略版。再次出版的部分介绍了指南、推荐意见全文、锻炼和生活方式改善的相关证据。再版中未包含关于大篇幅的心理治疗、自我救助、替代疗法和草药治疗的一大部分。

为了整体认识指南，最好建立一个和 SIGN 方法学网站沟通起来的链接（http：//www.sign.ac.uk/guidelines/fulltext/50/index.html），这样你可以在网站中查看指南中的建议和作者的注释。

CBT 的缩写代表认知行为疗法，✓的标志表示好的实践点，通常是未基于研究而基于指南制订小组临床经验的推荐意见。

成年抑郁患者非药物管理：一份国家级临床指南

苏格兰院际指南网（2010）

原文 HTTP：//WWW.SIGN.AC.UK/PDF/SIGN114.PDF

证据陈述要点和推荐等级	
证据等级	
1^{++}	高质量的随机对照试验的 Meta 分析、系统评价，或极低偏倚风险的随机对照试验
1^{+}	实施良好的 Meta 分析、系统评价，或低偏倚风险的随机对照试验
1^{-}	高偏倚风险的 Meta 分析、系统评价或随机对照试验
2^{++}	高质量的病例对照试验或队列研究的系统评价 高质量的、极低混杂因素或偏倚的病例对照试验或队列研究，并且因果关系有很大的可能性
2^{+}	实施良好的、低混杂因素或偏倚的病例对照试验或队列研究，并且因果关系有中度的可能性
2^{-}	很高混杂或偏倚风险的病例对照试验或队列研究，并且明显不存在因果关系
3	非分析性的研究，例如，病例报道、病例系列研究
4	专家意见
推荐等级 注：推荐等级与推荐的证据强度有关。这并不说明推荐的临床重要性。	
A	至少一项 1^{++} 等级的 Meta 分析、系统评价或随机对照试验，对目标人群直接可用；大部分证据等级一致 1^{+}，对目标人群直接可用，能够证明结果整体一致性
B	证据所包含的研究等级为 2^{++}，对目标人群直接可用，能够证明结果整体一致性；或研究证据推断为 1^{++} 或 1^{+}
C	证据所包含的研究等级为 2^{+}，对目标人群直接可用，能够证明结果整体一致性；或研究证据推断为 2^{++}
D	证据等级为 3 或 4；或研究证据推断为 2^{+}
好的实践点 ✓基于指南制订小组临床经验的最佳实践点	

英国国家医疗服务系统苏格兰质量改善机构（NHS QIS）一直重视均衡性和多样性，并评估其所有出版物是否会影响到的 6 个均衡性因素，分别是年龄、残障、性别、种族、宗教信仰和性取向。

为确保这些均衡性的目标在每份指南中都能达到，SIGN 指南是采用经过上述均衡性影响评估（equality impact assessed，EQIA）的标准方法制定出来的。该方法在 SIGN 50 现行版本的指南手册中有所表述，可参见 www.sign.ac.uk/guidelines/fulltext/50/index.html。手册的 EQIA 评估可参见 www.sign.ac.uk/pdf/sign50eqia.pdf。 纸质全文和可选的格式可从 NHS QIS Equality and Diversity 办公人员处获取。

每一步的谨慎都是为确保指南在出版时每处细节无纰漏。然而，当遇到错误和疏忽时，正确的版本会在这个文件的网站上发布，而这也是最终的版本。在我们的主页 www.sign.ac.uk 上可获取此版。

目录

1. 简介

1.1 背景

抑郁是一个重要的健康问题。它会影响所有年龄段和社会背景的男性和女性。在苏格兰大约 1/5 的人在他们的一生中某一时段会经历抑郁。女性发生率较男性高。其严重程度可从轻微的忧虑至较高自杀风险。抑郁也影响到家庭、朋友和同事。在苏格兰 2006、2007 年间，大约有 500 000 位患有抑郁或其他情感障碍患者咨询全科医生。其中超过半数的抑郁者没有寻求正规治疗。

抑郁不但对个人及社会造成影响，也会造成不良的经济影响。因抑郁与病休假相关联，并会妨碍很多人寻求工作、留在职场和返回职场。在一份经济学分析中，在 2002—2003 年英格兰由于抑郁和慢性焦虑所造成的产出损失总额估计为 120 亿英镑。

抑郁最常见的干预方法是使用抗抑郁药物。在苏格兰 2006—2007 年，总计使用 365 万抗抑郁药物处方，花费达 4370 万英镑。据估计，8.8% 的 15 岁及以上苏格兰人每天都会服用抗抑郁药物。

1.2 指南的必要性

苏格兰抑郁联合会提议指南的制订要基于正在寻求干预信息的服务用户的反馈，而不是可能有助于治疗的抗抑郁处方药的宣传推广。此提议强调需要可获得的、严谨的信息，即全科医生和患者均可获取的抗抑郁处方药的选择性信息。

苏格兰整合护理路径（ICP）为抑郁症患者制订了适合的护理和治疗标准。其中一个标准就是提供配套的自助或者服务机构帮助系统。同时，对于选择非药物治疗方法或药物无效用的患者，该路径提出应该有一种简洁的抑郁针对性心理干预。

一个小型初级卫生保健的质性研究（*n*=60），发现几乎 2/3 的抑郁患者倾向于使用自选的治疗方案，鲜有患者与他们的执业医生进行讨论。他们选择的治疗方法非常多，最常见的报道是 St John 的草药、心理咨询、舒缓的音乐和运动、行走和其他业余爱好。

1.3 指南的声明

指南的关注点是检测抑郁症治疗药物替代性方法的证据。干预措施纳入的优先顺序是由指南制订小组确定的。如果英国国家医疗服务系统（NHS）在苏格兰打算推行的，或正考虑推行的，或基于团体成员经验，在健康服务系统外患者要求或寻求的干预方法，将会优先被指南制订小组考虑。

抑郁是一种多因素疾病，生物、社会、心理因素都会影响其发展进程、严重程度、抑郁发作持续时间。在抑郁发作期间，患者典型的症状表现在 3 个方面：生物学层面，例如，睡眠障碍，食欲改变；心理学层面，例如，注意力和记忆力减退，负面想法增加；社会学层面，例如，自信心丧失，社交障碍。上述任一方面的恢复都可能会使其他的方面同时得到改善，因此，本指南中经审查的抑郁干预方法范围很广，涵盖了生物心理模式。

本指南审查心理疗法、锻炼、生活模式干预、补充替代疗法，其中很多在英国国家医疗服务系统中不能常规获取。这份指南评估了 18 岁以上成年人抑郁干预效果，并为其提供了证据基础。一般那些在苏格兰无需处方即可获取治疗的患者可以纳入，并在附录 1 中有所描述。作为指南基础的主要问题在附录 2 中有所概述。

本指南专注于系统评价和随机对照试验的证据，扩展到鉴别适合的观察性试验。

除非另有说明，推荐意见适用于 18 岁及以上成年人，并无上限。

儿童和青年人的抑郁是一项重大的课题，但超出了本指南研究项目的范围。

1.4 患者组的定义

抑郁的证据基础呈现出一些难题，包括诊断和严重程度定义范围广、存在异质性、缺乏相似的措施。指南制订小组采纳了一个实用的抑郁定义。考虑到研究所涉及的治疗方法的特点，研究人群倾向于轻、中度抑郁患者。许多研究要么没有弄清所研究的抑郁严重程度，要么使用的诊断系统没有描述严重程度。

未经国际疾病分类（ICD）9、国际疾病分类 10、疾病统计手册（DSM）- Ⅲ或疾病统计手册Ⅳ正式诊断的研究会被剔除，或者没有使用经认可的、有效可靠的专业抑郁症状量表检测的研究也会被剔除。

重度抑郁或以下严重心理伴随疾病的病例也应剔除：

- 精神病性抑郁症
- 围产期抑郁（其中包括产后抑郁）
- 躁狂症
- 人格障碍

- 精神抑郁
- 季节性情绪失调
- 成瘾
- 重大的认知损害（脑损害或痴呆）
- 学习障碍

伴有有重大身体疾病的研究对象也应剔除。

大量的抑郁研究中都有混合的病例组，通常是伴随了焦虑障碍、人格障碍。只有对抑郁亚组进行清晰分析的单个研究才不会被剔除。当推荐意见基于包括混合病例组研究的系统综述，推荐意见的等级评定时应将其考虑进去。

指南制订小组意识到，考虑研究对象的特点，采用这样具体的诊断标准是有局限性的，但确保研究的选择和分析的严谨性，是需要一个明确的声明的。

1.5 结局

主要结局指标为经国际认可的抑郁量表测量的抑郁症状缓解情况，评价了其短期和长期的效果。

适当时，次要结局如病程、复发、生命质量、患者满意度也可以考虑。

1.6 目标读者

对指南特别感兴趣的读者包括，发展中的精神健康服务机构、初级医疗和二级医疗专业的医务工作者及抑郁患者及其照顾者。也可能会对志愿组织和运动专业人员的运动推荐方案、公共和私人健身中心以及运动锻炼的推进活动有帮助。

1.7 目的陈述

本指南不是为了制成一套护理的标准。护理标准取决于可获取的所有个体案例的临床数据，并且随着科学知识技术、科技潮流、护理改革形势变化而变化。遵守指南意见不会确保每一个个案都有成功的结局，也不能将指南解释为包含所有适当的护理措施或摒弃其他针对同样结果的可接受的护理措施。最终的决定必须由负责临床决策的卫生保健专家根据特定临床程序和治疗计划来完成。这个决定的前提是必须在与患者讨论关于诊断、可供选择的治疗方案后达成。但是，对于严重偏离国家指南或任何源于国家指南的地方指南，建议在实施决定时，患者的病历必须完整记录。

1.7.1 患者版

这份指南的患者版在 SIGN 网站上可以获得，www.sign.ac.uk

2. 推荐摘要

2.1 心理治疗

A 行为激活被推荐为一项抑郁患者的治疗选择。

A 个人 CBT 被推荐为一项抑郁患者的治疗选择。

A 人际交往疗法被推荐为一项抑郁患者的治疗选择。

B 团队正念认知疗法被认为是一项可能减少发作次数达 3 次或以上的抑郁患者复发的治疗选择。

B 问题解决型治疗被认为是一项可行的抑郁患者的治疗选择。

B 短期精神动力学心理治疗被认为是一项可行的抑郁患者的治疗选择。

2.2　自我救助

A 以 CBT 或行为疗法原则为基础的引导性自我救助被推荐为一项抑郁患者的治疗选择。

A 自我救助的环境中，计算机化的 CBT 被推荐为一项抑郁患者的治疗选择。

2.3　结构化运动

B 结构化运动是抑郁患者可考虑的治疗选择。

3. 运动及生活方式的改变

3.1　运动

结构化锻炼干预相关的研究描述（附录 1）

有氧运动（例如，散步、慢跑）和无氧运动（例如，承重训练）的作用在曾使用各种类型干预的年轻和老年抑郁患者身上都被证实。有氧运动的循证证据远多于无氧运动。循证证据的局限性包括很多小样本研究、纳入研究对象为自愿者（这些人群可能对运动项目的依从性很高）。

一项纳入于 1979—2007 年（*n*=907）实施的 23 项试验的 Cochrane meta 分析发现，与不治疗或不进行对照干预相比，运动（治疗后测量）的临床作用有明显的统计学意义。当对 5 项长期随访的试验进行独立分析时，发现作用是温和的。在 Cochrane 综述中仅有的 3 项试验因隐蔽分组、采用意向性分析及对结局进行盲法评价而被评为高质量试验。一项纳入 3 项试验的 Meta 分析（*n*=216）结果显示为中度临床效用，无统计学意义［标准化均差 −0.42（95% 置信区间 −0.88 ～ 0.03）］[59]。	1^{++}
那些系统报告不良事件的试验发现在运动和对照组中不良事件发生很少。运动干预的完成度为 55% ～ 100% [59]。	1^{++}
当比较抗抑郁药物和 CBT 时，运动和基础干预之间没有差异 [59]。	1^{++}
普遍证明，运动的益处是独立于社会群体效果的 [50-54]。	1^{+}
少量研究检验了获得锻炼受益所需体育活动的持续时间、频率、强度。	1^{+}
一项研究的结果支持以下最低要求： 每周 3 次活动；每次持续 30 ～ 40 分钟；总计每周 17kcal/kg 的能量消耗。相似的作用也可以在每周 5 次活动，每次 30 分钟低强度的相似总计能量消耗中得到。其他研究表明，能量消耗达到 70% ～ 80% 的心率储备时，运动强度就达到要求了（附录 1）[45-47，49，56，61]。	1^{++}

B 结构化的运动被认为可能为抑郁患者的治疗选择。

✓对利用结构化运动治疗干预抑郁症患者感兴趣的个人，应该将其转入当地的社区，接受合适的运动咨询和进行患者感觉有兴趣的运动项目。这可能包括一系列社区设备，例如地方体育馆、游泳池、步行志愿组织。如果感觉身体有不舒适，他们应该返回到全科医生那里进行体检 / 心血管检查。

✓体育活动意愿问卷（PAR-Q）为一项确定个体在进行结构化运动项目之前是否需要筛选审查的有效工具（www.csep.ca/CMFiles/publications/parq/par-q.pdf）。

✓患者应该注意那些可以改善或帮助维持运动积极性的因素。例如：设定切合实际的目标可以使患者监督自己的进程；与他人一同运动；运动队伍或密友可以增加愉悦感。

附录 3 中列出健康的体育运动的相关资源

3.2 生活方式的改变

3.2.1 减少酒精消耗

没有高质量的证据证明减少酒精摄入对抑郁症状有作用

作为抑郁的一个病因，酒精消耗量的检验不属于指南的范畴

酒精依赖、危害性饮酒患者的基础护理干预在 SIGN74 中有述[62]

3.2.2 减少咖啡因摄入

没有高质量证据证明减少咖啡因摄入对于抑郁症状有作用

3.2.3 返回职场

英国雇佣权益机构没有获得可用的证据证明返回职场在减轻抑郁症状上有作用

3.2.4 抑郁患者的生活方式建议

✓遵循健康生活方式的一般建议和患者的抑郁管理相关。这些建议应该包括：

- 酒精毒品的使用
- 饮食习惯
- 保持社交网和个人有益活动
- 睡眠问题

4. 证据基础

4.1 系统文献综述

本指南系统评价的证据基础是依照 SIGN 的方法学进行综合的。系统文献综述中的文献是由 SIGN 信息工作人员采用明确的检索策略获取的。检索的数据库包括 Medline、Embase、Cinahl、PsyclNFO、AMED 和 Cochrane Library。检索年限为 1998—2008 年，依主题不同而变化。同时在多个网站进行检索，包括美国国立指南库（National Guideline Clearinghouse，NGC）。不同主题的检索策略和检索日期在 SIGN 网站上有完整的叙述。主要检索由制订小组成员认定的材料来补充。纳入的每篇文章，在结果被认定为证据之前，必须由组内 2 位成员应用标准的 SIGN 方法学要点进行评估。

4.2 研究的建议

指南中所描述的很多干预措施很少甚至没有强有力的发表证据。特别是在补充替代疗法、营养支持疗法、戒酒和自我救助小组的案例中。除了对这些干预措施缺乏原始研究，还发现了一些更宽泛的研究主题：

- 心理治疗试验设计的效度
- 心理治疗效果的剂量 - 反应研究
- 导致中途退出的因素
- 非专业治疗因素包括患者 / 治疗师相互影响
- 患者对心理治疗的选择

- 非药物干预的长期效果
- 非结构化运动对于情感的积极作用
- 最适宜的运动类型（有氧、混合、强度）
- 怎样使运动项目在初级护理中发挥最好的促进作用

4.3 综述及更新

本指南在 2010 年发布，3 年后考虑对其进行审核。本指南在这期间内的任何更新都会在 SIGN 的网站上刊登：www.sign.ac.uk

附录1 干预方法的定义

第四部分 自我救助	
计算机化的自我救助	在线或电脑打包的自我救助资料
引导性自我救助	包括治疗师支持的自我救助干预
自我救助干预	自我救助干预覆盖一系列的干预措施，纸质或网页版自我救助材料。干预措施支持渠道为书籍，可称为读书治疗法或治愈系书
第五部分 运动及生活方式干预	
运动	运动是体育锻炼的一种，而体育锻炼提示身体的每一个动作都会引起能量消耗提升高于休息时的水平，包括生活起居、家务劳动、园艺劳动、走路等
结构化运动	每周 3 次以上、每次持续 30 min 以上的强度负荷的运动足够提供 70% ~ 80% 心率储备的能量消耗，这相当于累计一周几乎每天 30 min 中等强度的公众健康活动量。中等强度，轻度喘气，一周中几乎每天步行，可以达到公众健康活动量。 心率储备是用来描述个人测量或预期最大的心率和休息时心率之间的差异。一些运动强度测量方法测量的是心率储备百分率。人们的心脏越健康，休息时心率就会越低，这样心率储备量就会增加。

附录2 用于开发指南的关键问题

本指南的基础是一系列结构化的问题。这些问题包括定义关注的人群，调查的干预措施，对照组类型，测量干预疗效的结局，以上问题形成系统文献综述研究的基础。 用于开发指南的关键问题 护理实施 / 生活方式和自我导向性干预 与心理治疗、药物治疗、安慰剂或其他对照组比较。关注短期疗效或长期收益。	
关键问题	见指南部分
1. 下列生活方式改变是否减轻并维持了抑郁症状？ 减少咖啡因摄入 减少酒精消耗 增加体育锻炼 返回职场	5.2

续表

2. 与没有救助相比，返回工作岗位减轻抑郁的效果是什么？ 包括： 重新回到职场 / 教育 / 有意义的活动 重回工作的治疗 条件管理 基础恢复治疗 康复 再就业	5.2
3. 下列治疗方案对抑郁症状效果的证据是什么？ 读书治疗 自我救助支持小组 自我救助向导 心理教育	4.1、4.2、4.3
4．独自锻炼（任何结构化体育运动）或与心理治疗联合的治疗方案对于抑郁症状的效果证据是什么？	5.1

六、概述和评论

（一）主题

这个主题在指南题目中明确提出。在附录 2 中给出了指导指南制订的关键问题。在第一部分阐述了抑郁症的背景信息以及为什么这一问题会有指南需求。虽然背景陈述引用的数据来自苏格兰和英格兰，但是没有理由认为其证据在其他国家不适用。目录页提供了很多可考虑的非药物治疗方案和指南设计的大体格式。

（二）方法

用于制订本指南的方法有一点难掌控，因为指南本身并没有讲清楚。在第 10.1 部分讲到该指南遵循 SIGN 方法学。我建议查看指南制订手册，手册中第六章（系统综述）和第七章（形成指南建议）尤其对理解指南制订过程非常重要。这项指南证据所检索的数据库、网页、数据在 10.1 部分已经简要描述，而细节描述在“研究叙述”文件中有提到，指南网页版中有链接。

在指南最开始的“证据陈述的关键点”和“推荐等级”部分很重要。“证据陈述”以证据类型和质量的形式，排列了一系列证据。然而，对于 3 个高质量研究的证据讨论也需要注意发现的一致性、临床受益的大小、患者的数量。证据的讨论被分为多个小的主题，例如，有氧运动和无氧运动相比较，在临床受益、不良事件等方面比较抗抑郁药物和无治疗组。

推荐等级主要基于证据水平、结果一致性、证据对于抑郁人群的针对性。虽然在推荐等级的定义中没有列出运动的副作用，但是从证据的讨论中确实反映出它是有考虑进去的，如多少患者完成了运动干预。简言之，推荐和支持证据之间有清晰地连接。

（三）推荐意见

在第二部分“推荐意见总结”中给出了所有的推荐意见。注意推荐意见的用词，一些讲“是推荐的”，而其他一些却讲“可以考虑的”。推荐意见强度的不同反映出从证据强度和其他考虑因素导致的推荐结果的可信性。

在第五部分，提供了关于运动的证据总结。是 1^{+} 或 1^{++} 等级的证据（注意绝大多数关于证据的陈述也有参考文献）。Meta 分析的两大主要发现，一是三项高质量的临床研究表明与空白组或对照组比较，运动只产生轻微、中等临床效益，二是与其他已确定的干预措施比较没有额外的效益。Meta 分析同样揭示了运动相关的低水平不良事件。受益相关的低强度证据与低水平不良事件导致评审小组提出了一个相当试验性的建议，“结构化运动可以考虑”及 3 个不错的实践点。

对于生活方式的改变（5.2 部分）基本没有研究存在。这是很可惜的，因为这些都是健康保健人员经常需要提供给患者的建议。而评价者的经验引导他们针对酒精、药物、饮食、维持社交活动和睡眠问题提出良好实践点的事实确认了这种印象。

七、总结

同时浏览印刷版和网络版的文件，使得全面了解整个指南有点困难。但是，目前的多数指南过长，从 20 页到几百页不等，所以在本文中完全重现一份全文指南是不可行的。你可能想要看看快速参考指南，仅一页，就可以给出指南中主要推荐意见的总结。另外，患者手册在指南网站上也可以获取。

WWW　本书的附属网站提供了其他学习素材，可登录 http：//go. jblearning.com/brown3e。

参考文献

[1] AGREE Collaboration.（2010）.Introduction to AGREE II.Retrieved from http：//www.agreetrust.org/about-agree/introduction0/

[2] Australian Government National Health and Medical Research Council.（2009）.HMRC levels of evidence and grades for recommendations for developers of guidelines.Retrieved from https：//www.nhmrc.gov.au/_files_nhmrc/file/guidelines/developers/nhmrc_levels_grades_evidence_120423.pdf

[3] Boyd，C.M.，&Fortin，M.（2010）.Future of multimorbidity research：How should understanding of multimorbidity imform health system design.Public Health Review，32（2），541-474.Retrieved from http：//www.publichealthreviews.eu/upload/pdf_files/8/PHR_32_2_

Boyd.pdf

[4] Institute of Medcine (IOM) . (2011) .Clinical practice guidelines we can trust.Retrieved from http：//www.iom.edu/Reports/2011/Clinical-Practice-Guidelines-We-Can-Trust.aspx

[5] Oncology Nursing Society. (2012) .ONS PEP (r) -Putting evidence into practice.Retrieved from http：//www.ons.org/Research/PEP

[6] Owens，D.K.，Lohr，K.N.，Atkins，D.，Treadwell J.r，Reston J. T.，Bass，E.B.，etal. (2009) .Grading the strength of a body of evidence when comparing medical interventions. In Agency for Healthcare Research and Quality，Methods guide for comparative effectiveness reviews.Rockville，MD：Agency for Healthcare Research and Quality.Available at http：//www. effectivehealthcare，ahrq.gov/index.cfm/search-for-guides-reviews-and-reports/？ pageaction=di splayproduct&productid=318

[7] Registered Nurses' Association of Ontario. (2006) .BPG development methodology.Retrieved from http：//rnao.ca/bpg/guidelines/methodology

[8] Registered Nurses' Association of Ontario. (2010) .Condensed guidelines for personal digital assistants (PDAs) .Retrieved from http：//rnao.ca/bpg/pda

[9] Scottish Intercollegiate Guidelines Network. (2008) .SIGN 50：A guideline developer' s handbook.Retrieved from http：//www.sign.ac.uk/guidelines/fulltext/50/index.html

[10] Scottish Intercollegiate Guidelines Network. (2010) .Non-pharmaceutical management of depression in adults：A national clinical guideline.Retrieved from http：//www.sign.ac.uk/guidelines/fulltext/114/index.html

[11] Sendelbach，S.，&Guthrie，P.E. (2009) .Acute confusion/delirium.Iowa City，IA：University of Iowa Gerontological Nursing Interventions Research Center，ResearchTranslation and Dissemination Core.Retrieved from http：//www.guideline.gov/content.aspx？id=14340&search=delirium+iowa

第二部分

循证实践

从本书第一部分，希望你已经获得了用于护理研究的各种研究类型及其各自特征的基本知识，还了解了如何进行系统评价和制订循证临床实践指南的基本知识。图 P2-1 表述了本书第一部分的基础知识。在你自己的护理实践中应用研究证据，以及在你的工作中参与循证实践项目，这些知识应该都是不可或缺的。

但是，仅仅拥有研究相关知识是不够的，你还需要了解如何去寻找研究证据，评价并在实践中有策略地应用证据，这正是本部分的主要内容。因此，本部分的重点是研究证据，在接下来的 9 个章节将一直是以研究证据为重点，不过是从用户的角度来阐述。但在第十七章，你的视野将被打开，开始学习研究证据如何联合运用其他类型的证据，最终，将从更广泛和更实用的层面审视循证实践。

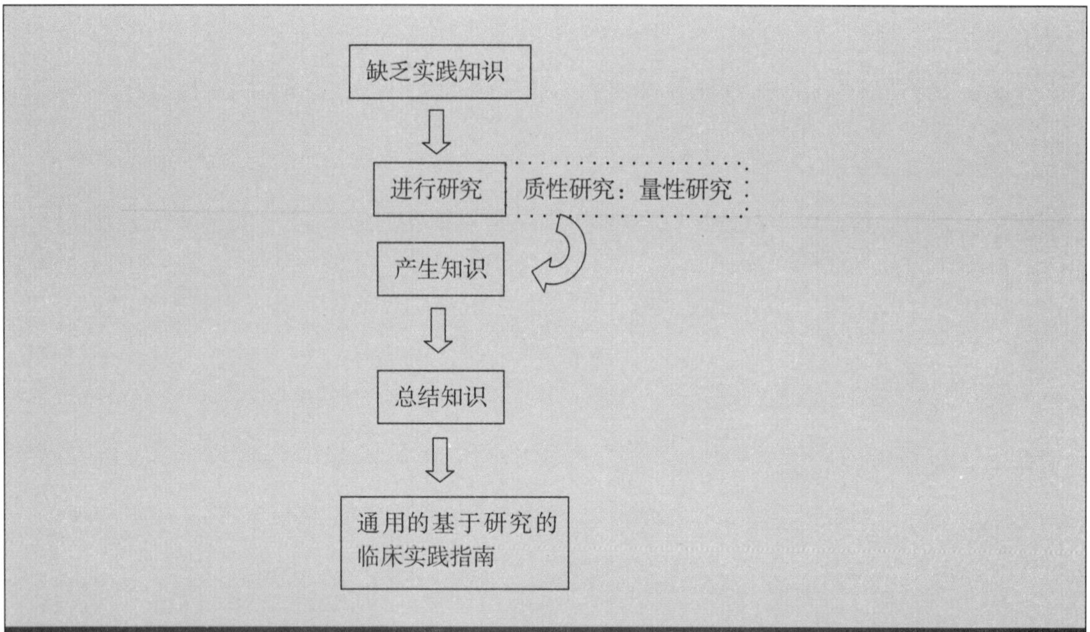

图 P2-1 科学护理知识的形成

循证实践模式

图 P2-2 所示的“循证实践模式”描述了有效实现循证实践的主要步骤。重要的是，每一步骤都要使用明确而严格的方法。严谨的研究过程可以确保方案的制订是真正基于证据，也可保证方案的实施对患者能达到预期的治疗效果。为了达到证据到实践的转化，循证实践项目一般由单位、服务机构或者机关团队主持开展。“循证实践模式”描绘出了循证实践如何在日常活动中发挥作用，并以此作为本部分书的导读流程。

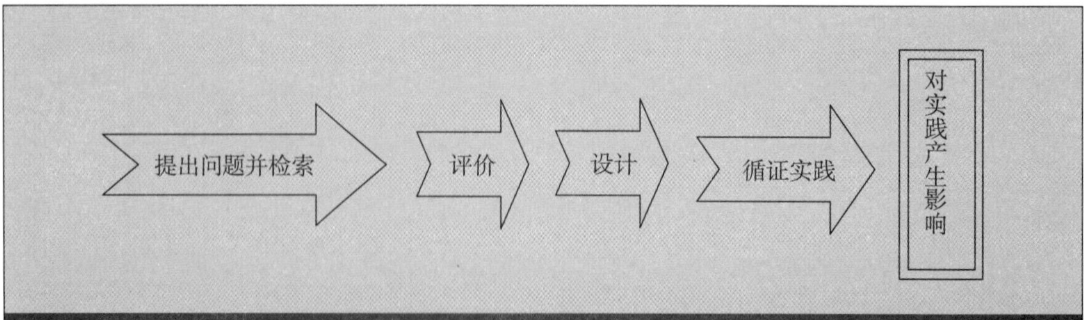

图 P2-2 循证实践模式

第十九章叙述了临床护士对研究证据的应用和基于研究的实践（research-informed practice）。尽管步骤不严谨，但是护士将研究证据整合到自己对某个患者临床护理决策中并加以提炼形成自己实践方法的步骤其实类似于循证实践（Eddy，2005）。

并不是所有的作者都能区分机构循证实践与个人研究证据应用的差别，但是我认为区分还是很重要的。第一点区别在研究证据的两种应用方式上，虽说在研究证据转化为临床方案时一直保持有高的标准，但值得注意的是，当机构实践方案缺乏，或者是方案根本不能适用于特定患者状况的情况下，个人循证实践能够寻求更好的研究信息。第二点区别是，循证护理实践是一个组织化的项目，而基于证据的实践（RIP）是个别专业护士的职责。在很大程度上，最有效的护理需要联合应用这两种方式。

"循证实践模型"类似于卫生保健机构用于循证实践计划工作框架的其他一些模型（Rycroft-malone 和 bucknall，2010）。如果你有兴趣想了解更详细、更全面的模式，请参阅这本书配套网站上的文章"循证实践模式"，网址为 go.jblearning.com/brown。

参考文献

[1] Eddy，D.M.（2005）.Evidence-based medicine：A unified approach．Two approaches to using evidence to solve clinical problems and how to unify them．Health Affairs，24（1），9-17.

[2] Rycroft-Malone，J.，& Bucknall，T.（Eds.）.（2010）. Models and frameworks for implementing evidence-based practice：Linking evidence to action．Hoboken，NJ：Wiley-Blackwell.

第十一章

提出临床问题

一个临床团队着手制订循证实践方案，就要提出临床问题，一个能指导研究证据的检索和项目实施的问题。首先，要了解一个问题如何能上升到足够可以制订成护理方案的水平，而且当前的研究证据在很大程度上能够给该临床问题提供答案（或至少部分答案）。这些临床问题可能是在提供护理过程中，或者通过机构质量监测数据中获得，或者是在最前沿的学术交流传播中所提出的。它们有时也起源于有问题的护理情境，如家庭投诉、不良事件，甚至是诉讼。在爱荷华循证实践模型中，这些起源被称为“触发点（triggers）”（Titler 等，2001）。

一、触发点

一个护理问题的信息可能来源于机构的许多地方，并以此能激发人们去找到一个更有效的方法。触发点的来源可以是人员配置、质控管理、风险管理、财务报告、感染控制监测或者是一个出院计划协作者。触发点也可以来源于机构之外制订的（如专业协会、管理机构或者认证机构）新的护理标准。

（一）临床实践

那些有思想的而非机械化的护理人员在照顾患者时，为了做得更好，常常问自己一些问题，例如：

- 在急诊科我们应当筛查什么样的人群，以发现有家庭暴力的人群？
- 我应该建议我的老年患者每天补充一次维他命吗？
- 我们是否应该对所有拔除留置导尿管（Foley 导尿管）的患者应用膀胱扫描以确定膀胱残余尿？
- 有没有非药物治疗措施可以预防和治疗子宫颈融合手术患者的肌肉痉挛？
- 治疗儿童发烧，对乙酰氨基酚与布洛芬相比，哪一种更有效和更安全？

- 为什么一些贫困城镇少女渴望良好饮食、运动、优异成绩和禁欲?
- 对于在工厂里工作的中年人，什么因素决定其是否应该采取避免腰背部受伤的有关建议?

这些问题可以都通过查阅研究的结果得到部分答案。

（二）质量监测数据

所有医疗机构收集大量的资料向第三方支付者、认证委员会和公众证明它们持续给予患者重要的护理措施，并取得相应的疗效。例如，对于缺血性中风患者，医院可能会跟踪以下数据资料：死亡率、出院后总体残疾情况、出院去向、出院特殊照护需求及30天内再入院率。根据这些数据结果，假如发现某个医院出院后继续使用华法林的中风患者，因出血而急诊就诊的次数比其他医院患者多，医护人员将有责任重新评估使用抗凝血药物患者的出院方案。如果当前的方案并不是循证的护理规范，这时就会启动循证实践项目来重新设计一个方案。

因此，质量监测数据可以发现护理的不足，从而可以作为循证实践项目的一个触发点。质量监控与循证实践项目的关系将在第十七章进一步的探讨。

（三）专业标准

当国家专业协会与组织发布循证指南时，各医疗机构必须给予关注，并决定是否改变目前的护理方案。同样，当认证评审机构，如医疗保险和医疗补助服务中心（CMS）或联合委员会，发行护理新标准时，各医疗机构必须决定如何做才能符合标准，这会启动研究证据的搜集，以制订一项新方案。联合委员会和CMS要求精神科住院部上报关于隔离病房的应用数据，就属于这种情况。

另外，医院护士可能在临床杂志上看到一篇关于某护理方法的文章或调研报告，而这个护理方法似乎很有效，或者也可能是她在某次进修或某次研讨会了解的一个新方法。对这些新方法经过思考之后，她可能会得出这样的结论：她工作中关于这方面的护理方案的疗效是令人质疑的。下一步她会将思虑和想法告诉护士长、临床护理专家或个案管理人员，这也许会引起一个研究证据的检索，以便寻求更好的护理方案。

二、研究证据不能回答的问题

在探讨如何提出一个临床重点问题之前，先谈一下研究证据所不能回答的各种问题是很有帮助的。

其中一种研究证据不能回答的问题就是涉及新技术的问题。如果有了关于新技术的研究，那么这个研究可能已经由制造厂家来完成，因此，应该进行严格评价。举个例子：如果科学家发明了一个外部设备，它能够在前一分钟感知到癫痫发作。此设备的早期使用者，应该很少有这方面的研究和证据去探寻。

第二种问题是现存的干预措施可能没有应用于新的人群的证据。对于某一特定人群制订的干预措施可能存在大量的证据，但是机构不会考虑将这些证据运用在其他人群中。例如：一个教哮喘患者如何正确使用药物吸入的数字化设备，对于成年人已经试验过并证明是有效的，但并不一定也适用于儿童。再如：很多研究证明某一干预措施对于白人妇女是有效的，但是对于其他肤色的妇女，没有关于此干预措施的研究。在这些情况下，可得到的研究信息是充足的，但是针对新人群的护理方案还不能完全基于当前获得的研究证据。

第三种研究证据不能确切回答的问题是关于患者个体的护理问题。伦理原则就是每一位有能力做决定的患者有权决定他（她）自己做什么护理及治疗，而且无论什么样的研究证据结果，这一原则必须得到尊重。应该给予个体什么样的护理取决于患者和他（她）的照护者（照护者根据护理问题和具体情况）。在与患者讨论时可以将研究证据作为有用的信息提供给患者来考虑，但最终的决定取决于患者。也有一些例外，例如患者没有能力作出决策或他人的健康受到威胁的情况，但这些并不是这里要考虑的问题。

鉴于上述的伦理原则，在处理与“价值观”“道德或伦理”有关的问题上，研究证据的使用力度是有限的。如：“疗养院里 90 岁以上的有认知缺陷的老人的肺炎，我们应该治疗吗？”这是一个道德问题。要弄清楚这个问题，研究可能会提供经过抗生素治疗后大致恢复并能够达到之前功能状态这部分人口的比例，但研究不能回答疗养院里 90 岁以上的有认知缺陷的老人的肺炎是否应该治疗的问题。事实上，该问题无法笼统地回答。必须具体问题具体分析，因为答案要考虑到患者肺炎发病前认知功能障碍程度，气管插管的可行性，患者昏迷前的遗愿，以及伦理上自我决定原则，这些考虑是有必要的。这就提醒我们确保研究证据的使用是从其本质目的出发，而不是对个人生命掌控的工具。

三、形成有用的项目问题

为了使项目目的明确，同时避免花费大量的时间用大量索引来检索和筛选研究证据，制订一个重点突出，而非泛化或模糊的问题是有必要的。前面罗列的问题中有一个关于：对所有拔除留置导尿管的患者做膀胱超声扫描的问题。这是一个合理的问题，但它是模糊不清的，需要更为细化。假设我们要制订成人腹部术后护理流程，医学外科实践委员会决定研究这一问题。

委员会可能会使用一种缩写形式为 PICOTS（Sackett、Straus、Richardson、Rosenberg 和 Haynes，2000；Stillwell，2010）的方法，很多卫生保健人员觉得这个方法有助于聚焦其临床循证项目。PICOTS 格式可以帮助医生把注意力集中在感兴趣问题的具体要素上。

P 人群（patient population）
I 干预 / 问题（intervention/Issue）
C 对照干预（comparison intervention）
O 结果（outcomes）
T 时间（timing）
S 环境或场所（setting）

一般来说，当使用 PICOTS 时，人群有下列属性特征，如年龄、症状表现（例如，呼吸急促等症状）、疾病、风险等。干预措施可以是一个指定的临床干预、一个具体的办法或一组干预措施（例如，以学校为单位的减肥方案）。有些情况下，“I”也可指“问题”而不是干预措施，例如足下垂有关的移动障碍问题。通常，一种干预措施与另一种干预措施或者常规护理的比较是我们所关注的，或者，只探讨一种干预措施的效果。但是，患者的治疗结果几乎总是最受关注的，尤其是那些对患者有重大意义的结果，如改善的身体机能或降低低血糖事件发生率等。关于时间的问题，与临床状态、持续时间、治疗频率或随访的时长等可能是相关的。对护理环境的界定可以使问题聚焦，并减少不相关研究的检索数量。例如，家庭尿失禁患者护理管理与在医院的是有很大不同的。

对于术后拔除留置导尿管的患者（P）（提示急症护理环境 S），当其首次排尿后（T）使用膀胱扫描（I）是否有助于识别有大量残留尿量的患者（O）和需要进一步监测排尿情况的患者（O）？

回到委员会制订膀胱扫描方案的问题上，用 PICOTS 格式可以如下叙述：

如果你将人群进一步限定在髋骨骨折修复术后的患者来陈述这个问题，你将很有可能找不到关于这方面的研究，因为这个问题就太具体了。由此，有时为了提出正确的问题，反复试验是必需的。

一个相似的问题是与对长期留置尿管的患者和在拔出尿管之后无法排尿的患者应用膀胱扫描相关。用 PICOTS 格式描述如下：

留置尿管至少 3 周以上拔除的患者（P），在 8 小时后（T）对其应用膀胱扫描（I），是否可以避免插管术（O）并减少泌尿道感染（O）？

对于足月新生儿（P），在静脉穿刺和静脉注射之前、之中和之后（T），什么样的非药物治疗措施（I）可以用来减轻疼痛、不适及烦躁（O）？

这两个问题都没有进行对照干预，第二个非药物治疗的干预措施是一个开放性的问题，需要通过比较疗效来进行验证研究。此问题可更细化为：“对于足月新生儿（P），在静脉穿刺期间和之后（T），口服蔗糖安慰剂或者包裹约束法（I 和 C）是否能更有效地控制疼痛（O）？”。请注意，在这些研究中界定的研究对象都是足月新生儿，因此小组在研究这个问题时，将不会检索或阅读关于出生超过 28 天的婴儿和早产儿的文献。

虽然并不是每一个临床干预问题都包含所有要素，但是考虑到每个要素对确定问题是非常有用的。一般来说，PICOTS 描述方式最适合于干预效果类问题的描述。有关患者的经历、疾病的意义、临床变量之间的关系和风险的问题需要稍微调整 PICOTS 格式。

对于那些在战斗中受了头外伤的士兵（P），什么特点的恢复环境（I 和 S）能促进伴侣支持和家庭关系的恢复（O）？

非干预性问题主要是搜索背景知识用于制订评估指南、教学方案、护理计划，甚至是整个流程。此时I代表的就是问题而不是干预措施。举个例子来说，这是项目小组在一个开设了治疗士兵头外伤科室的军区医院用过的问题。

有时项目团队在搜索背景问题的相关研究证据时，发现提出两个紧密相关的问题比把关注点集中在一个问题上会更好。例如，一个开发男性尿失禁支持项目的团队，可能会查阅关于尿失禁体验及患者认为有帮助的自我管理策略方面的质性研究和描述性研究。项目提出的问题可以是：

对于男性尿失禁患者（P），什么样的体验和自我管理问题（I）是有压力的或者是难于管理的（O）？

有什么自我管理行为和策略（I）可以帮助这些尿失禁的男性患者（P）适应并应对尿失禁（O）？

这些问题可以指导研究证据的检索，这在开发一个以患者为中心的循证临床实践项目上是有用的。这两个问题都有人群（P）、问题（I）和结果（O），但是都没有对照组和时间要素。

当幼童母亲发生影响身体机能的慢性疾病时（P），她们照顾孩子的能力会受到怎样的影响（O）？

当幼童母亲患有慢性疾病时（P），她们及她们的配偶（或直系亲属）是如何适应这种情况的（O）？

下一个例子是制订针对患有慢性疾病的幼童母亲的支持护理方案的项目。指导该项目的实施提出了如下问题：

这个项目团队没有关注干预措施，而是去关注并理解这些母亲是如何被疾病影响的，以及家庭成员是如何适应的?

对于服用两种以上处方药物的居家老人（P和S），在处方药物和非处方药物或者自然疗法之间（I），主要的药物交互作用情况是怎样的（O）？

关于风险方面的问题如下示例：

好了，希望你已经有了一个思路：通过制订一个具体的问题使项目尽可能聚焦，并使用PICOTS格式提出问题。如果问题太具体的话（你找不到任何研究证据），你可以使其中一个要素更宽泛一些或者不限定这个要素。这样，可能会检索到足够可用的相关研究证据。

最后一点建议：如果项目团队很难聚焦问题时，几个团队成员花数个小时在数据库中

"广泛撒网式"地浏览大量的有关这个问题的摘要和文章，有时会有所帮助。这种"广泛撒网式"的方式可能有助于形成一个更聚集的问题，同时有助于识别专业术语从而搜索到更多的研究。

那么，假设方案制订团队提出了一个聚焦的，并得到机构认可和资源支持的研究问题后，下一步是查找有关这一问题的研究证据，这是下一章节的内容。

WWW 本书的附属网站提供了其他学习素材，可登录 http：//go. jblearning.com/brown3e。

参考文献

[1] Sackett, D. L., Straus, S. E., Richardson, W.S., Rosenberg, W., &：Haynes, R. B.（2000）. Evidence-based medicine：How to practice and teach EBM（2nd ed.）.Edinburgh，Scotland：Churchill Livingstone.

[2] Stillwell，S.（2010）. Asking the clinical question：A key step in evidence-based practice. American Journal of Nursing，110（3），58-61.

[3] Titler，M. G.，Kleiber，C.，Steelman，V. J.，Rakel，B. A.，Budreau，G.，Everett L. Q.，etal.（2001）. The Iowa model of evidence-based practice to promote quality care.Critical Nursing，Clinics of North America，13（4），497-509.

第十二章

寻找研究证据

在本章中，第一部分我们会介绍到如何才能检索到目前被临床医生广泛认可并应用的临床实践指南（evidenced-based clinical practice guidelines，EbCPG）和系统评价（systematic reviews，SR）。在本章第二部分，将介绍当目前的临床实践指南和系统评价无法得到你想研究的临床问题时，寻求高质量研究证据的方法。

一、检索临床实践指南和系统评价

检索的第一步就是牢记你的研究对象和干预措施或问题，第二步是要寻求临床实践指南和系统评价的主要资源。这些信息能节省你的时间，因为它们已经完成了从原始资料查找、阅读、评价和综合研究结果等步骤。目前，已知的超过 12 000 种疾病中，多数疾病可以有数个可能的干预措施，但是，临床实践指南和系统评价并不涵盖这些所有的疾病 - 干预组合，系统评价最有可能开发那些发生率高或成本效益高的疾病 - 干预组合。以肥胖为例，据疾病控制与预防中心的数据，美国 33% 的成年人是肥胖者，关于帮助成年人减肥的干预措施的临床实践指南和系统评价广泛可得。但是，当没有实质性的原始研究时，团队要进行系统评价是不可能的。例如，目前很少有补充替代疗法的研究，因而没有这方面的系统评价。

二、临床实践指南和系统评价的来源

幸运的是，目前有一些组织制订关于各种主题的临床实践指南和系统评价。这些组织机构将严格的标准系统统一地运用在证据的选择和评鉴上，它们是证据的最佳来源。也有一些机构将临床实践指南和系统评价编入索引中，并提供摘要和下载链接。下面是一些证据生产的组织。

（一）安大略注册护士协会

安大略注册护士协会（Registered Nurses' Association of Ontario，RNAO；www.rnao.org）主持了"护理最佳实践指南"计划项目。到目前为止有 50 多部护理最佳实践指南。当前的指南范例如：《治疗关系的建立》《高血压患者的管理》《儿童肥胖症的一级预防》和《卒中评估》。

点击 RNAO 网站"护理最佳实践指南"选项，然后点击左侧的"指南"，就可以免费得到这些指南。RNAO 目前也为 PDA 提供精炼版指南。

（二）JBI 循证卫生保健研究所

JBI 循证卫生保健研究所（Joanna Briggs Institute，JBI；www.joannabriggs.edu.au）是一家拥有 40 个国家的护士、医疗及专职医疗研究人员、临床医生、学者和质量管理人员的协作机构。JBI 通过制订并传播系统评价和最佳实践信息册来促进循证卫生保健。其护理内容使护士能够明白哪些是证据支持的护理实践。除了护理实践相关证据，它们也对经济、质量和政策研究的系统性评价有特别的兴趣。

到目前为止，JBI 发表了三种类型 2300 多篇持续更新的证据报告。

1．系统评价：提供选定临床问题最佳研究的广泛总结。

2．证据总结：提供所选定临床问题的研究文献的简短摘录，这是总结当前全球的可获得的最佳证据，基于结构化文献检索和筛选最佳证据卫生保健数据库所总结的健康保健干预措施。它们把重点放在研究证据的特征、临床重要结论和最佳实践建议上。

3．最佳实践信息册：基于系统评价结果和推荐的简短总结。

大多数 JBI 资源只能通过从 OvidSP 或者 Lippincott 护理中心订阅获得，因此护理专业学生一般可以通过学校的图书馆使用这些资源。如果你所在图书馆没有订阅这些数据库，你也可以在 JBI 网站上获得 JBI 的最佳实践信息表。目前 JBI 大部分资源可通过移动设备下载。

（三）Cochrane 协作网

Cochrane 协作网（Cochrane Collaboration，http：//www.cochrane.org）是一个制作和发布高质量的干预措施系统评价以供医疗保健人员使用的国际性组织。其系统评价将研究发现和各类数据结合起来以生成一个总体结果。其中大多数是基于研究干预效果的随机对照试验，但越来越多的其他类型的研究设计也被纳入其中。

Cochrane 协作网数据库中包含了超过 7000 篇评价，很多与护理服务有关。令人高兴的是，随着 2009 年 Cochrane 护理领域（Cochrane Nursing Care Field，CNCF）协作团队的建立，Cochrane 正发展成为一个很有价值的护理实践资源。CNCF 专门负责支持产生、传播和利用护理相关的系统评价。更重要的是，CNCF 会给那些目前 Cochrane 系统评价没有涉及的护理主题划分优先等级。Cochrane 系统评价的全文需要订阅才能查看。请向你的图书管理员查询你所在图书馆是否订阅 Cochrane 协作网。如果你的图书馆没有订阅 Cochrane 协作网，你可以直接在他们的网站搜索结果（http：//www.cochrane.org）。你可以免费阅读摘要、简练的研究结果总结。Cochrane 现在也可以通过移动客户端获得其系统评价。

（四）美国国立指南库

美国国立指南库（National Guideline Clearinghouse，NGC；www.guideline.gov）主要是一个包含成千上万免费的临床实践指南的数据库。需要注意的是，这个数据库不撰写或评价指南，指南也不要求一定是基于证据的。它仅仅是一个传播者，传播他人开发的指南。指南开发者一旦提交其指南，NGC 就会给出指南证据的等级。因此，网站上指南的质量良莠不齐。

网站首页上的高级检索允许用户输入不精确词语，然后网站会要你将检索进行限制，主要有以下几个方面以供选择，包括：性别和年龄范围组；预期的用户组，例如：护士、营养师、职业治疗师、医生或社会工作者；以及分析证据所采用的方法如系统评价。你也可以使用“指南对比”工具横向比较多个指南。对比的方面有：收集 / 选择研究证据的方法部分的描述；评价证据的质量和强度；分析证据；形成推荐意见；以及验证指南。

（五）英国国家图书馆指南

英国国家图书馆指南（National Institute for Health and Clinical Excellence NICE Guideline）类似于美国国立指南库，优秀的 NICE 临床指南数据库（http：//guidance.nice.org.uk/CG/Published）提供权威的临床证据和最佳实践。NICE 数据库是英国国家卫生署的一部分。

（六）护理资料中心

护理资料中心（Nursing Reference Center，http：//www.ebscohost.com/pointOfCare/nrc-about）是一个需要订阅的资源，可为护士提供经过严格评价的循证护理手册。这些循证护理手册是目前 700 多个临床环境和干预措施的最佳实践的精华。你可咨询一下图书馆人员是否订阅了这个优秀的产品。

（七）效果评价文摘库

文献与传播中心（Centre for Reviews and Dissemination，CRD）是英国国家健康研究所的一个代理机构，DARE（Database of Abstracts of Reviews of Effects，DARE，www.crd.york.ac.uk/crdweb）是其数据库之一。此数据库能够用于回答关于社会卫生保健干预效果的问题。在数据库 21 000 篇系统评价摘要中，虽然搜索界面没有提供限定检索护理实践方面文献的专题，但超过 1300 篇评价都提到护士或护理。在网站屏幕的左侧位置，有一个非常有用的检索历史链接的专题。它能记录你的检索活动并且为你的每个检索语句创建摘要集。这些摘要集可以合并为更具针对性的检索。你可以在线免费检索这个数据库。

（八）循证理疗中心

CEPD（Centre for Evidence-Based Physiotherapy，CEPD，www.pedro.org.au）主办了“理疗证据数据库”，也称为 PEDro。该数据库独立评定研究质量，对于护理实践具有更高的价值。当然，这是一个可用于所有运动障碍患者的非常好的临床实践指南和系统评价数据资源。也包括非常广泛的其他医疗资源，如慢性阻塞性肺病（COPD）、哮喘等。你可以在线免费获得这些评价和指南。

（九）期刊数据库和专业护士协会网站

CINAHL、Medline 和 Pubmed 数据库也可用于查找系统评价以及实践指南。我们将会在这一章的后面部分更全面地介绍如何使用这些数据库查找系统评价、实践指南以及原始研究。Pubmed（www.ncbi.nlm.nih.gov/pubmed/）是免费的，但 Medline 和 CINAHL 只能通过订阅获取。CINAHL 数据库是开设护理课程的大学或学院最广泛使用的数据库，很多医院会订阅 CINAHL 和 Pubmed 数据库。你可通过图书馆网站或咨询图书管理员使用此数据库。

专业护士协会（例如，美国重症监护护士协会、美国精神科护士协会、急救护士协会、肿瘤学护理学会等）是系统评价和实践指南的又一个好的来源。很多资源可以通过它们的网站获得，且通常是通过一个选项卡来免费获得。你也可直接在它们网站的搜索框中键入"practice guidelines"检索到它们。点击美国护士协会的网站（www.nursingworld.org/especiallyforyou/links/specialtynursing.aspx）。可浏览 30 多个专业协会的链接，或通过国际护士会（http：//www.icn.ch/about-icn/about-icn）浏览来自全世界几乎每个国家的隶属组织与成员的信息。

三、检索数据库

现在我们将继续了解，当你所选主题尚未检索到临床实践指南或系统评价时，如何找到高质量证据。因为系统评价和指南并不能涵盖你要研究每一个问题，因此，知道如何快速找到原始研究是非常重要的（DiCenso、Bayley 和 Haynes，2009）。本章这个部分将帮助你获得这些重要的技能，随后的章节将会学习如何评价你所检索到的研究。

我们最好把数据库理解为一个用于交流信息的工具。我觉得它们是信息传达的另一种形式，即临床医生经常提到的"走廊咨询"。想像一下自己在医院走廊上自言自语："我想知道是何原因 ....？"或"我想知道是否可以 ...？"另一个你信赖的临床医生给出了解决问题的方法。日常生活中我们也经常这样做。就像问你的一个朋友从哪个网站买到的低价机票一样。事实上，研究发现临床医生大约每看 10 位患者会产生 3 个临床问题（ELY 等，1999）。健康科学数据库的建立，可以促进信息从研究到临床实践的转化。不同于"走廊咨询"仅限于咨询你身边同事的专业意见，你可以使用数据库，将你的问题提交给更为广泛的专家组。而且，从在某种意义上，你甚至可以询问他们是如何得出他们的结论。在大多数情况下，数据库允许访问原始研究，虽然很多包括书刊章节、读者来信甚至是漫画。出于本章的目的，我们将把重点放在在专业期刊上发表论文的研究。

（一）数据库中有什么？

首先，没有一个数据库能包含所有的研究。即使 Google 也只通过互联网传递了约 10% 的信息。如：Medline/PubMed、CINAHL、PsycINFO 等数据库，每一个都有权使用多个杂志的内容。例如在生物医学科学约有 20 000 种学术期刊，MEDLINE 索引几乎占了 5000 种期刊，主要是对医生、牙医、兽医和健康管理者用处最大，它也索引了一些主要的护理期刊。CINAHL 可以索引 3000 多种的护理及保健领域期刊。有一些是两个数据库重复出现的期刊，但可能你找到的大部分期刊在特定数据库中是唯一的。同样 PsycINFO 涵盖几千种对护理有用的心理学杂志文章，也有在 Medline 及 CINAHL 中重复出现的。数据库决定列入一个特定期刊杂志之前，它们会仔细考虑期刊收录文章的质量。事实上，在 CINAHL 里的一本期刊如：《癌症护理》，这就是 CINAHL 对期刊质量认可水平的一个指示器。一旦选中一本期刊杂志，期刊里的每一篇文章就都会有记录。此记录的可搜索的字段，包括作者、标题、期刊名称、摘要关键词及出版日期。索引者还要读取文章，并标记上至少 5 个主题词来描述文章的内容（例如，哮喘、治疗性锻炼）和研究人群性质（例如女性、青少年）。这些主题词是可被检索的。我们会在中高级技术部分演示如何实现强大而精确的检索。

（二）数据库中提供所有文章的全文吗?

根据《美国版权法》，数据库不能发布索引中所有期刊的文章全文，只能发布那些得到版权拥有者（通常是期刊出版商）同意使用的文章。图书馆和医院通过供应商购买数据库的访问权限，如 Ovid 或 EBSCOhost。鉴于临床医生通常喜欢能提供大量全文的数据库，很多供应商都在十分努力地与期刊出版商协商，以获得尽可能多的全文使用权限。

（三）我知道如何使用 Google 搜索，我是否可以使用同样的方法来检索 CINAHL 或 Medline？

答案当然是肯定的。我们使用文本词检索 Google，这个文本词也称之为“日常”或“自然”语言。如果你在谷歌中检索“感冒”，会列出包含“感冒”短语的 2 000 000 多个网站。但是，如果某个作者使用了其他的词来论述感冒，比如说“鼻炎”，Google 将不会为你检索到这些。Google 非常擅长给出你要找的东西，但未必擅长给你想要的。

你也可以使用文本词来检索 CINAHL 和 Medline。当你键入文本词，搜索引擎将扫描所有包含此文本词的标题、作者和摘要。如果你键入“AIDS”，网页将会显示所有包含“AIDS”的文章，包括那些不是关于“艾滋病”的文章，例如：“Electronic Aids for Daily Living”“A Comparison of Hearing Aids”“Assessment Aids Learning”和“Pain Management Aids in Rapid Recovery”，这些称之为“错误匹配”。这些例子再一次说明了搜索引擎可以准确地给你所要求的，但并一定是你想要的。

寻找临床信息更大的挑战是：医学术语是各种各样的语言的融合，如希腊语、拉丁语和古英语的混合。因此，通常同一器官会有三个不同的词。例如 eye、opti- 和 ophthalm- 以及 kidney、renal 和 nephr-。因为 Medline 和 CINAHL 支持有效高质量的调查研究，它们可让你除了可以检索特定文本词之外，还可以检索主题词。我们将在中高级技术部分演示该如何操作，显然这些更为先进的技术在许多方面使你的检索工作更为容易，且检索主题确实有助于避免上述问题的出现，我们还是得从学习简单的文本词检索开始。

（四）基础知识

请记住 CINAHL 只能订阅了才能使用。先咨询你所在机构的图书馆人员是否能使用 CINAHL 资 源。CINAHL（http：//www.ebscohost.com/biomedical-libraries/the-cinahl-database）提供给你几个检索框来开始你的检索，最好先考虑你的问题及其组成部分。让我们来尝试一些简单问题，如癌症患儿的护理评估（nursing assessment of children with cancer）。使用 PICOTS 格式，P 元素是患癌症的儿童，I 是护理评估。

我们检索的第一个概念是"cancer"，因此，我们在第一个检索框中键入"cancer"单词。在后面我将向你展示如何将重点放在儿童部分的癌症患者。我们在第二个检索框中键入第二个概念"nursing assessment"，然后点击"检索"。我们运用逻辑运算符"and"结合这两个集合。这使我们能够识别同时论述癌症和护理评估两者的论文。以下示意图说明了期刊论文产生的过程和数量。

1．cancer	106 148 篇
2．nursing assessment	15 657 篇
3．1and 2	864 篇

现在，让我们来做更进一步的检索工作。比如说，我们只对最近 5 年的研究感兴趣，且因为研究对象是小学生，所以研究人群指定为 6 ～ 12 岁的患者。

在屏幕左侧找到"Refine your results"，单击"Show More"。在这里我们发现，CINAHL 提供了限制检索结果的选项。

1．仅限于研究性结果	243 篇
2．仅限于最近 5 年的结果	86 篇
3．仅限于 6 ～ 12 岁的结果	5 篇

可以看出，当我们开始考虑患者的特定人群以及我们目前感兴趣的研究方向时，搜索到的护理文章很快缩小到适中的规模。以下是这 5 篇研究中的一些题目："中枢神经系统癌症患儿的疼痛""癌症患儿的疼痛评估程序"和"癌症患儿母亲的社会支持的研究"等。

（五）中级技术

现在，让我们继续学习一些中级技能并考虑一个稍微不同的临床情况。这一次，我们将查找最近的关于"乳癌患者心理社会支持的研究（psychosocial supporting the patient with breast cancer）"。使用 PICOTS 术语，P 元素是"乳腺癌患者"，I 是"心理社会支持"。

如果我们在检索框中键入"breast cancer"，CINAHL 将检索出近 22 000 篇文章。每一篇文章都包含"breast"和"cancer"这两个词语。如果我们使用一个功能非常强大的精确检索工具，即 CINAHL 标题选项卡，让我们看看会发生什么。我们可以使用此工具来检索概念，也就是用索引器圈定的标题，这样可使我们摆脱文本词检索的限制。你可以在检索屏幕的顶端看到这个选项卡。单击此选项卡后会出现一个浏览框，我们可以键入词语"breast cancer"。然后，数据库将建议我们，可以使用主题词"Breast Neoplasms"来识别所有关于"breast cancer"的文章。

如果我们使用主题词检索，我们将找到 29 000 多篇文章。为什么使用主题词检索出的文章比使用文本词检索出的22 000篇还要多？答案是并非所有关于乳腺癌的文章都使用词语“breast”和“cancer”。以下护理期刊文章的3个标题就是一些示例：“Barriers to Follow-Up of Abnormal Screening Mammograms（乳腺X线异常筛查随访的障碍）”“Advances in Symptom Management：Lymphedema（淋巴水肿症状管理进展）”和“Mastectomy and Lumpectomy Offer Equal Chances of a Cure（乳房切除术和乳房肿瘤切除术治愈率相同）”。

现在，我们回到“CINAHL标题选项卡”，在浏览框中键入“support”。CINAHL会输出一系列可能的主题词，其中包括我们要检索的“Support”“Psychosocial”文章。CINAHL识别了29 000多篇有关这主题的文章。然后合并这两个文献集，我们看到了以下结果：

1．Breast Neoplasms	29 940篇
2．Support，Psychosocial	29 389篇
3．1and 2	968篇

用逻辑运算符“and”结合这两个集合，“and”是指既讨论乳房肿瘤又探讨社会心理支持的文章。

让我们来做更进一步的检索工作。你也许记起本章的第一部分提到的CINAHL数据库可用于查找临床实践指南和系统评价。一旦你已创建了有关特定人群和干预的一组文章，且有了前期的搜索工作，就可以单击“Show More”链接。你可能还会在屏幕右侧看到一个“编辑（Edit）”图标，它们都会提供一个通过多种方式来限制你的结果的窗口。被称为“文献类型”的下拉菜单就是其中之一，各种文献类型中就有系统评价和临床实践指南，选择其中一个或两个都选就会限制结果只检索到系统评价或实践指南类的文章。但是本章节不是仅介绍数据库的使用，而是在没有临床实践指南和系统评价时如何使用数据库。这就意味着我们对查找原始调查研究感兴趣，特别是对那些含有研究过程或干预措施结果的研究。

让我们回忆一下我们之前的PICOTS格式，其中P表示“Breast cancer”和I表示“Support”。现在，让我们来尝试确定这种干预措施是否能降低患者的焦虑程度。也就是说，我们寻找的结果就是减轻焦虑，即PICOTS格式中的O元素。上述过程之后，我们可通过CINAHL标题选项卡在浏览框中键入“anxiety”，然后将得到的文章（集合4）和先前的集合3合并。我们使用“Show More”或“Edit”链接，进一步提炼用于研究的文章结果。此外，因为我们感兴趣的是护士提供的社会心理支持，所以我们最后限定结果为护理期刊的文章。

4．anxiety	11 984篇
5．3和4	58篇
6．仅限于研究性成果	46篇
7．仅限于护理期刊	23篇

我们将研究结果限定在护理期刊上发表的文章理由是：如果这项研究被刊登在护理期刊上，提供这些社会心理支持干预措施的临床人员一定是护士。你可以使用下拉菜单“子期刊集（Journal Subset）”限定你的检索结果，然后单击“护理”。请务必选择“护理”而不是“核心护理（Core Nursing）”，因为后者是一个范围小得多的护理期刊集。检索到的最后这23篇文章，它们每篇都是发表在护理期刊上关于焦虑、社会心理支持及乳房肿瘤

的调查研究。以下是 23 篇文章中的几个标题："Effect of Supportive Care on the Anxiety of Women with Suspected Breast Cancer（支持护理对疑似乳腺癌女性患者焦虑的疗效）""Coping with a Possible Breast Cancer Diagnosis（疑似乳腺癌的应对）"和"Identifying the Educational Needs and Concerns of Newly Diagnosed Patients with Breast Cancer after Surgery（术后新确诊乳腺癌患者的教育需求和关注点的探讨）"。

你可能注意到，在我们检索对策中，没有尝试过应用 PICOTS 格式中的"C"和"T"或"S"元素。检索对照研究（C）涉及更多本章范围之外的技术，还有很多在理解时间概念（T）和环境（S）上存在异议之处，所以我一般不建议在检索策略中使用它们。

（六）高级技术

在这一部分中，我们来了解 CINAHL 和 Medline 数据库的 3 个附加特性。它们是"扩展检索""副标题"和"引用"功能，首先需要解释一下这 3 个功能。我举个曾在课堂上使用的例子来理解"扩展检索"功能。我们假设有 1 个主题词"dogs"，此外还有以下主题词，"艾尔谷犬（Airedale）""Basset 猎犬（Basset Hound）"和"可卡犬（Cocker Spaniel）"。实际上，让我们假设每个主要品种的狗都有一个单独的主题词。

假如你搜索关于"养犬降低疗养院居民的孤独程度"的研究文章，你如果会使用主题词"dogs（犬）"，将会很容易地自动检索出所有关于犬的文章，即使是具体到某一品种的犬。该"扩展检索"功能帮助你完成这一任务。

请考虑以下我们关于"dogs"的检索结果。检索主题词"艾尔谷犬"将只出现该品种犬的文章。如果我们没有使用"扩展检索"检索"犬"的研究文章，我们将只能检索到关于普通犬的文章，并不是关于特殊品种犬的文章。但是，当我们使用"扩展检索"命令时，将会呈现关于所有"犬"的文章，其中包括拥有主题词的特殊品种犬和那些普通的犬。

艾尔谷犬	22 篇
Basset 猎犬	90 篇
可卡犬	230 篇
dogs	15 338 篇
扩展检索"dogs"	262 232 篇

现在我们应用"扩展检索"命令来检索"乳癌（breast cancer）"，下图是我们刚刚完成的关于"乳癌（breast cancer）"的主题词检索，我们看到了首选术语"乳腺肿瘤（Breast Neoplasms）"。单击"乳房肿瘤（Breast Neoplasms）"链接就如图 12-1 所示。

正如犬品种的示例，我们注意到乳癌有几个不同类型（男性乳腺肿瘤和乳腺侵润性导管癌），每一类型都有自己主题词。从上面中级技术的例子中我们知道，"乳腺肿瘤"将检索出 29 000 多篇文章。但是，如果我们单击屏幕右边的"扩展检索"框，然后点击"搜索"框，我们会得到加上所有有关乳腺侵润性导管癌和男性乳腺肿瘤的文章。下面是结果比较：

乳腺肿瘤（Breast Neoplasms）	29 940 篇
扩展检索"乳腺肿瘤（Breast Neoplasms）"	30 189 篇

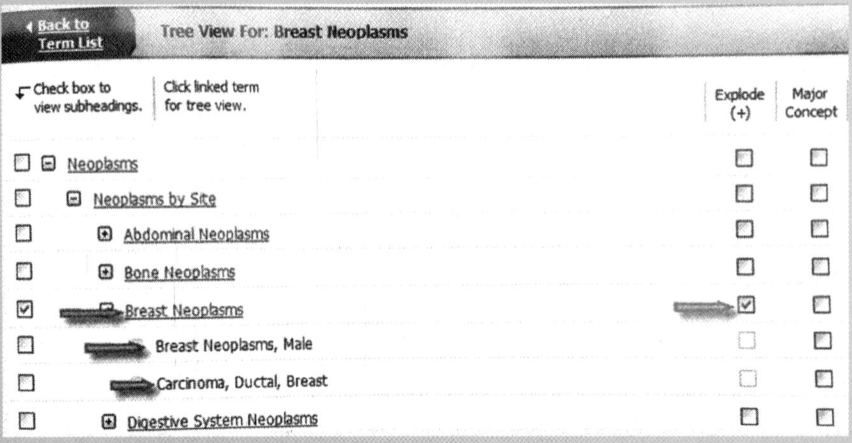

来源：从 CINAHL 全文数据库转载，并获得 EBSCO 发布许可

图 12-1 应用扩展检索功能

如果我们重复这个过程，将“支持、社会心理（support、Psychosocial）”和“焦虑（anxiety）”检索扩展，我们会发现结果有所不同。

support，Psychosocial	29 389 篇
扩展检索“支持、社会心理（support、Psychosocial）”	31 657 篇
焦虑（Anxiety）	11 984 篇
扩展检索“焦虑（Anxiety）”	12 790 篇

应当注意的是，并非所有主题词都是可扩展检索的。例如，主题词“髌骨（patella）”就没有“扩展检索”框功能。应用“扩展检索”功能会增加你检索文章的数量，因此会检索到你可能会错失的有价值的文章。

第 2 个高级技术是副标题功能的使用。查阅上面的“扩展检索”范例时，你也许已经注意到屏幕左上方的“check box to view subheading”。选中该复选框将会产生一列副标题（图 12-2）。将它们看成是你检索的子组。下图中我们看到左侧检索的主题词“焦虑（anxiety）”和右列中的一些相关副标题。单击选中“预防和控制（Prevention and Control）”框会将检索范围限定为“预防和控制焦虑”的文章。

事实上，有 1600 多条关于“预防和控制焦虑”的文章。如果再限定为“乳腺肿瘤（Breast Neoplasms）”方面的文章，我们将得到 30 多篇文章，我们的 PICOTS 检索将会是这个样子：P 元素是“乳腺肿瘤患者”，I 元素是“预防与控制”，O 元素是“焦虑”。然后，我们使用“Show More（显示更多）”或“Edit（编辑）”功能，进一步限定结果为研究性文章和护理期刊。一些有关护士使用控制焦虑的研究标题包括：“Effects of Exercise Intensity and Self-Efficacy on State Anxiety with Breast Cancer Survivors（自我效能和定期锻炼对乳腺癌幸存者焦虑状态的作用）”“The Effect of Supportive Care on the Anxiety of Women with Suspected Breast Cancer（支持性护理在疑似乳腺癌女性患者焦虑管理中的作用）”和“Virtual

Reality；a Distraction Intervention for Chemotherapy（虚拟现实在化疗中对分散注意力的作用）”，将副标题看成另一种识别干预措施的方式。

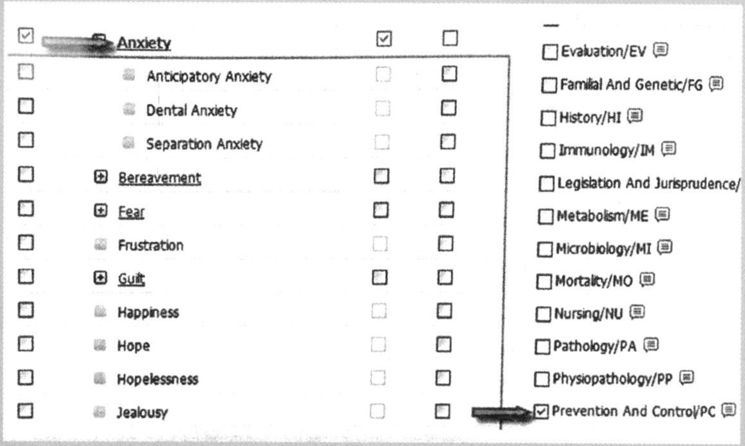

来源：从 CINAHL 全文数据库转载，并获得 EBSCO 发布许可

图 12-2　应用副标题功能

- 扩展检索的应用使检索结果更多而全面
- “副标题”功能总是使检索结果少而更具针对性

第 3 个高级功能允许你及时追踪查阅引文，这个在 CINAHL 有，而 Medline 没有。这是什么意思呢？你可能听说过，导师会经常建议你查阅文章最后的参考文献以得到更多关于这个主题的文章。假如以上文的“乳腺癌”和“社会心理支持”为例，我们想查看检索文章结尾任意的参考文献，就得及时地追溯这些文献。因为作者在准备写文章时只能参考他（她）以前读过的文献。

如果能够及时查看参考的文章会怎么样呢？假如你发现了一篇非常有用的文章，并且可以找到参考这篇文章的最新文章会怎么样呢？这其实也是有可能的。看看下面的图（图 12-3），就是我们检索乳腺肿瘤提及的三篇文章之一。注意“在数据库中引用频次（Times Cited in this database）”链接。单击此链接，你将看到 13 篇参考本文献的最新文章（即晚于 2005 年 8 月）。单击“参考文献（Cited References）”链接，你将看到 56 篇以前的文章（即早于 2005 年 8 月）。

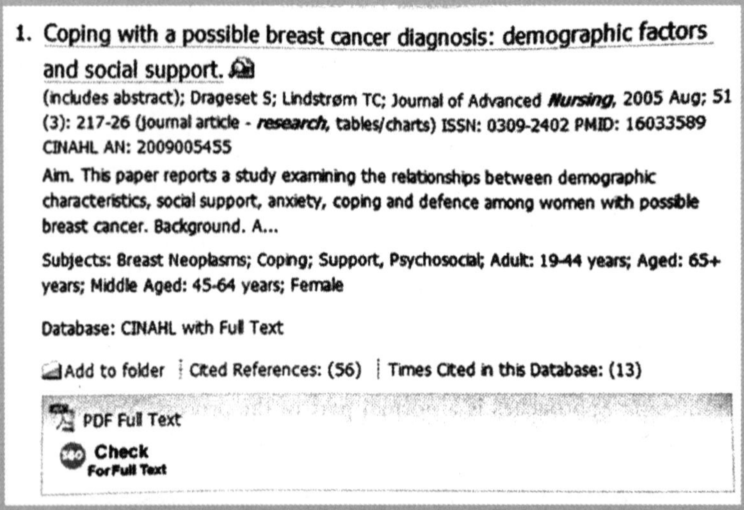

来源：从 CINAHL 全文数据库转载，并获得 EBSCO 发布许可

图 12-3 应用引文功能

（七）Medline 和 PsycINFO 数据库是如何使用呢？

尽管上面提到的结果都源于检索数据库 CINAHL，但 Medline 也是使用同样的方式进行检索的。请记住，在大多数情况下，Medline 是检索不同期刊集合它也能检索大量的期刊。一些数据库供应商，EBSCOhost 等，能在数据库之间十分轻松地进行切换，使你可以使用相同的检索策略，无需再次重新输入。这似乎很吸引人，但仅适用于在 Medline 和 CINAHL 数据库中使用完全相同的主题词时，例如，两个数据库都有“焦虑（anxiety）”“乳腺肿瘤（Breast Neoplasms）”“髌骨（patella）”的情况，但当 CINAHL 使用“支持、心理的（support, psychological）”而 Medline 使用“社会支持（social support）”时，就不适用了。如果任一数据库遇到一个并不识别的主题词，检索结果为零，这可能是最大的误导！

因为 Medline 是联邦机构（国家医学图书馆）出品的，它还可以在 PubMed 的名义下通过网络免费获得（http：//www.ncbi.nlm.nih.gov/pubmed）。如果你以这种方式检索的，也就是说，没有通过你的图书馆网站，很可能会看不到全文。然而，如果你是刚开始检索或想获取一定程度的当前研究，PubMed 当然是很好的途径。

PsycINFO 及其配套数据库 PsycArticles，正在被广泛地应用于高校图书馆，甚至是那些没有健康科学项目的学校。这些数据库对护士进行心理障碍及社会心理方面的护理实践的调查研究是有价值的。心理文献很好地涵盖了诸如患者自我形象、遵医行为或者治疗关系等主题。

四、总结及提示

寻找研究证据本身是一个循环往复的过程。你可能在初次尝试时而无法找到问题的答案，尝试不同方法是你检索过程中必须经历的，你可能需要多次调整你的检索策略。Medline、PubMed 和 CINAHL 都有记录每次你键入的检索式的功能，在 CINAHL 和 Medline 的一些版本称之为“检索历史记录”。在你退出数据库之前打印出你的检索历史记录是十分明智的。它将有助于你记住什么检索策略是行之有效，并将使你避免进入死胡同。同样，单击“检索历史记录”链接后，你会发现另一个功能，即“保存检索结果”。此功能允许你设置一个用户配置文件，通过它你可以保存检索策略，以便于日后再度使用。另外，大多数数据库允许你通过电子邮件将结果发送给自己和他人。

总之，这些数据库都具有许多强大的功能，有效运用它们需要一个学习过程。与其他任何护理技能一样，能力来自实践！你可以通过注册参加图书馆的检索课程或者与护士或健康科学图书管理员预约一个单独课程加快这一进程。现在许多图书馆都在创建自己的在线 CINAHL、Medline 和 Pubmed 教程。建议开始先问一下你所在的图书馆这些教程是否可用，再去开始你的检索工作。

WWW 本书的附属网站提供了其他学习素材，可登录 http：//go. jblearning.com/brown3e。

参考文献

[1] DiCenso，A.，Bayley，L.，& Haynes，R.（2009）. Accessing pre-appraised evidence：Fine-tuning the 5S model into a 6S model. Evidence-Based Nursing，12（4），99-101.

[2] Ely，J.，Osheroff，J.，Ebell，M.，Bergus，G.，Levy，B.，Chambliss，M.，et al.（1999）. Analysis of questions asked by family doctors regarding patient care.British Medical Journal，319（7206），358-361.

第十三章

评价研究证据

假设你检索到至少一篇临床实践指南、系统评价和单个研究报告等资料，接下来要做的就是评价其质量，以确定其可信性。发表的指南、综述和单个研究报告不能因表面价值而被接受，即使它们是由专业机构发布且发表在权威期刊上的亦如此。一些存在瑕疵的研究报告也可能刊登发表，所以，组织和个人在考虑运用研究证据作为护理实践的依据时，必须对其质量进行评价，然后决定其是否可作为临床决策和实践的依据。

证据评价不仅是对某项研究的研究目的、方法和内容的提取，它要求评价者不仅要了解研究方案是如何实施的，还需判断实施的质量如何；不仅理解研究的结果，更是要判断结果的可信性、临床意义和适用性。所以评价者需要知晓研究方法与研究结果的关系，以及研究结果及其临床应用之间的关系。

必须明确的是：评价不等同于论文或学位论文，它是将大多数时间用于阅读证据报告或文件，以便后期的引用参考。作为研究报告的阅读新手，完全理解并提取必要信息可能会相当缓慢。即使是有经验的阅读者，面对系统评价或者复杂的原始研究，抓住其要领，也可能需要相当一段时间。

评价本身通常不需要太多时间，刚开始可能会需要一个小时左右来完成，但是通过一定的练习，在大多情况下，可将时间缩短至 15 分钟。然而对证据推荐 / 结论 / 研究发现适用性的考量往往变异较大，缜密思考是必要的，但是，适用性评价通常需要团队来完成，所以个人只需要在真正实施适用性评价之前对此进行构想即可。

一、评价系统

针对原始研究、系统评价、指南的质量评价系统众多，本书所采用的评价系统主要针对那些证据质量评价的初学者，要求其具备本科护士所具备的科研知识。因此，通过本书第一部分的学习，你需要能够回答评价指南中的问题。重要的是，这些评价指南会帮助你获得基本的评价技能，为之后使用更多的评价方法奠定基础。

评价指南将在后续的三章中介绍，指南本身作为附件呈现在附录中。尽管这四种评价指南的具体问题不尽相同，但是其模版是相同的。这些章节相当简短，但是要真正掌握评价方法，需要真正运用评价指南，这会花费一段的时间。

二、评价的内容

对各种研究证据严格评价的目的是系统全面地评判研究证据是否具有：

- 可信性
- 临床意义
- 适用性（Brown，1999）

本书将对评价的各方面，包括概要、可信性、临床意义、适用性进行简要的介绍。在以下的三章中，会根据研究证据的特殊形式对各方面进行详尽的讨论。

三、概要

评价各种形式的研究证据，首先要了解实践指南、综述或者原始研究的研究目的、方法和结果。这些内容在本书中的第一部分做了讲解。实际上，我们就可以研究目的、方法、结果为模板写出一个有价值的概要，然而，基于提供的评价指南，需要考虑与各类型研究证据有关的特定问题。

概要不仅能保证读者初步了解证据，也为之后的回顾做简要提示。重要的是，概要只包含研究事实，不存在评判或者解释。通常而言，科研论文是非常严谨的，其每句话都包含着重要信息。因此，你会发现，需要反复阅读该文献才能解决概要问题，以完成其书写。

四、可信性

（一）问题与设计的匹配

可信性的评价首先需要考虑研究设计、研究方法是否与研究问题相匹配。自身前后对照研究并不能说明干预措施或治疗方法的有效性，因为环境中因果关系的偏倚控制明显不足，而其又是有效性的本质所在。自然康复进程、心理暗示或者安慰剂效应，都可能影响研究结果。因此，当评价干预效果时，对照、随机以及混杂变量控制对避免偏倚至关重要。

> "医学的艺术在于自然治愈疾病的同时愉悦患者。"
>
> ——Voltaire

同样，一个采用多种测量工具的描述性研究，并不能知晓一项新的侵入性的治疗方式对患者意味着什么。只有质性研究，通过患者的自我描述，才能真正获取患者治疗的自我体验。研究者能否根据其运用的方法合理地表述研究结果，是分析研究问题和方法的关系的基本问题。

（二）合理的研究方法

毋庸置疑，评价可信性最重要的是判断研究结果是否可信，因为可信的研究结果是由合理的研究方法得来的。本书的第一部分已经讲述了良好的原始研究、系统评价以及循证证据的特征。现在这些知识便可用于研究方法的全面评价。因此，评价指南中多数可信性问题，都专注于对偏倚与误差的控制。

针对可信性评价需要考虑一个基本问题：指南 / 综述 / 原始研究的研究方法是否足够合理恰当，只有方法得当，其得到的证据推荐 / 研究结论 / 研究发现才会被相信。如果证据的产生过程有严重瑕疵，其结果便不可信，便不可当作临床实践依据。

合理的研究方法与结果的可信性之间的关系，就是你会在一些指导中发现，有些问题属于指南、系统评价、原始研究，然而有些是个人建议、结论或发现。通常而言，恰当的研究方法反映了研究结果的可靠性，但是每一个指南推荐、整合性研究结果、原始研究结论都是自证成立，需要分别进行评价。这是因为，一些研究结果可能具有可信性、临床意义和临床适用性，而另一些可能缺少其中的某项甚至多项。最终，推荐、结论或结果整合后被运用于临床实践，而不是整个指南、综述或者原始研究。

（三）与其他研究的相似之处

研究结果的可信性还可通过比较相同领域研究结果的相似度来评价。研究结果的不同，虽然并不代表着必然不可信，然而还是需要更加苛刻甚至需带有高度的怀疑。研究者需要辨识出已发表的研究结果和其他研究结果的异同，且应首先对其试验结果不同之处进行原因剖析。

五、临床意义

一般而言，具有临床意义的研究结果可以对患者的预后产生重要的影响，或者是可以作为实践依据。评价试验结果的临床意义需要你回答以下问题：

- 研究中能提高患者的自理能力的平均幅度大小是否能够在患者的日常生活中起到现实意义？
- 妇女对骨质疏松预防的态度是否会影响其饮食、运动或者吸烟行为？
- 一项关于乳腺癌术后生存状况的研究，能否给临床医生的随访提供全新的视角？
- 95% 置信区间的统计学意义是否说明了干预措施 A 较干预措施 B 更有效？

简而言之，从临床角度看，研究结果到底有多大意义？治疗效果是否足以给患者带来好的预后或健康？基于两个变量间的关系所采用的治疗措施是否能够产生显著的治疗效果？

可惜的是，研究证据的临床意义通常不会明确地在研究报告中进行讨论。在讨论部分，一些研究会阐述研究结果的临床意义，但是主要说明研究结果运用的方法，而不会讨论研究结果是否会对患者产生实际的影响。所以，针对文章中零散的信息，通常需要结合自身的临床知识，对其临床意义进行评估。事实上，临床意义并没有像可信性那样有很多明确的评价标准，但它是一个重要的评估项目，在评价中不能被忽视。

六、适用性

如果一个建议、结论或者结果被认为是可信并且有临床意义的，你需要评价它是否适用于你所在的医疗环境、你的患者以及医疗资源。如果没有可信性或者临床意义，也就不必评价其适用性了，因为其不可被用于临床实践。

证据的适用性问题在很大程度上取决于转化为临床实践方案的证据特点、临床变革的特点。通常而言，可分为 4 个类别：

- 证据的环境适宜性
- 证据运用的安全性
- 预期效益
- 多变环境下的可行性

（一）证据的环境适宜性

推荐意见、结论或者研究发现是基于研究的样本人群。相应的问题便是，“构成该研究样本的人群是否与我们临床环境中的患者的情况相近？”如果所有的研究都是针对郊区的白人妇女，那么研究结果用于多人种的城市妇女就非常有限。判断证据的适宜性需要关注研究对象的基本资料及该研究的实施环境。

（二）证据运用的安全性和预期效益

安全性和预期效益是证据评价的重要方面。如果一个治疗方案可能产生巨大的临床效益，并且基本没有副作用，那么其他的实施障碍基本都能克服。在决定引入新的治疗方案或者在临床实践上进行重要变革之前，新方案的安全性和预期效益是需要优先考虑的。预期效益，无论是获得最佳结果还是避免副作用或并发症，事实上都应该被量化，而量化的效益通过原始研究的结果可知。研究人员会通过收集来的数据评价患者是否获得了预期水平的治疗效果。

就自我血糖监测和胰岛素应用的新方案的引入为例，研究目的是减少血糖控制不佳的现状。基于研究数据和患者目前的血糖控制状况，预期效益可能是“糖化血红蛋白值高于 154 的患者绝对降低幅度大于 5%。”达到这个具体目标和那些未达到此目标的患者人群比例就可以量化循证实践方案的效果。

（三）多变环境下的可行性

在特定临床环境下实施的临床干预措施与原始研究中的实施情况应该是一致的，这一点需要重点考虑。如果因为临床资源限制或者政策要求，需要做出重大调整，那么就应该考虑，干预措施是否的确是基于证据的。

可行性也包括考虑某一变革是否能在某一机构实施并维持。是否有足够的实施资源？有没有实施意愿？项目组也应该考虑是否有足够的专业技能、支持机构、硬件设备、经济支持以及关键人物的支持，从而达到所要的改变并不断维持。一个成功的临床变革，常常需要大量人力和财力的支持。

前面涉及的适用性问题主要是机构做变革决策时考虑的，如实施一个新的护理方案时。变动个案实践涉及的问题相对较少，然而风险、资源配备、人力仍然是必须考虑的。

对于原始研究并没有适用性问题，这是因为应用任何原始研究的结果时都应该谨慎，尤其是当目前的护理方法并没有引起重大问题，并且或多或少都有益处之时。在实施实践变革之前，需要纳入多个研究，并对这些研究结论的适用性进行评价，而不是仅应用单个研究的研究结论。关于多个研究结果的汇总分析将在第十六章进行论述。

总之，临床实践指南的推荐内容、系统评价的结论以及原始研究的结果都可以从这四个方面（概要、可信性、临床意义、适用性）进行评价。进行证据评价的最后一个问题是：是否需要运用指南推荐、结论或结果来制订某一单位或者机构的临床实践方案？

七、实践建议

尽管可以使用一套客观的标准对证据进行评价，评价也无可避免要进行助管的判断。有时候，即使使用了相同的评价标准，两个评价者还是会在一个证据的整理质量作出不同的判断，而这种不同的判断结果是由多种原因导致的，包括：

- 一位评价者可能认为研究方法上的不足是次要的，但是另一位可能认为这是一种严重的缺陷，会破坏推荐意见、结论或研究结果的可信性
- 一位评价者可能认为研究中偏倚或者混杂因素的控制是导致可信性低的主要原因，但是另一位可能认为这种情况是不可避免的
- 一位评价者可能认为多个研究的结果是相似的，但是另外一位可能认为研究结果存在重要的差别

因为这些原因，多数开展研究质量评价的专家组需要两个或以上的评价者对同一研究证据进行评价，从而在结果判断上达成一致。

在评价研究证据时，你需要在发现研究的重要缺陷和过分严谨中达到平衡。没有完美无缺的指南、综述或者原始研究，我们的目标不是鉴别出指南、综述或者原始研究中的每一项不足，而是要发现可能影响最后关键结果可信性的偏倚因素的方法。根本上，这是一个判断的过程。当研究者设计指南、综述、原始研究时，他们必须经常在理想结果与可能性之间进行权衡或者运用有限的资源进行试验。因此，只有研究方法存在严重缺陷的指南、综述或者原始研究才应该排除，但最好是将存在严重缺陷的结果与虽有不足但可接受的结果区分开来。评价指南会对结果的区分有所帮助。

WWW 本书的附属网站提供了其他学习素材，可登录 http：//go. jblearning.com/brown3e。

参考文献

[1] Brown，S.J.（1999）.knowledge for health care practice：A guide to using research evidence. Philadelphia，PA：Saunders.

第十四章

评价临床实践指南

医疗文献（电子或者纸质文献）包括大量由专业机构、医疗系统、专科中心和政府机构制订的临床实践指南。大多数临床实践指南都是尽可能地基于现有的所有研究结果。然而，一些指南在开发过程中，并未系统、广泛地收集文献，并评价其质量，或者并未遵循科学严谨的指南制订程序。即使指南名称表明是“循证”的，但也应怀疑对其科学性持怀疑态度。

正如第十章所描述，制订循证临床实践指南（EbCPG）包括一些步骤，而每个步骤都可能因为出现错误或者偏倚，使研究证据在转化为临床实践指引时失真。因此，当计划将某一临床实践指南用于机构实践方案或者作为单个患者施护的依据时，用户必须评价该临床实践指南推荐意见的可信性、临床意义以及临床适用性。在这一章中，你将要：以在第十章中的“非药物治疗成年人抑郁症”的临床实践指南为例，对该指南进行评价，并且将你的评价与同伴的评价及本书进行对比。接下来，将会介绍一些指南评价的相关知识。

一、AGREE 评价标准和 GRADE 评价标准

AGREE 协作组织是一个国际性组织，其工作是制订和检验临床实践指南发展过程及研究报告质量的评价工具（AGREE Collaboration，2001）。该评价工具包括 6 个维度，23 个条目：

- 领域和目的
- 利益相关者
- 制订过程的严谨性
- 内容清晰性
- 临床适用性
- 独立性

评价过程会对各个维度得分和总体得分进行计算，通过与常模的最大值和最小值的比

较，可以判别指南开发的过程是否合理。评价者使用 AGREE Ⅱ评价工具要求进行两次全面的判断，一是评价指南条目的质量，二是要看评价者是否将指南推荐给其他人。然而，该工具除了要求推荐条目和证据支持间有明确的关联外，并不能对证据基础及实际推荐条目进行等级判断。

另一评价系统为 GRADE 系统，其对证据本身及推荐强度都做了明确的等级划分（GRADE Working Group，2010），该划分过程会考虑到原始研究的设计、科研质量、结果一致性等因素。当为推荐意见划分等级时需要考虑 9 个不同的因素，其中一些如：受益、风险与困难的确定性；受益大小；受益重要性；受益估计精确性；成本评价（http：//www.gradeworkinggroup.org/FAQ/factors_rec.htm）。一些护理机构是 GRADE 工作组中的成员代表，但是，GRADE 系统对护理指南评价的适用性还有待研究。

二、评价指南介绍（针对本科学历护士）

AGREE 和 GRADE 两种临床实践指南评价工具，已经针对临床实践指南设定了专业而全面的标准。然而，使用这两种工具需要高级科研知识和训练，所以对初学者并不适用。附件提供了更多基础的评价指南，包括 AGREE 和 GRADE 的核心因素以及美国医学研究所（Institute of Medicine）的标准（2011）。

（一）概要

评价临床实践指南的首要步骤是，掌握其所针对的健康环境、涉及的主题或给出的推荐意见，以及推荐意见形成的过程。简要地总结这些信息，可以为我们整个评价过程提供参考，就可较为方便地查阅和参考。针对这一点，本书推荐，阅读“临床实践指南评价指南”（附录 A）。

（二）可信性

宽泛地讲，对指南可信性的评价包括以下步骤：

- 判断指南制订组织或者个人的专业可信度
- 判断指南所循证据的可靠度
- 判断指南制订方法的系统性和无偏倚性
- 判断指南开发者给出推荐意见的信心

1. 制订过程

对指南制订过程的描述，使得指南的潜在使用者可评估指南是否进行了全面的证据检索，以及了解指南制订过程中是否采取了避免偏倚的措施。首先，指南制订专家组的成员及其权威性需要注明。专家组一般要求签署文件，表明其没有干扰因素使其在参与指南制订时有所偏倚，这就是常说的“无利益冲突”，但是可能不会在指南中明确陈述这点。专家组成员需要涉猎指南制订所有领域。比如说，制订某一药物的使用指南，那么专家组就应该由该领域的药剂师、从业护士、医生等组成。

指南的制订过程需要一定程度的详述。但是，一些指南的制订并没有做到这一点。制订过程描述的省略使得难以评价信度，但一般可以在指南制订机构的网站上看到。

需要描述的重要的制订步骤包括：

- 证据检索过程。
- 证据的质量评价。
- 证据的纳入与排除。
- 指南推荐意见形成的决策过程。
- 不同意见的统一过程（AGREE，2001）。在理想情况下，指南需要外部专家评议和试点应用。

2. 证据关联

临床实践指南的可信性主要取决于基于研究证据的推荐意见。因此，在评价时，评价者需要对专家组使用的或者制作的系统评价的质量进行评价。这里既包括现有的通过质量筛选纳入的系统评价，也包括专家组自制系统评价的具体过程的描述。

证据来源也需要明晰。文后的参考文献数可能不多，但是最好有一个研究证据的讨论，或者使用一张表格说明每个有关的推荐意见的证据基础。相关证据的细节可能会在指南中提供，也可能随附在指南附件中。

可靠成熟的推荐意见具备的特征

- 划分每个推荐意见的证据等级
- 提供证据的来源及证据评价
- 专家组对该推荐意见的推荐等级

证据强度和证据本身是推荐级别的重要依据。证据的推荐级别（在第十章中讨论）显示了专家组对其的信心，即可以最小风险、最少的负担，达到患者想要的治疗结果。

如果指南文件中明确呈现出每个推荐的证据强度和证据质量以及专家组对该推荐的信心程度，那么就更有理由相信该推荐科学可靠（IOM，2011）。

3. 目前状况

如果某一指南制订已有 4 年或者 4 年以上的时间，无疑就需要更多最新的研究来更新该指南。在 2001 年，美国健康研究及质量控制机构的一项关于临床实践指南制订的研究表明，在 5.8 年内，该机构所制订的 17 项指南中，有一半已经过时（Shekelle 等，2001）。某些临床议题，比如糖尿病患者血糖水平管理的相关研究，开展的比率相当高。因此，即使是 2 年前的指南或者综述，也可能已经过时。相反，不常被研究的临床领域，其临床实践指南可能数年都保持不变。

（三）临床意义

对临床实践指南的评价需要考虑到以下几点：

- 预期健康效益的重要性
- 可能的健康效益
- 副作用和风险
- 可操作性和患者的接受性

考虑这些方面能够评估指南中的推荐意见对患者预后的作用，推荐意见的临床意义一般体现在其推荐强度上。

另外，指南应该阐明所有对患者重要的问题，以及护理人员实施护理措施时所需做出的重要决策。一些指南在推行前会进行临床试点应用，如果有试点应用，就可以为今后的指南使用者提供关于患者及照护者对该指南价值及实用性分析的信息，并且能够了解到使用该指南后能否得到预期的治疗效果。

（四）适用性

评价的最后部分是适用性评估，这需要考虑指南推荐意见是否与其实施环境协调。在此，如果你熟悉某个医疗机构或者医院，试想，一个新的照护方案的实施需要该机构作出怎样的改变。适用性问题就是帮助你了解到这些要求。至少，你需要考虑适用性问题，并且知道影响组织机构进行护理实践变革的因素有哪些。在后文中，将会阐述循证实践更多的注意事项。

一个循证实践指南也许制订过程合理并且具有临床意义，但是也许并不适用于某种项目组所在的医疗环境。或许是指南所针对的人群不同于这个医疗环境中患者人群或者不适合该环境中医务人员使用；或者该方案实施所需的人员培训的支出是该机构无法支付的。因此，对指南的最终评判可能是“该指南具有可信性并且有临床意义，但是不适用于我们的医疗环境”。非彼及此，一些指南建议也许有适用性，但不尽其然。

三、读者环节

首先，阅读附录 A（评估指南：临床实践指南的推荐建议）中的评价问题。注意格式。“是”代表符合某一证据类型的标准。因此，一系列“是”，代表了指南质量高，这可能会使你对该评论的领域得出一个积极正面的结论——指南三个方面质量的评价是用粗体大写注明。尽管所有的标准都很重要，但特别重要的是用星号标注的。

温习第十章中 SIGN 临床实践指南：成年人抑郁症的非药物管理，运用该评价标准完成结论评价（可在纸稿上或者网站上完成）。尽管出于多种原因，评价指南中的一些问题只要求用是或否回答，但是，尤其是对于学生学习，应该写出 2 ~ 3 句判断理由。为得到多种观点，你需要几个同学和你一起做评价。之后，再看笔者与同事是如何评价指南（录 B），并且与自己的评价做比较。

当你首次阅读该指南时，这里只是提供了指南的一部分。作评价时，你可能喜欢参考在线全文文件及完整的 SIGN 指南（http：//www.sign.ac.uk/pdf/sign114.pdf），以及 SIGN 50 指南制订者手册（http：//www.sign.ac.uk/guidelines/fulltext/50/index.html）。

WWW 本书的附属网站提供了其他学习素材，可登录 http：//go. jblearning.com/brown3e。

参考文献

[1] AGREE Trust（2012）. Retrieved from http：//www.aggreetrust.org/

[2] Brouwers，M.，Kho，M.，Browman，G.P.，Burgers，J.S.，Gluzeau，F.，Feder，G.，et al. for the AGREENext Step Consortium（2010）. AGREE：Advancing guideline development，reporting and evaluation in healthcare. Canadian Medical；Association Journal 182：E839-842；doi：10.1503/090449

[3] GRADE Working Group.（2010）. Retrieved from http：//www.gradeworking group.org/index.htm

[4] Institute of Medicine（IOM）.（2011）.Clinical Practice guideline we can trust. Retrieved from http：//iom.edu/Reports/2011/Clinical-Practice-Guidelines-We-Can-Trust.aspx

[5] Shekelle，P. G.，Ortiz，E.，Rhodes.，Morton，S. C.，Eccles，M. P.，Grimshaw，J.M.，& Woolf，S.H.（2001）.Validity of the Agency for Healthcare research and quality clinical practice guidelines：how quickly do guidelines become outdated ？ Journal of the American Medical Association，286（12），1461-1467.

第十五章

评价整合性研究综述

当设计新的循证实践项目时，系统评价（systematic review，SR）是重要的资源。系统整合系统评价，为临床问题的深入理解提供了重要信息。然而，以系统评价结论形式呈现的研究证据，就像临床实践指南一样，在用于护理方案或者个案护理前必须经过严格评价。系统评价结论的严格评价较临床实践指南而言相对简单，因为不需要考虑证据转化为临床实践推荐意见的问题。然而，因为整合单个原始研究结论的综合结论易受偏倚的影响，所以需要考虑的问题仍很多。

本章中所用的评价框架是在第十三章中介绍过的：概要、可信性、临床意义和适用性。评价指南中所提供的问题是专门针对整合性系统综述（integrated research reviews，IRR）的，这是发表在临床护理期刊上最常见的系统评价类型。在第九章中所列的关于心脏病患者延误急诊治疗的 IRR 例子，将会被用来说明整合性系统综述的评价方法。

针对系统评价的评价指南有很多，但是并没有一个如同临床实践指南一样被广泛认可的。但是，一些主流的综述制订机构，已在近期制订了系统评价的制作标准（Cochrane Collaboration，2010；Joanna Briggs Institute，2008）。在本书中给出的 IRR 评价问题（附录 C），尽管相对于先前的程序和政策制定者的标准较为基础，本书中给出的 IRR 评价问题（附录 C）是具有代表性的。

一、概要

本书已经给出了完成各种形式科研证据概要的案例，这里将只注意针对评价指南中整合性系统综述的概要问题。

二、可信性

IRR 的整合容易出现偏倚，因为综述制订者容易在制订过程带入自己的偏好和意念（Oxman 和 Guyatt，1988）。出于此原因，系统综述的评价标准包括要求评价者：①陈述来自每一个原始研究的证据；②详细描述系统评价的重要步骤（IOM，2011；Steinberg 和 Luce，2005）。这就要求系统综述的报告要包含以下的要素：

- 清晰地陈述目标
- 清晰地阐述原始文献的检索过程
- 详细地描述纳入或排除标准
- 清晰地描述每项原始研究的质量评价过程与是否被考虑纳入分析
- 通过表格和叙述清晰地说明每项原始研究的基本特征，包括人群、研究方法及研究结果
- 清楚地表述每个结论的证据，包括原始研究的质量、原始研究的数量以及研究结果的一致性（AHRQ，2002；IOM，2011）。

当研究评价者在研究报告中陈述了以上要素是，读者就可以通过提供的信息来判断研究所得到的结论是否基于原始研究的整合分析，并且不存在偏倚。但是，如果评价者没有提供上述要素描述，而读者被置于不得不相信该结论的境地，这便有违科学决策“清晰性”的本质。

评价者必须警惕得出超越证据支持的结论，比如结论所指向的人群是老年人，但是原始研究主要是针对护理院中的老人。出于多种原因，此研究结果可能不适用于生活于家中或者公寓、养老院或与家人同住的老年人。另外一种超越证据支持的情况，是过分强调证据等级较弱的原始研究所得到结果的重要性。

当证据是不确定时，即各原始研究结果不一致或研究不足时，评价者就不可以总结为“干预措施无效或无统计学意义或无关联性”，而应该总结为“缺乏支持或者反对某一干预效果的研究证据”。当得出某方案没有效果或者没有相关性的结论时，提示该结论是基于非常明确而一致的证据。但是，一个不确定或者不充分的结论，只能认为，目前的证据不能提供一个明确而一致的答复。这是两个截然不同的结果。

当评价者对数据进行深度分析后，能够明确原始研究的结果和综述的结论之间清晰的关联性。评价者需要使读者相信，他们寻找了研究结果中的相似之处，以及存在不同之处的原因。原始研究间结果不同的原因可能包括：研究样本、干预措施、干预结果的分析、变量测量方式、指标测量间隔时间或者随访时间的不同。总之，基于深度分析所得的结论，可以读者对得出的结论更加有信心。

三、临床意义

为了具有临床意义，系统综述的结果必须反映结论在实践活动中的重要性，并且说明如果将结论付诸实践，将对患者的安全性、舒适度或者健康结局有重要意义。对于研究干预措施的评价，还需要从经济学效益、对患者或者护理人员带来的各种负担等方面进行衡量，正如绝对获益增加率（absolute benefit improvement，ABI）、所需治疗人数（numbers needs to treat，NNT）以及经济学分析（如果能够提供）所反映的。与评价系统综述中干预的有效性相比，尽管原始研究结果的一致性、变量间的相关性强度、结论中的信息含量可

以作为临床意义评价的考量指标，但临床意义的评价仍较为困难。

四、适用性

某一系统综述的结论是否适用于特殊的医疗环境，是由原始研究的医疗环境以及患者情况决定的。如果两种环境相似，或者研究中的亚环境与现实相近，那么该研究的亚环境中的结论可以用于现实环境。比如说，如果所有的研究都出自于市内或郊区急诊部门，那么农村医院的急诊室必须考虑到，该分诊系统的综述结论是否适用于它们的医疗环境。因为乡村地区的急诊室较其他地区不同，比如说，乡村地区急诊室没有就近入院计划，也不能随意调动救护车，而且很少能达到 24/7 的临床诊疗服务配比。除了需要考虑医疗环境以及患者情况外，还需要考虑实施方案的可行性、所需资源及实施耗资。

五、读者环节

本书建议读者重新阅读在第九章中 Crowe、Wilson 和 Inder（2011）关于抑郁与躁狂双向发作患者服药依从性的文章，并且运用附录 C 中或本书网址中的《评价指南：整合性系统综述的结论》，完成对该文章的评价。之后，再参考附录 D 中的《整合性系统综述的结论评价范例》。读者可以通过评价本章网站上列出的一篇系统综述进一步巩固 IRR 评价。但是，本书不建议读者学习到这里时就考虑做 Meta- 分析或者质性 Meta 整合法的严格评价。

WWW 本书的附属网站提供了其他学习素材，可登录 http：//go. jblearning.com/brown3e。

参考文献

[1] Agency for Healthcare Research and Quality.（2002）. Systems to rate the strength of scientific evidence：Summary. Retrieved from http：//www.ncbi.nlm.nih.gob/bookshelf/br.fcgi ? book=erta47

[2] Cochrane Collaboration.（2010）.For authors and MEs. Review production resources for authors and managing editors. Retrieved from http：//www.cohrane.org/training/authors-mes

[3] Crowe，M.，Wilson，L.，& Inder，M.（2011）. Patients' reports of the factors influencing medication adherence in bipolar disorder- An integrative review of the literature. International Journal of Nursing Studies，48，894-903.

[4] Institute of Medicine（IOM）.（2011）. Finding what works in health care：Standards for systematic reviews. Washington，DC：National Academy of Science.

[5] Joanna Briggs Institute.（2008）JBI Reviewers Manual. Retrieved from http：//www.

jannabriggs.edu.au/About%20Us/JBI%20Approach/Systematic%20reviews

[6] Oxman，A.D.，& Guyatt，G.H.（1988）. Guideline for reading literature reviews. Canadian Medical Association Journal，138，679-730.

[7] Steinberg，E. P.，& Luce，B. R.（2005）. Evidence based？ Caveat emptor. Health Affairs，24（1），80-92.

第十六章

评价原始研究结果

如果研究团队不能找到最近期的、可靠的基于研究证据的临床实践指南或者系统评价，可以先查找和评价单个研究的研究结果，起初先评价单个研究，然后将数个找到的研究作为一组进行评价（假设找到了 1 个以上的研究）。单个研究的结果就如墙上的一块砖或石头，它是关于某个研究主题的知识的一个组成部分。某些情况下，关于某个问题或许只能找到一两项研究，但逐步地会发现更多的研究，有关研究主题的知识也会形成更加完整的结构。因此，本章首先描述如何评价单个研究，最后描述如何评价一组研究。

这里提供了两个原始研究的评价指南，一个用于质性研究（附录 E），一个用于量性研究（附录 F）。当然，要知道这两者的区别，前提是能够判断将要评价的文章属于哪种类型。通常，研究报告会说明其文章类型，但是研究者也应该能自己判断。大部分情况下，要判断一个研究到底是质性还是量性是非常简单的。然而，如果不能确定，框图 16-1 中的问题可以帮助判断所读的文章是质性还是量性。

框图 16-1　判定所读的文章是什么类型

这篇文章是量性、质性还是混合型研究？

- 如果资料中包含有话语、引述、文字描述和 / 或主题，这个研究就是质性研究
- 如果资料中包含得分、量表、数据、百分数、图表和 / 或统计资料，这个研究就是量性研究
- 如果质性和量性资料都有，那么这个研究就是混合型研究

如果已经判断出了文章的研究类型，那就知道该使用哪个评价指南了。如果这个研究是混合型，那就要考虑综合使用两个评价指南。

一、可信性问题概述

（一）设计的适宜性

质性与量性研究的信度，均取决于研究者解决研究问题所使用研究方法的适宜性。至此，已经介绍了5种不同的研究设计，但仍未要求大家质疑研究者的研究设计是否合理。如果尚未获得博士学位，可能做不到100%的准确。然而，我们需要知道：研究设计取决于所提出的问题，尽管对于有些问题是没有“最好的”研究设计，但是会有几个较好的设计。

如果研究问题与“一个严重智能缺陷孩子的父母决定是将孩子放在家里还是放在社工监管的家庭式住宅”的决策过程有关，那么，如果这个研究采用质性研究的方法，将会发现在这个决策过程中的复杂性，以及这些想法是如何随着时间演变的。

一个与之相关但不同的问题，“一个抚养有严重智能缺陷孩子达5年以上的家庭会有什么样的特征？”这个研究则可以采用一些量化的特征，比如其他孩子的数目和年龄、父母的年龄、家庭的规模、社会支持、收入、学历、可利用的社区服务、住房状况。这样的研究可以获得这个家庭的一些描述性的、定量的特征。

如果研究者不想仅仅量化这些家庭和社区变量，还想了解变量之间的关系，那么可以进行相关性研究。举个例子，如研究者探究抚养有严重智能缺陷孩子的家庭特征与其家庭应对水平之间的关系。如果要想探究到底哪个家庭和社区变量是影响在家成功抚养严重智能缺陷小孩的最佳预测变量，那么就需要进行更复杂的相关性研究设计。

如果研究问题是“通过为智能缺陷孩子提供日间护理服务和通过定期支付家庭一定费用，和他们一周7天并且全天24小时来照顾他们的小孩相比，前者是否能减少被放置在社工监管的家庭式住宅的小孩呢？”那么，无论是通过质性研究、描述性研究，还是相关性研究，都不能说明一种干预措施同另一种干预措施相比的有效性如何。此时，最好采用实验性研究。之前已经说过，随机分组未必总是可行的，而半随机试验设计有时候则不得不用。

（二）同行评议

你会注意到，对原始研究和系统综述的评价中关于信度的第一个问题都是询问“研究报告是否已经在一个要求所有要发表的文章都要接受同行评议”的杂志上发表了。提到这个，是因为大家都认为一篇发表在需要同行评议的期刊上的文章要比发在不需要同行评议的期刊上的文章质量要高。事实上，关于因是否发表在同行评议期刊上而影响对文章信度的判断，观点是不同的。然而，同行评议确实可以使那些非研究类读者确信这篇报告已经被该研究领域除作者外的2个或3个人评议过了，且被认为值得发表。

不幸的是，判断某个期刊是否需要同行评议并不是件容易的事。如果在期刊的前面部分不能找到关于需要同行评议的声明，则可查找这个期刊的网站（大部分期刊都会有网站）。对于发表在电子期刊上的研究报告，要判断它们是否经过了同行评议，也是同样困难。总体上，如果这个期刊没有在它的网站上发表经过同行评议的声明，就说明它没有经过同行评议的可能性较大，此时在评价研究的信度时就要小心。

二、质性研究评价

（一）可信性

在考虑质性研究结果的信度时，主要考虑设计方法的严谨性。但是，关于评价质性研究严谨性的标准各式各样，并没有达成一致（Dixon-Woods、Shaw、Agarwal 和 Smith，2004；Mackey，2007）。考虑到标准的多样性，在这章里，我们将几个经常提到的标准整合成了一个评价指南。通常，从以下几点判断质性研究结果和解释是否可信：

- 受试者的样本量和观察是否满足了该项研究目的的样本需要（Fossey、Harvey、McDermott 和 Davidson，2002）
- 观察和 / 或访谈时间是否足够长且连续（Lincoln 和 Guba，1985）
- 数据收集和数据分析之间是否有联系（Morse、Barrett、Mayan、Olson 和 Spiers，2002）
- 研究结果是基于数据的（Dixon-Woods 等，2004）

质性研究结果之间必须是紧密联系的，亦即，质性研究结果之间应该是一个相互联系的整体，而不应该像量性研究那样相互独立。因此，质性研究的结果，可以作为一个整体来评价，尽管有时候我们可能想要单独评价它们。

（二）临床意义

卡尼（Kearney，2011）强烈建议，评价质性研究结果的有效性可以基于结果的丰富性和信息量的大小。丰富性是指研究结果之间能形成一个链接网络，并通过研究对研究现象创造一个全新视角（Kearney，2011，p.146）。这样，得出的研究结果对临床医生才是有信息量的，因为他们通过与以往不同的思维方式来思考一个相同的经历或情形。对研究经历或情形的传神描绘，以及对环境或事件如何导致不同的经历体验的描述，可使研究结果对读者更有用。随着质性研究阅读量的增加，会发现很多研究渗透到了研究经历或情形中，并且具有独到见解，而有些则未成功得出超越该领域临床医生已知的信息。简而言之，质性研究的临床意义是指研究结果对临床医生的意义。我们建议可以先看看本书后面关于质性研究的评价指南（附录 E），你会发现刚才所讨论的问题是如何被纳入到这个指南中的。

三、评价量性研究结果

（一）可信性

在量性研究中，最终会有多个相关结论，且均是研究者基于数据得出的。与所有人下结论一样，其结论也有对有错。在相关性研究和实验性研究中，有两种可能的正确结论和两种可能的错误结论。

两种正确结论就是：

- 研究得出在一个人群当中存在某种联系或者区别，而在现实中也的确存在这样的联系或区别。
- 研究得出在一个人群当中不存在某种联系或者区别，而在现实中也的确不存在这样的联系或区别。

两种结论错误类型是：

- 研究得出在一个人群当中存在某种联系或者区别，而在现实中却不存在这样的联系或区别（1 类错误）。
- 研究得出在一个人群当中不存在某种联系或者区别，而在现实中却存在这样的联系或区别（2 类错误）。

这些可能性详见表 16-1。

表16-1 获得正确的结论

		是否真的存在差异：是	是否真的存在差异：否
研究者得出的结论	有差异	正确	1 类错误
	无差异	2 类错误	正确

1. 避免结论错误

研究者显然是想得到正确结论，避免得出错误结论。他们会用下面的方法来做到这点：

- 避免将随机变异作为一种结果的解释
- 避免低统计强度
- 控制额外变量
- 控制偏倚

机会变异通常出现在数据收集时，它会影响研究的数据结果并导致错误的结论。正如第七章所提到的，研究者通过定义随机变异的限制条件来控制随机偏倚。研究者通过设定可接受的最大的 *P* 值为 0.05 或 0.01 才表示具有差异。这样做，本质上就是说“只接受低概率的机遇变异导致的结论误差”，这实际上降低了 1 类错误发生的可能性。

小样本的研究可以从统计学上表明两者之间没有联系或者干预措施无效，而事实上，出现阴性结果的原因是由于样本量不够（2 类错误）。样本太小，便不足以从统计学上发现一个较明显的差异。用一个第七章用的一个比喻来说，就是所使用的显微镜倍数太低了。

这里的问题就是由于不可避免的机会变异，使研究获得的资料不足，难以通过统计学检验来发现事物之间的联系或差异。统计结果可能会导致研究者得出没有联系或差异的结论，而事实上，出现这样的结果是由于研究样本太小。使用效能分析计算样本量，可以避免2类错误的发生（第七章）。

研究的其他方面也会影响最后得出的结论正确与否。正如之前所讲过的，研究者采用纳入/排除标准、随机分组、严格的研究方案以及意识到研究环境的改变，来消除或隔离额外变量（extraneous variable）的影响。然而，不需要去控制所有的额外变量，或者研究者没有考虑到要去控制某一种特殊的影响因素。有些额外变量是研究者不能察觉的，它们以研究情景中某一事件发生或者改变的形式出现的，但是有些则是由于研究本身的一些行为活动所带来的。

无法控制的额外变量会混入研究变量导致错误的统计学结果，并曲解研究结果。比如，某个研究的统计结果显示两个治疗组之间有显著差异，但是事实上两者的实际效果是一样的。这个统计结果就导致了研究者得出1类错误的结论。导致这个错误统计结果的原因是不可控制的额外变量，如某个治疗组比其他组有更多的多种合并症的患者。一个组的合并症越多，则治疗效果的最后得分就比其他组低，因而导致统计学上的显著差异。如果研究者没有察觉到两组患者之间存在合并症的差异，可能就会得出一组较另一组治疗效果更好的错误结论。额外变量有可能也会使人错误地得出一个实际上是有关联和差异的两种事物之间无差异或者无联系的结论（2类错误）。简而言之，在评价研究结果的信度时，你需要问，“是否干扰变量导致了这样的统计结果，而研究者得出的结论是错误的？”

偏倚可在研究的任何时刻发生，以对结果的预期或对某种治疗的不自觉偏爱的形式出现，这是导致错误结论的潜在因素。在量性研究中，偏倚可以通过研究方法来控制，比如随机抽样、随机分组、严格按照研究方案实施、对观察者和/或实施者实施盲法、应用安慰剂对照等。通常，研究者不会在自己的报告中说明研究具有偏倚。当然，作为读者，必须警惕存在偏倚的可能性，并了解研究者是否采取了足够多的措施去阻止影响结果的偏倚的产生。偏倚可能会导致1类或2类错误的产生。

2. 可信性和有效性

指南中的评价问题应该能帮助识别那些可能会导致得出错误结论的因素。如果一个研究者得出的结论是对结果的最好解释，而不是由于机遇、额外变量、低统计学强度或者偏倚得出的，这样的研究结果被认为是可信的（Stoddard 和 Ring，1993）。尽管在评价指南中用“可信性”这个词来说明研究者的结论是可靠的，但是有些评价指南会问：“这个研究结果有效吗？”当描述研究的结果时，“有效性”这个词的意思是研究结果是对现实的真实反映，不是研究如何进行的结果，也不是额外变量作用的结果。这里的“有效性”与编制研究工具中所用的“有效性”不一样（第五章）。“有效性”比“可信性”更专业，也更复杂。但是，“可信性“更容易理解，也具有充分的代表性。建议阅读《量性研究结果评价指南》（附录F）中关于信度的问题，以进一步了解刚才所提到的问题是如何整合入在这个评价指南里的。

（二）临床意义

量性研究结果的临床意义是由相关性研究中变量之间联系的强度或者实验性研究、类实验性研究中研究组之间研究结果的差异性大小来决定的。在相关性研究中，研究者需要考虑 r^2 的大小，但是在一个干预性研究中，研究者就需要考虑：两组间平均分的差异；绝对获益增加率（ABI）；需要治疗的人数（NNT）；或者相对危险度（RR）。因此，在干预性研究中，关于其临床意义的问题是：该治疗措施在研究中的效果是否足够显著，能否改变临床中患者的健康结局？

（三）适用性

前文提到，评价单个原始研究是没有适用性这一项的，因为要改变临床实践活动不能基于一项单个研究。在总原则上也提到过，单个研究的结果不足以让临床实践做出改变，但是有两种例外情况需要指出，一种情况是：当前的临床措施不是很理想，而没有其他更好的研究出现，这个时候，单个研究则可以改变临床实践活动。当然，这个研究必须是非常严谨科学的。这样的情况很少见，此时，关于研究的适用性问题可以参照整合性系统综述（IRR）指南。

第二种例外的情况是采纳来自于某一项成熟质性研究的结果作为改变临床的基础。有些人认为来自单个质性研究的结果使临床医疗护理“人性化”（Zuzelo，2007，p.497）。单一质性研究的结果帮助人们了解患者的经历，这有利于患者的评估、预期指导、训练（Kearney，2001），这些信息还可以被加入临床实践方案中或者对个人的照护中。这些质性研究结果具有重要意义，是因为大多数质性研究者详细地提供了研究对象的想法、感受、经历和生活场景。因此，它经常十分清晰地指出什么样的患者可以使用这样的结果。

四、读者环节

关于研究结果的评价，建议你根据表 16-2 的评价指南对第六章中 Evangelista 等（2008）的研究进行评价，然后再看看附录 G 中我和同事完成的量性研究评价范例。

也可以考虑评价一下第四章中 Jacobson 等的（2008）研究，或者选择一个本章最后列出来的质性研究进行评价，以练习一下对质性研究的评价。又或，指导老师也可能会要求对第 1 部分中的其他文章进行评价。评价进行得越多，应用这些问题去评价其他研究的信度和临床意义就会越熟练而准确。

五、研究间比对分析

现已经知道如何评价单个研究，那么至少也应知道评价针对某个问题的多项研究时需要考虑什么。当研究团队没有找到关于某个研究问题的循证临床实践指南或者系统评价而只有一些相关的单个研究时，就需要对多项研究进行评价。除了对每个研究单独地进行评价外，还需要把这些研究当作一个整体进行评价，这种做法称为研究间比对分析（Brown，

1999)。实际上，研究小组必须先进行一个综合性研究评价，然后再将研究结果证据转化为工作方案（agency protocol）（Stetler 等，1998）。这就需要确定、检索以及评价研究，然后再将这些质量好的研究结果整合在一起。

研究间比对的评价和归纳不是个人能够完成的工作，而是需要一个团队。这项工作需要技巧，最好由团队完成，因为每个成员对各种研究都有各自的理解和思考，才能够相互补充和更正每个人对研究判断和考虑的不足。一般情况下，每个研究团队都有几个成员是硕士或者博士学位。无论如何，你有可能被邀请成为某个循证实践项目组的一员。在这种情况下，你就会通过直接观察学会研究间比对分析是如何做的。为了让你提前为此做些准备，我将会简单介绍一下研究间比对分析都包括些什么。

当你面对一堆证据的时候，你就要问一下："那些能够赢得我们信心的研究结果，是因为它们有一项或以上的质量很高的研究支持吗？"为了回答这个问题，方案形成小组先确定一下这些问题：

- 有多少项研究提到了这个问题？
- 这些研究的质量高吗？
- 这项研究的结果与多项质量良好研究的结果一致吗？
- 如果研究某个干预措施，则治疗效果的大小或类似强度的相关性是否贯穿整项研究？
- 研究结果的不一致是否是由于不同研究中患者情况和研究方法的不一致所导致的？

因此，关于研究间比对分析的最基本问题就是研究的质量、数量和结果的一致性。如果一个研究小组评价 2 项及以上的研究，它们可能会制作一个研究结果表（表 16-2）。如果关于某个临床问题还包括几个小问题，比如预防和管理，那么它们可能要为每个小问题单独制作一个表。如前所述，与那些研究方法性弱或者样本和研究团队所拥有的患者人数相差很大的研究相比，研究团队可能会更看重那些研究方法性强或研究样本和患者人数相似的研究。

研究间比对分析如果已经得到了清晰的结论，那么这些结果可被用作制订临床实践方案的依据，而单个研究的研究结果是不能作为依据的。整合性系统综述里的关于适用性的问题，将会帮助你如何应用研究间比对分析的结论。

评价几项或者多项研究的研究结果时，需要决定整个证据的信度、临床意义和适用性如何。理想的情况下，这些决定是有循证临床实践小组用一种审慎的方式得到的一致认同（Lomas、Culyer、McCutcheon、McAuley 和 Law，2005），要做到审慎，就要达到以下几点要求：

- 明确的目标
- 至少两个人审慎地从报告中提取信息
- 清晰地评价证据的标准
- 明确地处理低质量研究的原则
- 较好的分析思维

- 广泛地参与式对话与交流
- 正式投票来解决意见有分歧的问题
- 有技巧地组织

附录 H 是一个关于充血性心力衰竭患者疲乏的研究结果提取表，该研究的研究结果已经出现在了第七章中，这里只是将该研究结果与该研究问题的其他研究结果一起提取出来放在这个表里。请注意这个表没有将所有的关于此主题的研究结果包括进来，而是选择了几个大家可能会喜欢的有代表性的研究。

表 16-2 结果表

主题			日期	
作者和日期	问题，变量，目的，假设	设计，样本，临床环境	结果	标注

六、小结

证据体的评价对于推进科学研究来说无疑是费时费力的。然而，有时候研究项目小组不得不做这样的事情。在必要时，研究小组还需要一位精通研究方法学的人，让他成为研究小组的成员或顾问。

WWW 本书的附属网站提供了其他学习素材，可登录 http：//go. jblearning.com/brown3e。

参考文献

[1] Brown，S.J.（1999）.Knowledge for health care practice：A guide to using research evidence. Philadelphia，PA：Saunders.

[2] Dixon-Woods，M.，Shaw，R.I.，Agarwal，S.，&Smith，J.A.（2004）.The problem of appraising qualitative research. Quality&Safety in Health Care，13，223-225.

[3] Evangelista，L.S.，Moser，D.K.，Weatlake，C.，Pike，N.，Ter-Galstanyan，A.，&Dracup，K.（2008）. Correlates of fatigue in patients with heart failure.Progress in Cardiovascular Nursing，23（1），12-17.

[4] Fossey，E.，Harvey，C.，McDermott，F.，&Davidson，L.（2002）.Understanding and

evaluating qualitative research. Australian and New Zealand Journal of Psychiatry, 36, 717-732.

[5] Kearney, M.H. (2001) .Levels and application of qualitative research evidence. Research in Nursing and Health, 24, 145-153.

[6] Lincoln, Y.S., &Guba, E.G. (1985) .Naturalistic inquiry.Beverly Hills, CA: Sage.

[7] Lomas, J., Culyer, T., McCutcheon, C., McAuley, L., &Law, S. (2005) . Conceptualizing and combining evidence for health system guidance. Canadian Health Services Research Foundation. Rrtrieved from http: //www.chsrf.ca/migrated/pdf/insightAction/evidence_e.pdf

[8] Mackey, M.C. (2007) .Evaluation of qualitative research. In P.L.Munhall (Ed.), Nursing research: A qualitative perspective (4th ed., pp.555-568) .Sudbury, MA: Jones and Bartlett.

[9] Morse, J.M., Barrett, M., Mayan, M., Olson, K., &Spiers, J. (2002) .Verification strategies for establishing reliability and validity in qualitative research. International Journal of Qualitative Methods 1 (2), article 2. Retrieved from http: //www.ualberta.ca/ ~ iiqm/backissues/1_2Final/html/morse.html

[10] Stetler, C.B., Morsi, D., Rucki, S., Broughton, S., Corrigan, B., Fitzgerald, J., et al. (1998) .Utilization-focused integrative reviews in a nursing service. Applied Nursing Research, 11 (4), 196-206.

[11] Stoddard, G.J., &Ring, W.H. (1993) .How to evaluate study methodology in published clinical research. Journal of Intravenous Nursing, 16 (2), 110-117.

[12] Zuzelo, P.R. (2007) .Evidence-based nursing and qualitative research: A partnership imperative for real-world practice. In P.L.Munhall (Ed.), Nursing research: A qualitative perspective (4th ed., pp.481-499). Sudbury, MA: Jones and Bartlett.

第十七章

循证实践

读者已对如何进行研究、如何对作为临床实践基础的研究证据进行评价有了一定的了解。接下来需要学习如何将研究证据转化为与患者相关的临床实践活动。这一章及下面两章，将就研究证据如何联系实践进行深入的探讨。本章描述了医疗卫生机构如何将以证据为基础的实践融入到临床护理方案中。

一、专业实践

关于专业实践的本质，一本非常有见地的书（Schon，1983）中提供了一条非常有用的描述："所有专业实践集中关注于设计，亦即通过改变现有的情况以达到令人满意的状况的过程"（Simon，1969，p55）。

这是一个对护理活动非常确切的描述。如果将护理比喻成一座有用的桥梁，将专业实践看作是将河两岸连接起来的桥梁；则一方面是有健康问题或可能存在健康问题的患者情况；另一方面则是能达到的一个更好的患者情况。有效的专业实践活动，其中包括身体护理和治疗、自我保健和鼓励，以帮助患者获得更好的健康状态或幸福状态。

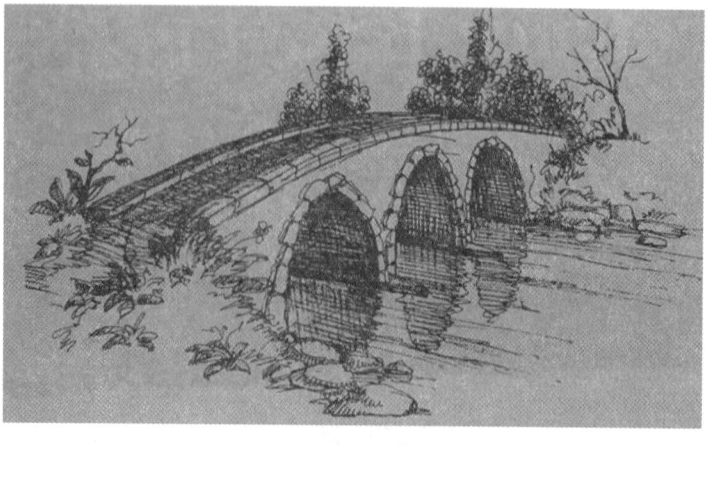

- 在医院里，当患者感到不舒适时，护士会帮助他重新摆放体位，或给予止痛药以使其感到舒适。在这种情况下，疼痛是现有的状况，而使其舒适是更佳的状况（不舒适→舒适）。
- 在诊所中，当患者存在患高血压的风险时，护士提出降低血压的建议（现有的风险水平→较低的风险水平）。
- 在家里，当患者不能正确服药时，护士会设计一个系统，以促进患者正确服用药物（服药错误→少犯错误）。
- 在ICU，当患者出现低血氧饱和度时，护士会为患者吸痰或者重新摆放体位以改善气体交换（低氧饱和度→较高的氧饱和度）。

在所有这些情况下，护士帮助患者改变现有的问题状况以达到较好的健康状况。显然，护理的最终目标，实际上所有的医疗保健的最终目标，都是希望改善患者的最终结局。

二、循证护理方案设计

用桥的形象比喻护理的另一个原因是：桥梁是一个提前设计的结构。桥梁不只是将你所想的东西堆在一起就可以了。相反，现代桥梁都是工程师们应用多年研究形成的工程方面的知识，经过深思熟虑后精心设计的。护理专业实践也是如此，也应提前设计，并尽可能应用科学的护理知识。

很多医务人员在临床工作中发现大多数有健康问题的患者总是一遍又一遍地去医院看病。如此，就可以考虑为某类特定的患者提前制订护理计划，也就是项目团队为某类患者群体制订临床护理方案。制订方案的过程可以被看作为“准规范化”设计（循证护理方案设计），在这项设计中，项目团队还会将临床知识结合起来并作为具体方案的基础来应用，然后进行个性化护理（point of care）。

临床医生将准规范化设计方案的建议和以往对患者的了解相结合。基于对患者的理解和过去处理类似患者的经验，判断是否以及如何改变方案。决定如何以及何时实施预先制订的方案和为方案中并未涉及的临床问题制订计划（Brown，2001，p5）。

总之，对患者的有效护理需要进行“以证据为基础”的循证护理方案设计，以及制订个性化的护理方案。

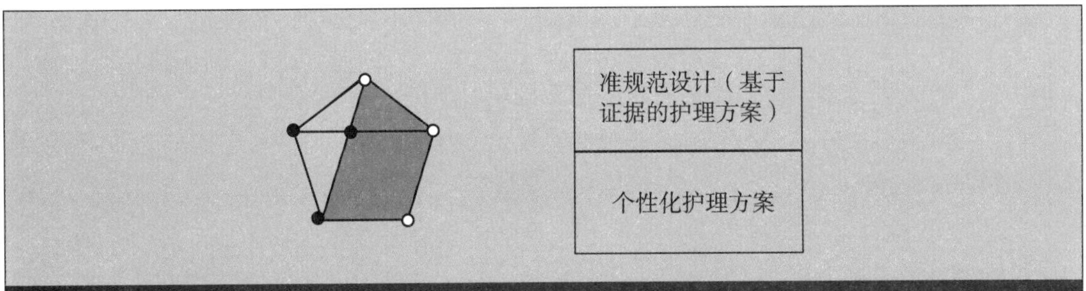
准规范设计（基于证据的护理方案）
个性化护理方案

护理设计的两个阶段

三、准规范化设计：循证护理方案

人们普遍认为，以下各种问题的答案应是基于可获取的最佳科学知识之上的：

- 一周一次的太极和冥想的结合能帮助肥胖的中年女性减肥吗？
- 应该如何对手术患者开展严格的控制血糖治疗方案？
- 急诊科筛查家庭暴力患者的最佳方式是什么？
- 同伴支持团体能帮助患有慢性病的青春期前的孩子对其疾病进行自我管理和促进其融入校园生活吗？
- 怎样才能区分谵妄、老年痴呆症和老年抑郁症？

循证实践的实际障碍，是护理从业人员每天数以千计的临床操作。获取和评价每一项护理行动和临床决策的研究证据，对于单个护理人员来说，工作量巨大，这也就是经机构制订、认可的临床护理方案进入视野以支持护理从业者的护理计划和临床决策的原因。临床护理方案有两个目的：①提出护理标准以对临床护理提供指导；②促进患者的持续性照护，亦即所有护理人员对所有患者提供一致的护理，提高了护理效率，并结合过往护理经验，最终对患者有益。

临床方案可以采取多种形式：护理计划、规范的护理程序、护理集束、决策树、保健地图、临床路径、政策和程序等。以上每一条的参考文献均列在本书的网站上。如定义所述，“护理集束是针对一个健康问题所采取的一系列干预措施，当这些干预措施一起实施时，能够产生比某一项干预措施单独实施更好的效果”（改善医疗保健研究所，2007 年）。已经有关于败血症、预防压疮、导尿管的插入和维护、中心静脉护理的护理集束包，此处仅列举了几个。

预防呼吸机相关性肺炎集束包是一种被广泛应用的护理集束包，护理干预措施是其中一部分，包括抬高床头、口腔护理、细致洗手、气管导管套囊以上部位吸痰和中断镇静剂（Lawson，2005）。经过综述 6 项研究，结果发现一起使用这些措施会降低呼吸机相关性肺炎（O’ Keefe-McCarth Santiago 和 Lau，2008）。

一个社区医院制订了一个关于预防和管理压疮的循证护理集束包。它包括了 7 种干预措施：风险评估、改变体位、最小程度的头部抬高、脚跟抬高、营养评估、皮肤评估、骶尾部的清洁和保湿。获得了较好的关于其医院获得性压疮发生率的数据，这可以作为评估护理集束包实施前的基线数据（Gray-Siracusa 和 Schier，2011）。

决策算法是得出决策或解决临床问题的一步一步的详细指导，往往定义为树状格式，包括一系列是 / 否的选择题，然后引导出几个可能的决策和行动方案。临床路径，也称作照护图示，是在指定的一段时间内对指定的一组患者实施的多学科治疗规范（DeBleser 等，2006）。一个临床路径会明确提出基于时间的目标、关键行动、护理序列，以及工作的规范化和角色间协调。

四、个性化护理

护理方案可以将科学支持的护理措施转化为具体的护理实践，并能促进护理的一致性。

然而，如前所述，大多数的科学证据是基于最好的平均效果。因此，即使护理方法的研究证据支持程度很高，也不能期望每个人都从中受益。大多数有科学支持的护理在一定程度上可以使患者受益，但不能确保有效性。此外，即使它是有效的，护理方法也可能不被某些人所接受。由于这些原因，对于一个人的照护，最终应在所提供的护理是否对其有效和可接受的基础上进行个性化设计。当护理是根据个人喜好和反应来调整或修改，它会被认为是独立化、个性化的并且是为患者特制的护理方案。

举个例子：一位护士在糖尿病门诊见到一位患者，注意到他在休息时呼吸有些急促，护士查阅他的医疗保健记录以明确他的持续性哮喘是如何进行管理的。他被开具了类固醇吸入器（间隔期）PRN 吸入器以处理呼吸急促。然后护士问患者使用吸入器的频率，他承认，他不经常使用类固醇吸入器，因为“它味道不好，使我的嘴变很干，并且也会破坏食物的味道。”他说，他宁愿使用 PRN 吸入器。护士向他解释了类固醇药物在预防哮喘症状的作用，并解释为何要长期使用类固醇药物，而不是当他“需要更多的空气”时才使用。他说，“嗯，我知道了。”护士还建议他在使用类固醇吸入器后用温水漱口。

2 个月后，当护士在诊所看到这位患者时，他仍然是明显的呼吸急促。她问起他使用类固醇吸入器的情况。同样，他承认他不很经常使用。护士与他进一步谈话，发现他并不介意服用药物。她说会跟他的医生对其使用药物的方法进行沟通，并尝试提出替代方案对其哮喘进行管理。因此，即使哮喘方案建议吸入性类固醇药物作为第一线治疗药物，但考虑到患者对吸入性类固醇药物有相当强烈的反感，其护理计划仍然需要进行调整。这就是个性化护理。护士结合患者对方案推荐的护理做出反应，并试图帮助患者获得舒适，但最终她不得不寻求另一种方法。

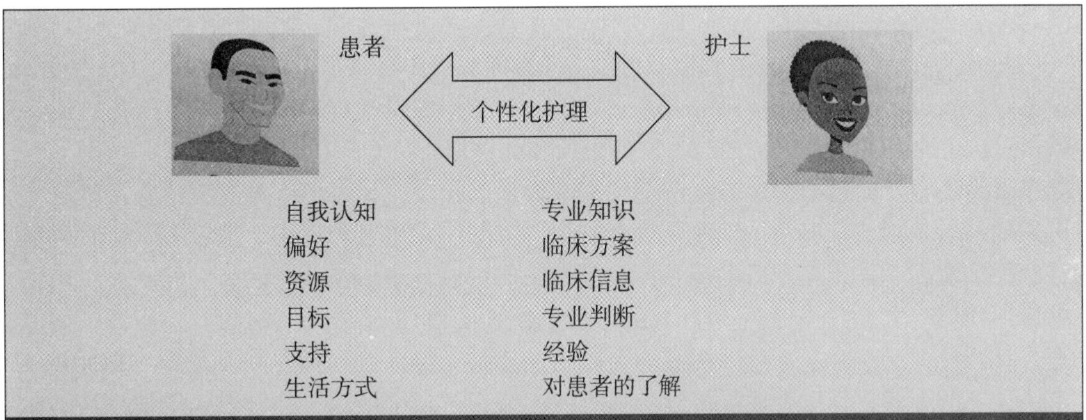

图 17-1　个性化护理

如图 17-1 所示，在护理层面，护士和患者尽可能一起决定被机构或卫生系统认可的以证据为基础的方案是否合适、可接受和有效。患者在讨论中负责提供反应、偏好、经验、生活目标、家人的支持以及资源等信息。临床护士在讨论中负责提供临床知识、之前类似病例的治疗经验及专业判断等信息。通过这样的交流，使得以证据为基础的方案是针对患者个人特制的（Brown，2001；Flynn 和 Sinclair，2005）。

五、目标：高质量护理

目前为止已经明确的是：循证实践项目的目的是通过将最好、最新的研究证据整合到医疗机构的临床护理实践中，以期提高护理质量。一个循证实践项目可以作为一系列活动来实施，以达到发展和引进循证临床方案的目的，但通常这并不是最有效的组织策略。这有几个原因来解释为什么循证实践项目应该用一个更加动态的方式嵌入到医疗保健机构中。主要的原因是循证实践项目有一个双胞胎，同样旨在改进护理质量的另一个有组织的项目。这个并不完全相同的异卵双胞胎是质量改进。

护理质量有几部分组成：安全性、有效性、以患者为中心、及时性、效率和公平性等（医学研究所，2001）。循证实践项目和质量改进项目作用于护理质量的不同组成部分。循证实践项目旨在通过将科学证据融入到护理方案和护理标准中来改进临床护理的有效性和安全性。质量改进项目旨在改善护理系统的性能，这些系统由直接为患者提供护理服务的物流网络构成。这个网络包括了护理系统里的患者行动、安排、交流、可利用的产品和设备、角色责任、工作模式和责任结构等。质量改进是为了达到以患者为中心、安全、及时、有效的护理目标。

举例说明两者的不同：循证实践项目运用研究得出的知识来设定标准，如何评估术中患者皮肤破溃的风险和接下来应该考虑的不同程度和类型的风险。相反，质量改进是设计护理质量管理系统和收集数据以确保：①所有患者都接受了皮肤破溃风险的评估；②床面清洁、功能正常；③专人护士负责确保为所有患者而不仅是有风险的患者采取针对皮肤破溃的预防性措施。

两者关注焦点的差异可以认为是它们的优势（Batalden 和 Davidoff，2007；Brown，2006；Capuan、Davidson 和 Hitchings，2011；Ingersoll，2005；Levin、Keefer、Marren、Vetter、Lauder 和 Sobolewski，2010）。如果所在的护理质量管理系统并不能保证安全、有效、以患者为中心，那么循护理方案就会失去有效性。相反，如果护理方案不建立在可获得和可靠的科学基础上，即使护理质量管理安全、有效、以患者为中心，也没有意义。质量改进和循证实践不是相互矛盾的项目；相反，它们可以且应该互补，因为它们一起应用比单独应用任何一方要获得更多效益（Glasziou、Ogrinc 和 Goodman，2011）。正所谓，相得益彰。将两种方法结合起来可以提高两个项目的优势，保证以一种安全、有效、及时和以患者为中心的方式，为患者提供持续的最有效的临床干预措施。务必意识到质量改进仅仅是旨在提高安全性和有效性这一类项目的其中一个名称，其他名称有性能改进、连续质量改进、全面质量改进和质量管理。

（一）质量改进项目

质量改进项目是持续地监控安全性护理质量和指标，不仅如此，当一个问题或潜在的问题被发现后，还需收集与该问题相关的数据。一些与护理过程有关的数据，比如：

- 在家庭护理机构中，首访时要完成方案所要求的针对 65 岁以上患者的跌倒预防评估吗？
- 在急诊部，有心肌梗死体征的患者是否服用阿司匹林治疗？
- 在家中跌倒引起硬膜下血肿的所有住院患者，出院后是否按照方案所要求的接受家庭照护？
- 是否在术前专门对患者进行皮肤过敏评估？

与患者健康结局相关的数据，比如：

- 中心静脉的感染率
- 精神病科住院患者中的自伤事件
- 在一个诊所看病的患者的平均糖化血红蛋白的水平
- 与使用物理约束或床栏相关的受伤人数
- 在老年门诊使用抗抑郁药物治疗 6 个月及以上的患者的比例
- 急性治疗住院后的再住院率

当然，收集这些数据的目的是确定所给予的护理质量方面的不足，以作为向导采取行动，从而提高护理质量。

1. 护理标准

大量持续的数据收集、分析、报道，是受机构委托的，这些机构包括一些认证机构，例如联邦政府的医疗健康保险与医疗扶助服务中心（Center for Medicare and Medicaid Services，CMS），以及评审机构，例如联合委员会（Joint Commission）。在这一点上，质量改进过程复杂，且有许多机构参与，例如美国医疗保健研究与质量局（AHRQ）、国家质量论坛、医疗健康保险与医疗扶助服务中心、联合委员会、美国护士协会、健康促进研究所和 LEAPFROG 工作组。因此，有很多套的质量指标，这可能包括问责指标、绩效评估或者有效的护理指标。幸运的是，这些参与者开始一起努力减少指标，对指标的规定如下：

- 有权威的研究支持
- 与患者的好转有密切的联系
- 切实衡量循证护理是否实施
- 极少或没有相关的不良反应（联合委员会，2012）

AHRQ 网站从全世界收集了大量的质量指标。一个例子是 CMS/ 联合委员会问责指标，“导尿管是术后第一天拔除（POD1）或第二天拔除（POD2），手术当天记为零天。”对于这一点，其绩效评估标准是 85%。这个标准的合理性及研究其合理性的证据支持由 AHRQ 网（AHRQ，2012）提供。

深入研究质量标准如何应用于提高护理质量，已经超出了这本书的范围，但是这些国家机构和组织对 EBP 的影响是巨大的。通过制订符合循证理念的实践标准，发布符合公众需求的信息，使基于研究证据的医学实践被患者接受，这是关键点！目前正在使用的一种方式，是以质量指标作为针对某个特定质量目标表现良好或改善的医院提供报销的依据

（CMS，2012）。

另外，需要指出的是，国家质量指标数据库（ANA，n.d.）旨在通过提高护理单元的护理水平改善患者的结局。参与这个项目的护理部收集护理敏感指标即那些尤其受护理质量影响的护理指标（Montalvo，2007）。这些指标由约束使用、静脉注射外渗、跌倒、疼痛管理和压疮的发生率等相关的绩效指标组成。参与医院提交数据，然后对数据进行分析，同时与类似医院进行对比。这类对比被称作标杆，它能给医院带来成就感。这些数据反应的趋势也很重要，因为它表明某一领域的变革是否奏效。

例如，某个医院可能明确在它们医院每1000个住院天数中有2.8位患者会跌倒，而其他类似的机构的网络基准数据是每1000个住院天数的跌倒率为1.9。这就证明这个医院需要构建一份新的防跌倒的护理方案。

2. 改善护理执行体系

除了通过评估与循证标准相违背的护理措施，并改变临床实践来改善行为外，护理质量改进项目也可通过减少错误、提高效率和沟通、改善日程安排、最大化提高患者分流、减少无服务病床的患者、增加特殊区域的面积如手术室来改善护理系统。有很多分析和重新设计执行体系的方法，但大多数很依赖于收集数据和详细地分析工作流。

为了真正了解在护理体系中何者有效何者无效，需要深入挖掘细节，即谁做了什么、在什么时间、如何做的。观察、数据收集、头脑风暴、调查、跟踪日志、活动计数、流程图、活动日记（图17-2）被用于了解哪些可以做得更好，从而设计出一个修正的护理流程（Hemman，2011；Nelson、Batalden和Godfrey，2007）。这类已经明确的护理流程中的问题，包括护理提供者和患者之间缺乏沟通、护理方法不同、系统推迟或阻止患者的行动、支持系统匮乏、活动周转缓慢、缺乏护理标准的知识、违反护理标准、无效的花费等。

虽然为做决定而收集的数据常常是回顾性的，但其目标是使改善周期尽可能缩短——从了解关于执行系统设计变化的问题到评估这些变化的影响。质量促进项目在微系统的水平上正在逐步推进，即通过人们的合作完成对患者的护理（Dartmouth Institution，2011）。这或许是个单元，比如心理健康单元，或一条服务线，如那些为肺病患者提供的护理或一个家庭护理机构。

分析和改善护理流程的质量促进方法包括学习（Lean）、六西格玛（Six Sigma），计划-实施-检查-行动（Plan-Do-Check-Act）（Glasgow，2011）。质量促进的方法有相似处和不同处，它们可以联合起来应用，但是有一个共同的目标，即安全、有效、及时、以患者为中心的护理。极有可能这些质量促进项目中的一项或联合应用正应用于你获得临床经验的机构。在合作网站上列举了参考的这些项目。

（二）质量改进和循证实践的关系

质量改进比循证实践的任务更广泛，它以具体的方式影响质量。正如之前所说的，循证实践项目可以独立开展或是成为质量改进项目的一部分。我显然偏向于后者。无论如何，质量改进可与循证实践相互照应。质量改进数据监测的结果常可作为发现实践中不足的工具，至少可作为部分的工具。在这种情况下，就可以启动一个循证实践项目。在项目开始之前，用质量改进数据监控方法去查明存在的问题并记录基线数据通常是明智的。一旦循证实践项目开始实施，重复进行质量数据监测，能帮助量化方案实施是否成功和实践方案的效果。这样，质量改进数据监测常常可以与循证实践项目相互照应。对于联合应用质量改进和循证实践方法的项目，可参看本书的网站。

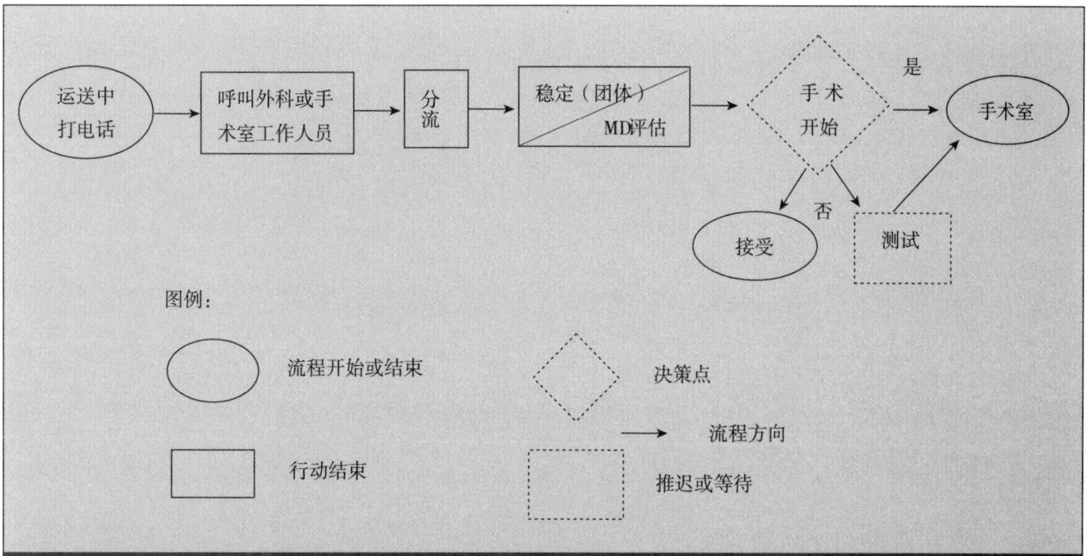

图 17-2　流程图的示例

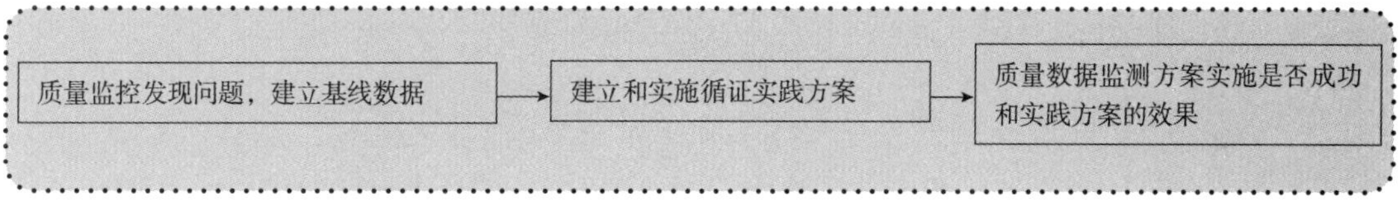
质量监控发现问题，建立基线数据
建立和实施循证实践方案
质量数据监测方案实施是否成功
和实践方案的效果

六、循证实践项目

你现在可能在有意组织关于循证实践活动的课题。现在，让我们思考循证实践项目是如何进行的。首先我将列举实践步骤的顺序，然后就每一步提出一点见解：

- 响应制订新的或修订的护理方案或改变临床实践的需求
- 组成一个项目团队，建立新的方案或护理革新
- 查找相关研究证据
- 从相关证据报道中提取信息
- 剔除质量较差的证据
- 用高质量报告中的推荐、结论、发现设计一个临床方案
- 计划实施该方案
- 评估该方案的影响
- 如果必要，重审和修订该方案并实施

（一）响应开展循证实践项目的需求

一个循证实践项目的共同的触发器是：

- 组织里的个体或群体意识到通过引进一种新的方法或改进现有的措施可以提高护理水平。
- 质量控制数据揭示一些护理方法对于特定的患者或者是护理的一些方面比预期的效果要差一些。
- 一个评审或认证机构推出护理标准，但服务机构缺乏满足这些标准的方法
- 需要引入一个新的护理要素（例如，连续血氧饱和度监测或一个新的降温设备）

（二）组成一个项目团队

开展 EBP 项目需要团队具备以下几个方面的知识和技能：

- 熟悉单元和服务机构的工作流程
- 从数据库检索相关的研究文章（指南、SR 和研究报告）
- 熟悉组织中数据的收集和分析
- 严格评价指南、SR 和单个研究报告
- 设计以证据为基础的方案
- 在规模更大的护理系统中工作，以实施有组织变革

要获得完整的技能，团队可能需要以下人员：直接护理提供者、高级实践护士、管理人员、医学图书馆馆长、质量改进工作人员、循证实践专家（比如护理研究员）。

（三）查找相关研究证据

在第十二章中已全面解读了证据检索方法。然而，我还是要重申这箴言：寻找循证临床实践指南和系统综述能极大地缩短制订一个机构方案的时间。同样重要的是，使用 EbCPG 和 SR 增加了使用各种类型证据的可能性。

（四）提取资料

总的来说，如果至少有两个人阅读报告并提取资料，则可提高用于制订临床方案的信息的精确性。提取指南和结果汇总表对于得到正确而有用的证据是非常有用的工具。

（五）剔除质量差的证据

必须对证据进行评估，以剔除质量差、不可信或不适用的资源。关于评估的内容前已详述。

（六）设计一个临床方案

组成方案的行为措施应该与可获取的证据相一致。这就要求项目团队的进展要系统、客观并符合逻辑，并充分考虑细节。承诺在将每项措施列入方案之前要获得共识，这有助

于构建一个真正以证据为基础的机构方案。

确切无疑地是，项目团队总会遇到某些护理措施当前没有研究证据支持的情况。如果项目团队认为该项措施是重要的，也可将其纳入方案中（Goode、Fink、Krugman、Oman和Traditi，2011）。

（七）方案实施计划

实施方案是一个新的阶段，而且的确是一个困难的阶段。即使是临床医生，认可研究证据并努力以循证的方式去实践时，一个新的方案可能很难整合到繁忙的日常工作中。有很多关于为什么职员不会遵循一个循证方案的原因，如需要的耗材可能无法获取、方案可能不适于当前的工作流或者一个学习曲线（learning curve）可能与新方案的一些特征有关联。

把研究转化为实践，即在实践中基于证据进行变革的相关研究指出，其受很多因素影响。这些因素可分为：

- 循证革新本身的特点
- 引入革新的策略
- 目标用户的特点
- 员工调动（Kitson等，2008；Titler，2008）

这些因素中的每一个都有其自身的复杂性。

1. 循证革新的特点

实践中的一些革新或变革对临床医生的询问很少，但对其他人的询问很多。领导者在引入一种循证革新时，应该敏感地意识到什么创新可以吸引繁忙的临床医生。相对于那些被视作为改变而改变的革新，临床医生更易接受那些对患者重要的革新。

2. 简易化的革新策略

简易化的革新策略不仅是使实践者在实践中做出的必要改变尽可能容易，还应有效地使其领悟到用证据推动变革的观念（Rycroft-Malone，2004）。当新的护理行为做出改变时需要创造有效的交流方式、恰当的节奏，并给予支持。在进行一项护理革新时，有说服力的策略包括：

- 针对那些需要改变其做事方式的人们，分析如何将革新融入其工作流程中，并试图找出更简便易行的工作方式（例如，口袋清单、临床信息系统提醒、简单的参考指南）。
- 通过员工会议、海报、继续教育和临床信息系统提醒等养成对革新的兴趣和意识。
- 通过引入新设备、提供实践或互动学习。
- 由同龄人中有影响力的人领导推出革新并使之实现。
- 由公认的专家提供由科学支撑革新的讲座（也叫做学术活动）。
- 通过反馈会议、基于反馈微调革新、患者结果报告、表扬部门进步、公众认可和个人绩效评估来持续创新（Cullen和Adams，2012）。

改变现有的护理实践通常都会受到人们的欢迎同时也会遇到各种阻力。Cullen、Greine、Bombei 和 Comried 等（2005）描述了标签（tag）- 小红旗（flag）- 唠叨（nag）的方法来支持 EBP 创新。标签包括确定和明显地识别采用实践改变的医院护士。标记包括识别较少抱怨的护理人员，并与他们讨论如何将改变带进护理实践中去的。唠叨是用来处理持续违反规范行为的，包括让领导和持续违反规范的护理人员谈话，使其认识到自己的错误并采用新的护理标准。如有必要，可采用更坚定的方式来处理其不愿改变的状态。因此，领导者使用各种奖惩并举、软硬兼施的策略，以传达护理质量是我们的目标并且偏离目标的人将被追究责任以满足单位标准的信息（Stetler、Ritchie、Rycroft-Malone、Schultz 和 Charns，2009）。

从某种意义上来说，一个保健系统就像一个远洋班轮，即使再小的变化也要很大的力量。所以，引入实践变革是一场真正的全员行动。

3. 目标用户

如果用户以组织的 QI 和 EBP 目标为方向，并在组织简介、护理大查房、杂志俱乐部、专业发展项目等过程中渗透该思想或倾向，则用户接受实践变革的可能性就会更高。“如何做”的报告告知员工他们满足绩效目标的进步也能促进基于循证的变革（Leahy-Gross 和 Mack，2011）。一个非常有帮助的策略，是为新员工指定一位导师以帮助他们平稳调整工作及指导他们理解组织目标、QI 和 EBP 计划以及在其工作环境中实施的变革。随着时间的推移，护士在有效的辅导后将会看到 QI 和 EBP 的价值，并会在其单位或工作小组实践变革项目中变得更加主动。

4. 员工调动

事实上，一些医疗服务单位或领域比其他领域更致力于基于研究证据的服务。在一定程度上，这是因为领导者重视循证革新，鼓励员工去查找临床护理中的缺陷。在护士领导人的支持下，可以采取创建循证文化、激发员工从事变革项目的兴趣、提供资源（如让变革者免于日常工作，为其提供时间保证）、对完成变革项目者进行奖励（Cullen 和 Adams，2012）的方式。一些更大的机构能够创建一个专门致力于领导和支持 QI 和 EB*P* 革新的工作岗位。然而，对 EBP 的热情不只是来自于领导者，也能是一两个员工的热情。有时，一个项目产生的良好效果，为其他人树立榜样。

许多临床医生或护士在一个复杂的环境里工作，在这个环境中有许多护理标准。另外，随着科学技术的进步，新药物或治疗的引入，标准也会变化。临床医生或护士需要被告知标准的变化，以使其灵活面对及满足新标准。

记得在第五章关于气管内吸痰术的研究中，护士必须牢记这一程序的许多具体行动标准。另一个健康系统发现在它的一个内科 ICU，38% 的患者接受了两个或两个以上的护理集束（Hurd，2011）；每个护理集束包括一套具体的护理行为，这些行为必须并入护理工作中。这意味着，护士对患者实施的护理必须依照具体行为标准。牢记许多标准使护士相当有认知压力，因为他们不仅要专注处理眼前的护理状况，还必须要记住行动所需的护理标准（Krichbaum 等，2007）。为了应对这种复杂性，正在开发实时临床信息系统，以促使临床工作人员提供符合多种标准的护理。

（八）评估变革带来的影响

即使一个循证方案是精心设计和引入的，也需要检查其最终的影响。如果循证方案或新方法的引入是一个大的QI工程的一部分，那么变革带来的影响自然会被评估。许多早期用于分析保健系统的测量工具，可以重复地使用，来确定护理实践循证方案是否已经被很好地应用并产生预期的影响。

本章之前提到的临床实践指南和整合性系统综述（IRR）的评价指南包括如何评估方案革新。之所以涉及这个问题，是因为在方案初次被制订时就应该及时地计划效果评价，而不是事后才做考虑。通常情况下，需在方案实施之前、期间和之后对执行情况及结局进行测量，以确保新的方案带来期望的患者结果，且随着时间的推移仍能够保持变革的实际意义。在引入一个新方法的几个月之后，对项目的监控会放松，变革会中断。因此对执行情况及结局的评估应当持续很长时间（Glasgow，2011）。

（九）如果必要，重新审视和修订方案

如果预期的结果没有出现，那就必须重新审查方案和方案所实施的背景环境，以确定方案实施无效的原因，包括如下问题：

- 证据是否未被正确阐释？
- 证据是否被正确地转化到方案中？
- 这种实施是否缺乏一些方法？
- 是这方案不切实际还是与其他工作期望冲突？

因此，对优质护理的追求确实很急迫且持续进行中。

七、循证实践的组织整合

一些机构和护理部门有完整的QI-EBP项目，并能充分意识到将质量改进和循证实践项目整合在一起的重要性（Capuano、Davidson和Hitchings，2011；Levin等，2010；Pardee和Rundquist，2011）。也有机构单独做质量改进和循证项目，但也能认识到两者之间有很强的关联，需要相互交流（Newhouse、Dearholt和Poe，2007；Oman，2011；Pardee和Rundquist，2011）。开展整合项目的护理部门或机构，可能设有一个负责整合QI和EBP的最佳实践委员会或者护理质量委员会。如果QI和EBP委员会分开成立，但两者之间的内在关联会促使两个委员会有多种形式的交流，如会出现成员重叠或者EBP委员会或QI委员会之间相互分享日常工作，或者这种关联能变得更加有组织性，例如一个由所有委员会成员组成的分享管理委员会或协调委员会。另一种动态的结构性安排，是设立一个确保“临床护理、患者护理与基于证据的实践标准及管理机构要求相一致”的护理实践委员会（UNC Health Care System，2012）。这样一种有组织的结构能将QI、EBP和护理实践标准的设置有力地联系在一起。

护理部门或机构要充分认识到将QI和EBP深入而动态地整合在一起的重要性，在没

有获得相关问题研究基础的前提下，护理实践理事会是不能修改护理程序和政策的。一个质量管理委员会不应该在没有考虑关于插入和维护留置导尿系统的研究证据的情况下制订一个气囊导尿管护理方案（Batalden 和 Davidoff，2007）。一个家庭护理机构的研究委员会在没有数据指明到底发生何种问题时，不应该开发关于老年患者多重用药的循证项目。综上所述，QI 和 EBP 的重叠性和多面性使得以创建动态的 QI、EBP、实践之间联系的方式构建组织成为明智之举（Cullen 等，2005）。

支持研究实施存在相关事宜。开展研究相关活动较少的机构可能发现建立研究与循证实践相结合的委员会非常有益。然而，对于开展研究相关活动较多的护理部门也许会发现，将研究和 EBP 委员会分开，或设立分委员会更富有成效。显然，在一个组织中没有 EBP 的最佳模式。组织使命往往是交叉重叠的，因此各委员会之间一定要有合作（Oman，2011）。

八、研究与实践的差距

需要认清循证实践现实状况。事实上，许多医疗服务人员将研究结果转化为临床实践过程是很缓慢的。最近有篇文章详细描述了这样一个滞后的研究证据，即在手术前 2 小时饮水的安全性（Grenshaw，2011）。而此安全性的研究证据已经发现 25 年了。

另一件有趣的例子是关于护士对肌肉注射位置的选择。在 2007 年对 652 位加拿大护士的调查中，有 71% 的护士更喜欢选用背侧越过臀部髂前上棘位置的臀肌，即使这个臀部位置带来高风险的神经和肌肉的损害（Walsh 和 Brophy，2011），而且关于更安全的臀部注射部位的研究证据已经发现超过 50 年了！

对可靠的研究证据应用滞后的原因非常多。以下是其中最常见的原因：

- 提出研究问题的方式
- 研究成果交流的方式
- 来自几项不同研究的结果有冲突
- 临床医生定位、理解和评估研究证据的能力有限
- 临床医生缺少时间去发现和阅读研究报告
- 工作场所的文化和结构的特征

对从研究到实践滞后性问题感兴趣的人，可从关于循证实践过程中阻碍因素和促进因素的大量文献中获得信息（Chau Lopez 和 Thompson，2008；Gale 和 Schaffer，2009；Solomons 和 Spross，2011）。

更确切地说，近年来对研究证据的获得更加容易，其形式更易让临床工作人员接受，其检索、阅读和理解研究文章的能力也在不断增强。此外，在很多国家，政府和私人投资计划也倾向循证实践，资助关于怎样将研究成果最好地运用到实践中的研究项目。

推动循证实践的出发点是使临床工作人员学习基于证据的临床实践方法更容易些，但研究发现，尽管临床条件和环境有一定的多样性，患者接受在循证临床实践指南上推荐护理的百分率大约为 50%（Institute of Medicine，2011，p.146）。未来还有很大的改进空间，实践中引入循证有多种有效的方式值得探讨。

九、概括

在此总结一下前面学过的内容。图 17-3 描绘了整体的循证实践的全貌，首先是认识到实践知识不足，然后通过知识生成和 EBP 步骤，最后确定患者及时接受最好的护理以及达到良好健康的结果。这是一个漫长的道路，但是循证实践之路归功于患者、社会、职业和作为专业护士的我们自己。

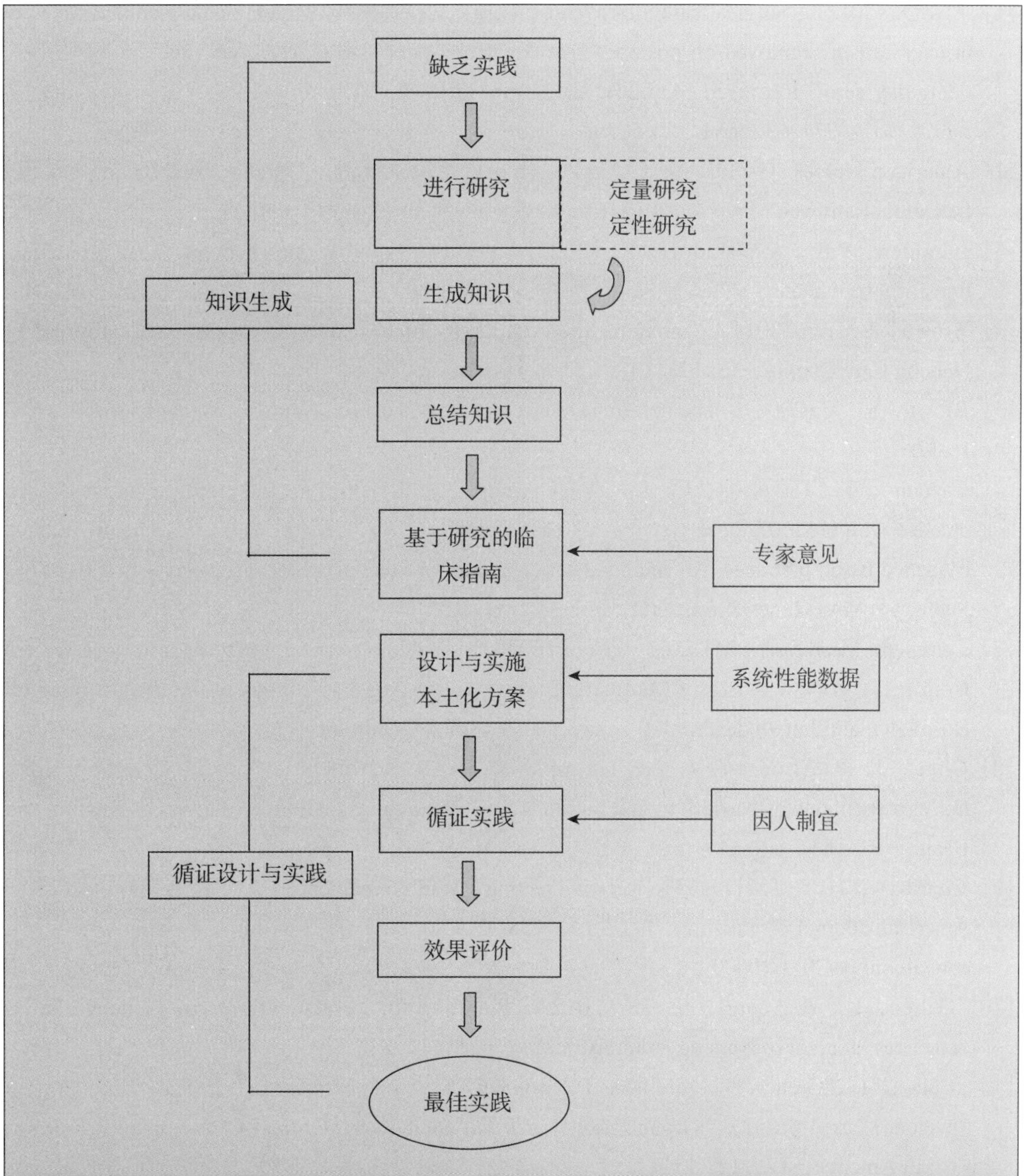

图 17-3　循证实践的过程

本书的附属网站提供了其他学习素材，可登录 http：//go. jblearning.com/brown3e。

参考文献

[1] AHRQ.（2012）. Surgical care improvenment project：Project：Percent of surgical patients with urinary catbeter removed on postoperative day 1 or postoperative day 2 with the day of surgery being day zero. Retrieved May 24，2012 from http：//www.qulitymeasures.abrq.gov/content.aspx？ id = 27416&search = surgical + care

[2] American Nurses Association（ANA）.（n.d.）. The National Database of Nursing Quality Indicators.Retrieved May 24，2012 from htty：//www.nuringworld.org/ndnqi2

[3] Baralden，P.B.，& Davidoff，F.（2007）. What is "quality improement" and how can it transform healthcare？ Quality Safety in Healthcare，16，2-3. doj：101136/qshc.2006.022046

[4] Brown，S. J.（2001）. Managing the complexity of best practice health care. Journal of Nursing Care Quality，15（2），1-8.

[5] Brown. S. J.（2006）. The peformance improvement decision. Nursing Management 37（4），16-17.

[6] Capuano，T.，Davidson. C. L.，& Hitchings，K. S.（2011）. Integrating evidence based practice with organizational systems：A case example. In J. Houser & K. S. Oman（Eds.），Evidence-based practice：An implementation guide for healthcare organizations（pp.231-247）. Sudbury，MA：Jones & Bartlett Learning.

[7] Centers for Meddicare & Medicaid Services（CMS）.（2012）. Hospital quality initiative. Retrieved from htty：//www.cms.gov/Medicare/Quality-Initiatives-Patient-Assessment-Instruments/HospitalQualityInits/index.html？ redirect = /Hospital QualityInts/

[8] Chau，J. P.，Lopez，V.，& Thompson，D. R.（2008）. A survey of Hong Kong nurses'preceptions of barriers to and facilitators of research utilization. Research in Nursing and Health，31（6），640-649.

[9] Crenshaw，J. T.（2011）. Preoperative fasting：Will the evidence ever be put into practice？ American Journal of Nursing，111（10），38-43.Also retrieved from http：//journals. | www.com/ajnonline/2011/10000

[10] Cullen，L.，& Adams，S. L.（2012）. Planning for implementation of evidence-based practice. Journal of Nursing Administration.，42（4），222-230.

[11] Cullen，L.，Grener，J.，Greiner，J.，Bombei，C.，& Comried，L.（2005）. Excellence in evidence-based practice：Organizational and unit exemplars. Critical Care Nursing Clinics of North America，17，127-142.

[12] Dartmouth Institute.（2011）. Clinical microsystems. Retrieved from http：//

clinicalmicrosystem.org/about/background/

[13] DeBleser, L, Depreitere, R., De Wacle, K., VanHaecht, K., Vlayen, J., & Sermeus, W. (2006). Defining pathways.Journal of nursing management, 14 (7), 553-563.

[14] Flynn, A. V., & Sinclair, M. (2005). Exploring the relationship between nursing protocols and nursing practice in an Irish intensive care unit. International Journal of Nursing Practice. 11, 142-149.

[15] Gale, B. V. P., & Schaffer, M. A. (2009). Organizational readiness for evidence-based practice. Journal of Nursing Administration, 19 (2), 91-97.

[16] Glasgow, J. (2011). Introduction to Lean and Six Sigma approaches to quality improvement. Retrieved from http://www.qualitymeasure.ahrq.gov/expert/expert-commentary.aspx?id=32943

[17] Glasziou, P., Ogrinc, G., & Goodman, S. (2011). Can evidence-based medicine and clinical quality improvement learn from each other? BMJ Quality and Safety, 20, i13-i17. Retrieved from http://qualitysafety.bmj.com/conten/20/suppl_1/i13.full.html

[18] Goode, C. J., Fink, R. M., Krugman, M., Oman, K. S., & Traditi, L. K. (2011). The Colorado patien-centered extraprofessional evidence-based practice model: A framework for transformation. Worldviews on Evidence-based Nursing (2nd quarter), 96-105.

[19] Gray-Siracusa, K., & Schier, L. (2011). Use of an intervention bundle to eliminate pressure ulcers in critical care. Journal of Nursing Care Quality, 26 (3), 216-225.

[20] Hemman, E. A. (2011). Cultivating quality: Meeting effective care measures. American Journal of Nursing, 111 (12), 54-60.

[21] Hurd, D. (2011). Quality initiative and the concept of complexity compression. Presentation at the Nursing Leadership Congress. Retrieved from http://sites.mckesson.com/nlcplc/documents/NLC%20Breakouy%20Session_Quality%20Initiatives%20and%20the%20Concept%20of%20Complexity%20Compression_Presentation.pdf

[22] Institute for Healthcare Improvement. (2007). What is a bundle? Retrieved from http://www.ihi.org/knowledge/Pages/ImprovementStories/WhatlsaBundle.aspx

[23] Institute of Medicine. (2011). Crossing the quality chasm: A new health system for the 21st century. Retrieved from http://www.iom.edu/~/media/Files/Report%20Files/2001/Crossing-the-Quality-Chasm/Qualty%20Chasm%202020201%20report%20brief.pdf

[24] Institute of Medicine. (2011). Clinical practice guidelines we can trust. Retrieved from http://www.nap.edu/catalog.php?record_id=13058

[25] Joint Commission. (2012). Facts about accountability measures. Retrieved from http://www.jointcommission.org/assets/1/18/Accountability_measures_7_1_111.PDF

[26] Kirson, A., Rycroft-Malone. J., Harvery, G., McCormack, B., Seers, K., & Titchen, A. (2008). Evaluating the successful implementation of evidence into practice using the PARIHS framework: Theoretical and practical challenges. Implement Science, 3 (1). Retrieved from http://www.implementationscience.com/content/pdf/1748-5908-3-1.pdf

[27] Krichbaum, K., Diemart, C., Jacox, L., Jones, A, Koenig, P., Mueller, C, & Disch, J.（2007）. Complexity compression：Nurses under fire. Nursing Forum, 42, 86-94.

[28] Lawson, P.（2005）. Zapping VA*P* with evidence-based practice. Nursing 2005, 35（3）, 66-67.

[29] Levin, R. F., Keefer, J. M., Marren, J., Vetter, M., Lauder, B., & Sobolewski, S.（2010）. Evidence-based practice improvement：Merging 2 paradigms. Journal of Nursing Care Quality, 25, 117-126.

[30] Montalvo, I.（2007）. The national database of nursing quality indicators（NDNQ1）. Online Journal of Issues in Nursing, 12（3）. Retrieved from http：//www.nursingworld.org/MainMenuCategories/ANAMarketplace/ANAPeriodicals/OJIN/TableofContents/Volume122007/No3Sept07/NursingQualityIndiacators.aspx

[31] Nelson, E.C., Batalden, P.B.& Godfrey, M.M.（2007）. Quality by design：A clinical microsystems approach. San Francisco, CA：Jossey-Bass.

[32] Newhouse, R.P., Dearholt, S., Poe, S., Pugh, L.C., & White, K.M.（2007）. Organizational change strategies for evidence-based practice. Journal of Nursing Administration 37（12）, 552-557.

[33] Oman, K.S.(2011).Developing a structure for evidence-based practice. In J.Houser & K.S.Oman（Eds.）. Evidence-based practice：An implementation guide for healthcare organizations（pp.73-82）.

[34] Sudbury, MA：Jones & Bartlett.O'Keefe-McCarthy, S., Santiago, C., & Lau, G.（2008）. Ventilator-associated pneumonia bundled strategies：An evidence-based practice. Worldviews on Evidence-based Nursing, 5（4）, 193-204.

[35] Pardee, C., & Rundquist, J.（2011）. Systems for identifying EBP opportunities. In J. Houser & K.S.Oman（Eds.）. Evidence-based practice：An implementation guide for healthcare organizations（pp.125-138）.

[36] Sudbury, MA：Jones & Bartlett.Rees, S., Leahy-Gross, K., & Mack, V.（2011）. Moving data to nursing quality excellence. Journal of Nursing Care Quality, 26, 260-264.

[37] Rycroft-Malone, J.（2004）.The PARIHS framework-a framework for guiding the implementation of evidence-based practice. Journal of Nursing Care Quality, 19（4）, 297-304.

[38] Schon, D.A.（1983）. The reflective practitioner：How professionals think in action. New York, NY：Basic Books.

[39] Simon, H.（1969）. The sciences of the artificial. Cambridge, MA：MIT Press.

[40] Solomons, N.M.& Spross, J.A.（2011）.Evidence-based practice barriers and facilitators from a continuous quality improvement perspective：an integrative review, Journal of Nursing Management, 19, 109-120.

[41] Stetler, C.B., Ritchie, J., Rycroft-Malone, J., Schultz, A.A.& Charns, P.（2009）. Institutionalizing evidence-based practice：An organizational case study using a model of strategic change. Implementation Science, 4（1）, 78.

[42] Titler，M.G.（2008）. The evidence for evidence-based practice Implementation. In Patient safety and quality：An evidence-based handbook for nurses（chap7）. Rockville，MD：Agency for Healrhcare Research and Quality publication no.08-0043，Retrieved from htty：// www.ahrq.gov/qual/nurseshdbk

[43] UNC Health Care System.（2012）. Professional practice council bylaws. Retrieved from htty：//www.unchealthcare.org/site/Nursing/sharedgov/profpractice/index_html

[44] van der Weijden，T.，Legare，F.，Burgers，J.S.，van Vccndaal，H.，Stiggclbout，A.M.，et al.（2010）.How to integrate individual patient values and preferences in clinical practice guidelines？ A research protocol. Implementation Science（5）10. Retrieved from http：// www.implementationscience.com/content/5/1/10

[45] Walsh，L.，& Brophy，K.（2011）. Staff nurses'sistes of choice for administering intramuscular injections to adult patient in the acute care setting. Journal of Advanced Nursing，67（5），1034-1040.

第十八章

循证实践的参与情境

有些时候你可能会自愿或被邀请参加循证实践的课题。在此提供给大家一些指导性的建议。关于参与这类课题，会有以下 5 个情境：

- 作为课题组成员之一，可能要求你评价至少 1 篇研究报告并且做一个简短的口头报告
- 你打算在相关会议上提交一份循证的海报
- 你想要给护士长、临床的护理专家或护理管理者呈现你的循证临床思维或意识
- 作为患者护理计划会议的参与者，你提交了有关应对患者复杂护理问题的循证证据
- 你对循证实践感兴趣，并且想进一步拓展循证实践知识和技能

在前 4 个情境中，你想要条理地、仔细地选择你想要提交的内容，你就必须要做些功课。

一、加入一个课题组

首先，让我们想象一个场景。你是整形外科工作组的一位护士。该工作组正在寻找一些特殊病床，以保护患者高危破损的皮肤。对于如何使用这种床，你的团队要负责做出一个决策树。在病房里，往往会先使用风险评估量表来评估一下患者皮肤发生破损的危险程度。遵循 PICOTS 的原则，这个问题描述如下：

P：整形外伤和 / 或整形手术后处于恢复期的，有高度皮肤破损危险的患者

I：特殊的床和床垫

C：每张保护床及不同的开始使用时间的效果对比

O：皮肤破损的预防

T：在皮肤破损发生前

S：整形外科住院患者

研究团队决定，首先从检验各种能防止皮肤破损的床面开始，继而对各种床面的风险进行评估。在小组的第二次会议上，你需对气垫床的系统综述进行评价（Vanderwee、

Grypdonck 和 Defloor，2008）。你将会制作从系统综述中提取信息的表格，然后在下一次小组会议上对此系统综述做一个不超过 5 分钟的总结或评价。

你可以遵照下面的方法组织你的演讲：

- 遵照系统综述的评价指南中所给的大纲逐条进行总结
- 根据你对该综述的信任度及关注点，陈述对于结论可信性的总体印象
- 陈述你对该结论临床意义的观点
- 将研究发现或结论的适用性呈现给患者并注明出处

二、制作海报

专业的会议经常会征集关于研究或循证实践项目的口头陈述或海报展示，关于临床问题的证据总结，经常可以制作成相关且有趣的海报。在会议上，海报通常会被张贴在专业领域的展板上，人们可以在旁欣赏并阅读。大多数会议会要求有人在特定的时间候于海报旁，以方便人们询问问题。

我们假设皮肤防护小组的工作进展良好，这时你接到了全国整形外科护理协会关于在春季会议上展示海报的邀请。由于还未得出决策树或方案，你决定只在海报上展示支持决策方案的证据。大多数会议允许在海报上展示正在进行中的工作。你首先需要向协会提交一份海报的摘要。如果被接收，你需要使用 PowerPoint 或类似的演示软件创建海报，并使用很多机构都承认的海报制作软件制作海报。

制作海报时，你必须对信息进行精挑细选，如果信息过于繁杂或者布局凌乱，人们将不会驻足阅读或者只是扫一眼就走开了。海报的精髓在于呈现主要的思想，类似于一个摘要。如果人们看到摘要后想了解更多，便会提问。你（海报的阐释者）才是真正的资源，海报仅仅是抛砖引玉。

对于海报的制作并没有一个金标准，但有几条建议是有帮助的。关于海报的设计，信息必须按规律组合并带有标题，每个标题下有 3 ～ 5 个要点。若你在初次使用时定义了某个词，那么再次使用时则可以使用缩写形式，当然，如果这个词很普遍则不必这样。你可能需要列出参考文献和文中涉及的系统评价，或者你可以留下对此感兴趣的人们的邮箱地址，会后将文献清单发给他们。

海报的样式可以看上去类似图 18-1。这是一种低成本的黑白海报。颜色可以让它看上去更精致，但也会增加制作成本。请注意，海报只是资料的重新组合，而非真正的研究或文献检索。

在会议上做海报展示是一件有趣并有益的经历。很多人会与你交谈，你也会从中学到很多，这在你专业成长的道路上是一件值得推荐的事情。

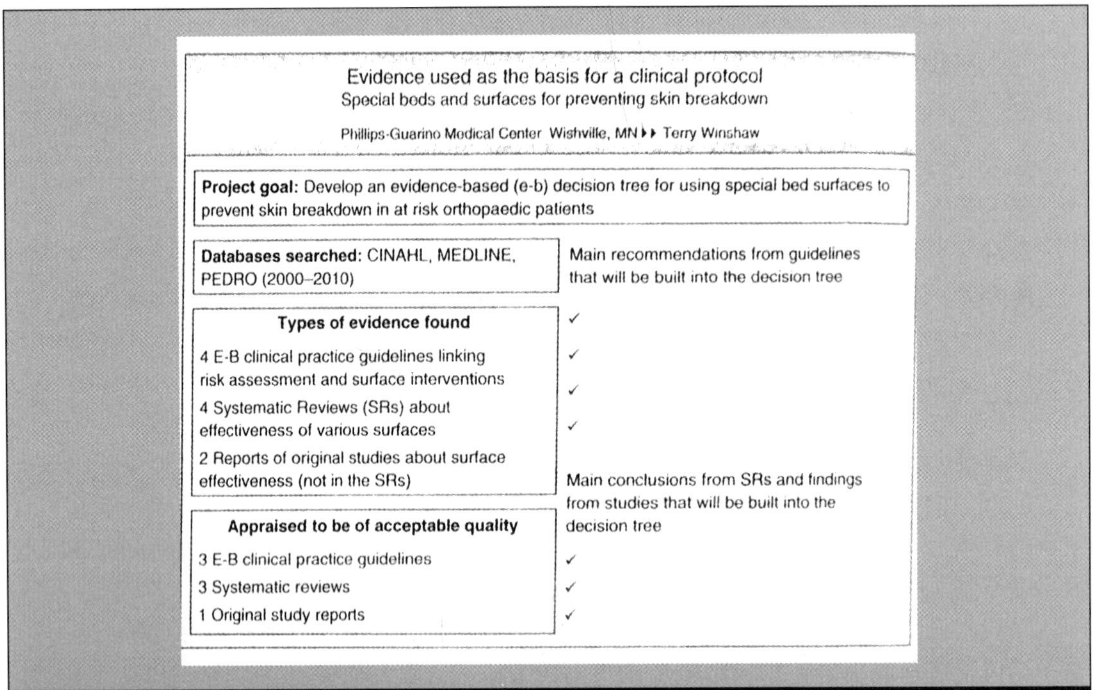

图 18-1 海报的样式

三、提出关心的问题或观点

设想你去参加一个会议，会议是关于预防和管理髋关节骨折老年人谵妄的问题。你之所以去参加会议，是因为此问题一直是你所在科室护理工作中的一大挑战。你决定去看看此问题研究证据的进展，并且也可以与相关的护理专家交流。你利用 15 分钟用“精神错乱”“髋骨骨折”“干预措施”为检索词在 CINAHL 数据库中检索研究型和循证实践类论文。检索到了 2 篇循证实践报告、1 篇系统评价和几篇关于髋关节骨折老年人谵妄干预和管理的原始研究报告，研究表明减轻疼痛是至关重要的。

想要与护理专家或护士长交谈，最好事先约定。在走廊中争分夺秒进行沟通通常效果不好，也容易被打断，或者你是在他想着其他事情的时候与他交流。在会面之前需要做些准备，以下是几点建议：

- 能举一些最近发生的例子来说明为什么你认为谵妄患者的预防和管理在你的病区里是一个难题。特殊患者的例子能够支持你的观点即谵妄患者的护理还不够好
- 对你快速检索到的证据做一个简要描述。最好能够提供几份你检索到的文献的摘要或者相关网址
- 如果你所在的病区已经有相关的方案，需在赴约前掌握。如果此方案基于循证且写得很好，或许有新的研究，把它重新介绍给同事以引起他们的注意。如果方案没有任何帮助，对其进行更新，或者开展新的研究，以指出其不足

- 询问如何改进，但是自己事先需有一些想法

以上几点并不能确保你会得到积极的回应或很好的跟进，但是机会难得，而且也是一个好的目标。

四、在护理会议上发表证据信息

护理计划的设计并不仅仅由有组织的团队面向患者进行，也会在多学科护理会议上完成。当对患者的护理出现了难题或者更加复杂的情况出现时，通常可以在护理会议进行汇报。此类会议的目的，是将患者的信息全部集中在一起（来自照顾者、家庭或者同事），并且制订出个体化的护理计划。

当某人花一个小时去寻找有关患者管理中关键问题的研究证据时，或许一些会议设计出了更有效的策略，比如已经有针对患者失眠问题的循证指南，已经有系统综述关注了带有外部骨固定的青少年是否可以洗澡的问题。越来越多的循证信息在患者护理计划会议上供人们查阅。

如果一个会议将要召开，并且你是参与人之一，你应该对可能或必须讨论的问题或议题给出一些看法。也许会有那么一两个议题，有助于所有与会人员理解被研究证据支持的有效方法。如果主持会议的人没有安排任何人去寻找问题的研究证据，你就可以自己做这件事情。

在会议上，你可以将你初步检索中的发现带到会场上，以信息呈现而不是演讲的形式。在这方面，不要使用被滥用的或含糊的词语，比如“研究表明”。作为替代，可以说：“我发现一篇包含 5 项住院青少年睡眠问题研究的系统综述。系统综述的结论是……”。把文章随身携带，以便随时让人查看。对于制订护理计划来说，基于研究结论的讨论会更加有价值，并且超越更多的基础知识。

五、构建你的循证实践知识和技能

如果确实对科学知识向实践的转化感兴趣，那应该考虑学习现有课程之外的循证实践技能。你可以学习研究生课程或者关于循证实践的继续教育课程。参加一些临床代表大会提供的循证实践研讨会。或者，可以请求护士长提供时间去参加如下所列的深入的循证实践研讨会：

- The Hirsh Institute 博尔顿研究所的凯斯西储大学（Case Western Reserve University）学院提供为期 2 天的中级基础的循证实践执业项目。其网址是 http：//fpb.case.edu/Centers/Hirsh/basic_quikpay.shtm 和 http：// fpb.case.edu/Centers/Hirsh/intermediate.shtm
- 爱荷华大学医院和诊所设有基础的循证实践实习。网址是 http：//www.uihealthcare.org/otherservices.aspx？ id=22792，一个高级的为期 3 天的循证实践会议：http：//www.uihealthcare.org/otherservices.aspx？ id=225169，以及一个基于网络的 CEU 课

程：http：//www.uihealthcare.org/otherservices.aspx？ id=225170

- The Joanna Briggs Institute 和它世界各地的合作中心提供住院医生实习期的集中训练。网址是 http：//www.joannabriggs.edu.au/Joanna%20Briggs%20Collaboration 和 http：//www.ebnp.org/fellows/fellowsresources.html
- 两个提供网上循证实践课程的组织：约翰霍普金斯大学护理学院：www.ijhn.jhmi.edu/programDetail_class.asp？ id=1278；以及俄克拉荷马大学护理学院：www.nursing.ouhsc.edu/CE/evidence_based_practice.cfm

通过这些项目中的有效学习，能使你在临床病房或机构中完全参与甚至领导循证实践项目。另一种选择，就是当你在一个大的医学中心寻找工作的时候，询问院内是否有循证实践培训，很多医学中心都提供。例如，费城宾夕法尼亚大学的附属医院向员工提供为期1年的循证实践项目学习的机会（Barnsteiner、Cheeks Reeder、Palma、Preston 和 Walton，2010）。

因此，有很多涉及循证实践的途径，从而有助于为患者提供更好的护理。

WWW 本书的附属网站提供了其他学习素材，可登录 http：//go. jblearning.com/brown3e。

参考文献

[1] Barnsteiner, J, H., Cheeks Reeder, V., Palma, W, H., Preston, A, M., &Walton, M.K.（2010）, Promoting evidence-based practice and translational research.Nursing Administration Quarterly, 34（3），217-225.

[2] Vanderwee，K.，Grypdonck，M.，& Defloor，T.（2008），Alternating，pressure air mattresses as prevention for pressure ulcers；A literature review.International Journal of Nursing Studies，45（5），784-801.

第十九章

基于研究的实践

当一个护士在为护理的患者寻求研究证据时，也就产生了个性化护理设计。个性化护理已在第十七章中讲过。实际上，大量的个性化护理都是由直接照护者在为患者提供照护时产生的。一般来说，主要有两种产生的情境：①当遇到病情复杂或者有特殊护理需求的患者时；②当给所有患者提供的护理方法出现特殊问题或需要时。

护理的许多问题往往都很难在护理方案中找到详细说明，这给个体的循证实践提供了机会。例如，医院、康复机构和家庭照顾机构的一些哮喘方案，要求教会哮喘患者如何使用喷雾器吸入气雾式药物。然而，喷雾器类型的选择和告知方法等的问题却留给了为患者提供治疗与护理的临床工作人员，而这些问题也都有相关的研究证据（Brockl 等，2001；Dolovich 等，2005；Brocklebank 等，2001；Vincken、Dekhuijzen、Barnes 和 ADMIT GROUP，2010）。如果一位护士护理一个刚刚被诊断为哮喘的 10 岁患儿，但却不会使用手压式吸入器。这个护士可以用自己的平板电脑登录 TRIP 数据库（http：//www.tripdatabase.com/），在搜索栏输入“哮喘 吸入器 儿童”，就可以浏览到一个由国家临床规范研究所（NICE）提供的指南——《慢性哮喘患儿（5 ~ 15 岁）常规治疗的吸入装置》。NICE 被认为是专业的循证指南制订机构，这可以给她提供一些关于如何确保哮喘患儿吸入正确剂量药物的技巧。护士还可以去寻找更多的研究证据，或者在专业大会或专题研讨会上获取研究证据，通过将这些研究证据应用到自己对患者的健康教育中来，可以提高护理的效果。

一般情况下，某个护士使用研究证据并不像循证质量管理团队整合不同类型的证据构建护理方案那么严格（Eddy，2005）。这不是因为个人不像团队有那么多时间、充足的证据资源或评价技能。通常，一个护士进行个性化护理设计的过程并不那么综合和系统：研究证据的检索不那么全面，评价更快速，证据的综合过程也不是那么系统（表 19-1）。一个护士也会更多地依赖被别人重新评估过的证据。因此，护士使用研究证据制订护理计划，经常是由可获得的研究形成的，但并不是真正的基于证据，因此，称之为基于研究的实践（RIP）。将研究整合到个体实践过程的精确性，可以通过应用临床循证实践指南和系统评价来提高，而不是仅仅依靠原始研究的结果。

表 19-1 循证实践与基于研究证据实践的对比

典型问题	循证实践	基于研究证据的实践
谁做的?	有资源和技能的团队	个体临床医生或护士
循证问题	有好的架构，基于组织层面的数据	出现在个体的实践当中
检索	广泛的，图书馆辅助的	快速的，宽泛并有限的
评价和总结	系统的，有评判标准的	不系统，变数大
翻译	有方法的，达成共识的	非正式的，通常只有一位医生或护士
评价	有计划的，分析的	通常无计划，轶事一样的

一、RIP 机会

护士在进行护理的过程中，意识到自己急需额外的知识来应对患者的问题，此时便产生了 RIP 的机会。寻找和检索以研究证据为基础的信息，通常能够帮助护士及时地做出决策。在一些医疗机构，也可以通过计算机终端、智能手机或各种其他的个体数字辅助系统从医疗数据库或者循证实践网站检索相关信息。如果在使用以研究证据为基础的实践过程中有任何疑问的话，最好及时与有经验的护士进行探讨。

- 了解你不知道的东西
- 找到你需要的信息
- 和临床领导者一起核实信息

另一种 RIP 机会发生在护士阅读专业期刊时，发现有可靠的整合性系统综述能帮助其改进护理方法。但是这种方法并没有在他供职的医院应用，可能是在本医院没有这类护理方案或者有方案但没有该综述中所强调的具体措施。无论发生何种情况，这个护士都应该使用以研究证据为基础的方法与病区的管理者进行探讨，来解决疑问或者为其他护理提供者提出一个研究问题。这或许是在没有任何官方许可的情况下就可使用的护理方法，或者有必须得到权威的病区管理者的认可。这一举措很可能引导整个病区对这个方法进行深入的思考。

当一位护士使用前文中描述的方法应用研究证据时，便是在致力于以研究证据为基础的实践。这个过程与团队使用研究证据构建循证实践方案不同，后者可以讲清楚对患者重要且关键的措施。因为循证实践方案可以清楚地表明护理患者的要点，并且影响更多的患者，更为重要的是，它是一个团队经过了严格的程序和步骤设计出来的。在一个问题上查找和总结所有的相关证据，然后使用它们制作循证实践指南或循证实践方案。这对于一个团队的知识、技能、严谨性和时间的要求都非常高，也超越了一位护士自身的能力范围。尽管如此，研究证据还是能够成为一位护士循证实践的一部分。

具体的 RIP 活动

进一步考虑个人如何从事 RIP：

- 仔细思考你所执行的临床护理措施的效力
- 当护理工作陷入困境、出现新的护理问题或者在实践过程中出现了负性的结果时，努力从护理的数据库和专业的网站中查找相关的循证指南或综述
- 加入一个探讨学术论文的杂志俱乐部
- 经常阅读一些在专业期刊上发表的综述和研究报告
- 对感兴趣的综述、研究或指南进行基本的评价，以确定它的制订过程是否严谨、成熟
- 对要应用到患者身上的研究结论、发现或推荐意见进行基本的评价
- 根据特定临床情景，对可信的研究结论进行临床适宜性调适
- 随时关注与工作领域相关的发布有循证信息的网站

二、信息交汇

从真正意义上讲，个性化护理是一种信息交汇（Porter-O' Grady，2010）。它是集科学的知识、患者的临床资料信息、临床护理循证方案、可获得的临床服务和个人的专业能力于一起，而制订个性化护理方案（图 19-1）。如今，患者的电子病历、临床决策支持系统、生物数据库、电子行程表和电子邮件可以帮助临床医生或护士接触各式各样的信息资源。Porter-O' Grady（2010）预见，在未来，医疗保健信息系统作为临床决策支持系统，将实现数据无缝对接（第 22 页）。这样的信息数据库可以将患者数据、机构标准、研究证据、评估指导以及决策支持工具有效地整合在护理工作中，使其以更易检索且快速阅读的模式呈现出来。无线的手持移动工具增加了人们接触信息的机会，并且提供了决策支持。尽管如此，也只有决策者能够综合所有信息并对特定的患者实施何种护理做出决策。

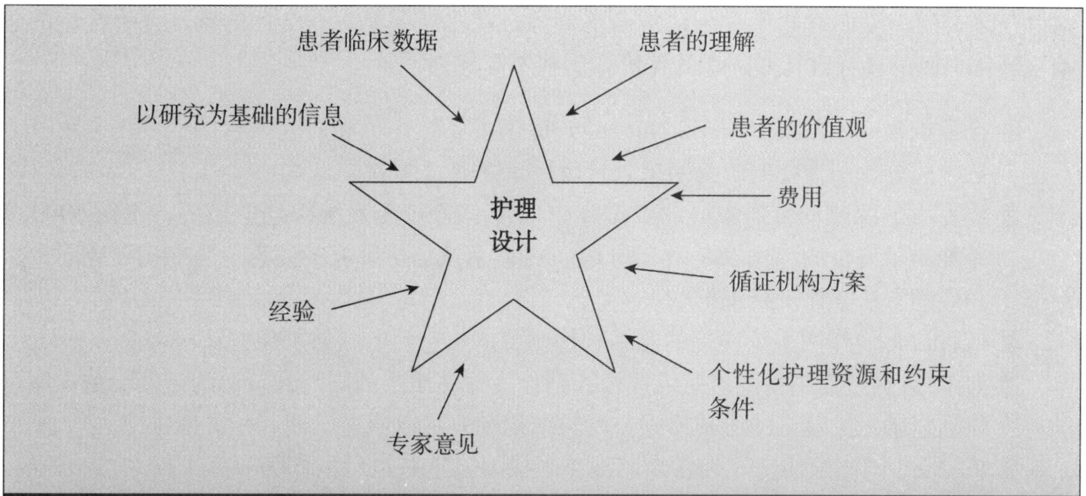

图 19-1 信息交汇

三、个性化护理模式的资源

正如书中的这一部分，循证临床实践指南、系统综述以及个体研究报告会极其冗长。在护理时，护士需要这些资料的精简版，有时可以称之为概要。同时，可能还需要关于处理特殊情况和干预措施等信息的证据总结，这些证据总结包括那些目前已经确定的、暂时确定的和没有研究证据支持的信息。目前，我们已经可以获得越来越多符合这些需求的电子资源。

（一）精简版的证据资源

出于这个原因，许多制作或发表指南和系统评价的机构都会制订指南或系统评价的精简版本，以便于护理服务者查询。这种简化版本可以在个人数字助手系统（PDA）中或个人平板电脑中进行下载（Doran，2009；Hong、Kim、Lee 和 ki，2009）。

以下是一些提供精简版临床循证实践指南的机构：

- 安大略注册护士协会提供了指南的 PDA 版本 http：//www.rnao.org/Page.asp？ PageID=829&ContentID=2491&SiteNodeID=133&BL_ExpandID
- 澳大利亚 JBI COnNect+ 也发布了《循证实践信息册》和《证据总结》的简明版 http：//www.jbiconnect.org/agedcare/ebhc/summarise/search-form.php
- 英国国家卫生与临床优化研究所（NICE）制订的循证临床路径提供了多种临床问题的快速指导决策树
- 肿瘤护理学会（The Oncology Nursing Society）编制的“将证据应用于实践”的简化版本包含了 15 种肿瘤护理的临床问题，可以通过它们的网站或手机获取，也可以链接到原始证据

与之类似，下面有数个系统评价摘要资源，这些摘要是 1 ～ 2 页的系统评价结论的总结，通常里面还会有对其方法学的评价。这些资源包括：

- 循证护理（Evidence-Based Nursing）提供了系统评价和研究报告的摘要，并附有方法学的评价和重要的研究结果。这是一个需要订阅的资源
- 约克大学综述和传播中心的数据库中包含 15 000 条系统综述的摘要，包括 6000 多条经质量评价的综述以及所有的 Cochrane 系统评价和方案信息，这些摘要还附带了相应的方法学评价结果
- Cochrane 协作网系统评价的总结和摘要可以从它们的网站上免费获得
- TRIP 数据库提供指南、系统评价和其他一些高质量的国际性资源的链接。数据库可以通过输入关键词的形式检索，检索结果列表可以通过日期和相关性排序
- PubMed 网站给便携式设备专门提供了摘要，这些也可以作为研究证据的总结概要，这个网站有多种检索策略，其中包括把问题归纳成 PICO 的检索模式

一些资源只是罗列出了关于循证临床指南和系统评价的方法学质量的简短评论，一些则没有。显然，护士想要得到的是被权威机构评审过的循证临床指南或系统评价。

（二）信息服务

另一种个性化护理的新兴资源形式，是针对健康照护提供者的基于网络的信息服务。医院和护理机构可以用一个相对合理的价格从供应商那里购买信息服务，以便给医疗机构的人员提供决策支持。一些服务仅仅是提供了信息的背景和结构，亦即可从教科书获得的信息类型，包括体格检查的症状和体征以及病理生理学、治疗、药物的基本信息。

另有一些服务超越了一般的信息，并且可以获得一些特殊临床问题的循证总结，并在新证据出现时能够及时更新。它们经过特殊的设计，作为个性化护理的参考。通过购买这些循证总结信息，机构实际上是把循证实践初期工作进行了外包（如检索、评价、证据的总结），但对于证据应用的评判仍然是机构和 / 或个体照护提供者的责任。

两个层次的评价

第一层次：使用了高质量的过滤器决定哪些个体研究可以作为系统评价的结论或循证临床实践指南推荐意见的基础

第二层次：通过了高质量的过滤器或经过方法学评价后被当作证据的系统评价或循证临床实践指南

更多针对医院、门诊及健康照护图书馆开放订阅的信息服务清单见附录 I，其中与护理相关的包括：

- JBI COnNECT+ Joanna Briggs Institution
- Nursing Reference Center---EBSCO
- ProQuest Nursing & Allied Health Source

应当知道，一项专门为临床医生提供的临床信息服务机构评估，发现这些服务机构的质量差异特别大，包括它们提供的信息的质量等级：综合的、真正基于证据的、及时更新的（Banzi、Liberati、Moschetti、Tagliabue 和 Moja，2010）。当考虑要购买电子的服务信息时，机构应该遵照以下这些由 Banzi 及其同事推荐的标准进行初评：

- 是否做了系统的文献检索或内容制订过程的监督？
- 是否对评价方法做了充分的描述？
- 系统评价是否比其他类型的出版物更受推崇？
- 证据的质量是否有分级系统？
- 当专家意见作为推荐意见的基础时，其表述是否清晰？

Banzi 及其同事对 18 条在线的循证实践的个性化护理信息摘要进行了评价，这些评价在文章中都有详细的描述。

理想的情况下

在个性化护理中使用的研究证据应该：经过评价和精确的总结

现在，这些在线的循证信息总结服务与官方发布的信息资源不同，其可以作为参考资源被使用。但是。仍然需要询问一位所在机构的护理专家是否认为他们所订阅的信息总结服务机构提供的信息可以依赖。目前，这些服务发展的非常快，并且在持续地改进，我们会在不远的将来看到更多的专门为护士设计的循证护理实践 APP。

对于个性化护理的信息检索者来说，现在有丰富的循证信息。只需要使用一台移动设备 APP，就可以检索到相关用药、疾病的症状体征、剂量的计算、正常的实验室指标以及交流技术的相关信息，这对于患者来说都是非常有利的。

为个性化护理者提供的精简版证据包括：

- 循证临床实践指南精简版
- 系统评价摘要
- 原始研究摘要
- 来自商业信息服务机构的循证实践信息总结

*最好是附有方法学的简短评价，如果是直接被开发它的组织所提供，开发的方法一定要在其他文件中体现出来

四、临床决策支持

新一代的临床信息系统（CIS），除了管理患者的信息之外，也能为临床的照护者提供决策支持。当输入患者信息后，CIS 就会自动将患者信息与机构的计划和外部研究证据进行链接。因此，护理的提供者不需要知道或看到是否真的有相关护理方案，CIS 都会将它呈现出来。与此类似，也不需要从循证资源中检索循证临床指南、系统评价、研究报告或者其他的循证信息总结。基于输入的患者信息，CIS 将会通过信息按钮输出相关联的信息资源（DiCenso、Bayley 和 Haynes，2009；Lobach 等，2012）。高等级的患者数据和相关信息资源的整合，可以提升对于个体患者的护理水平，这一模式不仅整合了循证护理实践，而且与机构的管理和评价标准保持一致（Lobach 等，2012）。如今，具备这种能力的 CIS 在健康照护机构和实践中已经越来越常见。

五、我的终点，你的起点

这本书已接近尾声，在这里再简单总结一下关于之前提到的循证实践（EBP）和基于研究的实践（RIP）相关的专业行为。从知识链接 19-1 中所列出的专业行为可以看出，作为护士应该具备的特质是：对日常的护理工作要时刻善于观察，思维敏捷并保持一颗好奇心；要积极参与到病区、临床服务、机构的质量管理活动；不断地提高循证实践（EBP）和基于研究的实践（RIP）技能。

知识链接 19-1 本科护士的专业循证实践行为

- 实施的护理行为与本科室或机构的规章制度相符合
- 不断监控自己所提供护理的效果
- 当识别出一项循证护理方案在患者身上没有效果或不安全时，与上级领导进行协商，决定是否继续遵照此方案进行
- 积极地支持在自己的科室、服务场所或机构制订循证护理方案
- 参与本临床科室循证计划的制订
- 积极地参与并关注本机构的护理质量改进活动
- 在你单位的书签或最爱的菜单上创建一个循证实践文件夹，把你认为有用的和专业的循证实践组织的主页链接放在里面
- 阅读在临床期刊上公开发表的本领域的学术论文
- 把可信的临床循证方法介绍给你的同事和领导，以引起他们的注意
- 通过每个月定期评价一篇指南、系统综述或研究报告，来提高或保持你评价证据的知识和技能

希望你可以领会我这句并不十分微妙的话语的意思“循证实践不是旁观者的活动”。这是一场引起智力挑战的、有益的、有伦理要求的专业行为。我希望你能够接受这一挑战，作为一种促进健康、增进患者及其家庭幸福感的方式。

WWW 本书的附属网站提供了其他学习素材，可登录 http：//go. jblearning.com/brown3e。

参考文献

[1] Banzi，R.，liberati，A.，Moschetti，I.，Tagliabue，L.，&Moja，L.（2010）. A review of online evidence-based practice point-of-care information summary providers. Journal of Medical Internet Research，12（3）. doi：10. 2196/jmir. 1288. Retrieved May 25，2012 from Http：

//www/ncbi.nlm.nih.gov/pmc/articles/PMC2956323/？ tool=：pubmed.

[2] BrocklebanK，D.，Ram，F.，Wright，J.，Barry，P.，Cates，C.，Davies，L.，et al（2001）. comparison of the effectiveness of inhaler devices in asthma and chronic obstructive airway diseases：A systematic review of the literature. Health Technology assessment，5（26），1-149.

[3] Dicenso A，Bayley，L.，&Haynes，R.B.（2009）. Accessing pre-appraised evidence：fine-tuning the 5S model into a 6S model. Evidence Based Nursing，12，99-101.

[4] Dolovich，M.B.，Ahrens，R.C.，Hess，D.R.，Anderson，P.，Dhand，R.，Rau，J.L.，Guyatt，G.et al.（2005）.Device selection and outcomes of aerosol therapy：Evidence-based guidelines：American College of Chest，127（1），335-371.

[5] Doran，D.（2009）. The emerging role of PDAs in information use and clinical decision making. Evidence Based Nursing，12，35-38.

[6] Eddy，D.（2005）. Evidence-based medicine：A unified approach：Two approaches to using evidence to solve clinical problems，and how to unify them. Health Affairs，24（1），9-17.

[7] Health Lib Wiki Canada.（n.d.）. Point of care decision-making tools-Overview. Retrieved May 25，2012 from http：//hlwiki.slais.ubc.ca/index.php/Point_of_care_decision-making_tools_-_Overview

[8] Hong，H.S.，Kim，I.K.，Lee，S.H.，&Ki，H.S.（2009）.Adoption of a PDA-based home hospice care system for cancer patients.Computers，Informatics，and Nursing，27（6），365-371.

[9] Lobach，D.，Sanders，G.D.，Bright，T.J.，Wong，A.，Dhurjati，R.，Bristow，E.，et al.（2012）. Enabling health care decisionmaking through clinical decision support and knowledge management. Rockville，MD：Agency for Healthcare Research and Quality.

[10] Porter-O，Grady，T.（2010）.A new age for practice：Creating the framework for evidence. In K.Malloch&T.Porter- O，Grady（Eds.），Introduction to evidence-based practice in nursing and health care（2nd ed.，pp.1-30）. Sudbury，MA；Jones and Bartlett.

[11] Vincken，W.，Dekhuijzen，P.R.，Barnes，P.R.，Barnes，P.，&ADMIT Group.（2010）. The ADMIT series-Issues in inhalation therapy.（4）How to choose inhaler devices for the treatment of COPD. Primary Care Respiratory Journal，19（1），10-20.

资源链接

综述和传播中心，约克大学数据库：

http：//www.york.ac.uk/inst/crd/

Cochrane 合作网：

http：//www.cochrane.org/cochrane-reviews

循证护理：

http：//ebn.bmj.com

JBI 协作网：

http：//www.jbiconnect.org/agedcare/ebhc/summarise/search-form.php

健康和临床证据国际中心（NICE）：
http：//guidance.nice.org.uk/CG
肿瘤护士协会实践证据资源：
http：//www.ons.org/Reaearch/PEP
适用于平板电脑的 PubMed：
http：//pubmedhh.nlm.nih.gov/
安大略注册护士委员会：
http：//www.rnao.org/
TRIP 数据库：
http：//www.tripdatabase.com

附录 A

临床实践指南评价指南

引用：

___

___

___

概要

指南的主旨是什么？临床问题、议题与分议题

指南的目标人群是哪些患者？

指南制订委员会应用了现存的系统评价还是自行制作系统评价？

指南拟达到怎样的临床结局？

指南制订者是谁？

指南的制订时间以及指南引用的最新证据的时间；

指南主要的推荐意见是什么？

可信性

指南制订委员会是由专业人员组成吗？	□是□否□不清楚
指南制订委员会是否有利益冲突？	□是□否□不清楚
* 系统评价是由高质量的文献制订而来的吗？	□是□否□不清楚
* 指南的制订是否按照标准的流程？	□是□否□不清楚
* 每条推荐意见的支持证据是否经过分级、指定、总结以及讨论？	□是□否□不清楚
指南是否经过外部专家及公众的现场评审？	□是□否□不清楚
指南是最新版本的吗？	□是□否□不清楚
推荐意见可信吗？	□全部□部分□否

临床意义

是否考虑了患者的意愿、价值观及风险？　□是□否□不清楚

是否说明了指南的效益？□是□否□不清楚

* 是否说明了每一条推荐意见的置信区间（有评级或其他表示方式）？　□是□否□不清楚

护士是否决定所有重要的决策或行动？　□是□否□不清楚

推荐意见是否具有临床意义？　□全部□部分□无

适用性

指南是否聚焦于我们在临床环境中正在检查的某一问题、疾病或决策？

□是□否

研究证据中纳入的患者与我们临床中的患者一样吗？研究证据中的临床环境和我们现实的临床环境一样吗？

□是□否□部分

基于这些推论结论，我们需要加入一些什么变量、附加物、训练或者采购，来保证临床方案的正确实施？

详细说明

______

______

______

* 我们为实施新方案以实现我们的目的必须作出的努力是什么（资源、能力、承诺）？

□是□否□不清楚

改革可能会影响到哪些部门和 / 或供应商？

详细说明

______

______

______

* 我们如何知道我们的患者是否可以受益于我们的新方案？

详细说明

______

______

______

我们应该实施指南还是修订后实施？□是□修订后□否

*= 重要标准

评论

______

______

______

附录 B

临床实践指南评价范例

引用：

苏格兰校际指南协作网（2010）。成人抑郁症患者的非药物管理：国家指南。获取途径：http：//www.sign.ac.uk/pdf/sign114.pdf

评价只考虑运动和生活方式修正，不是心理疗法、自我控制、草药和营养疗法或替代疗法。

概要

指南的主旨是什么？临床问题，议题与分议题

成人抑郁症患者的非药物治疗包括新料疗法、自我控制、运动、生活方式改编、冥想、草药和营养支持、补充疗法或替代疗法，以此来替代处方药物疗法。

指南的目标人群是哪些患者？

轻度至中度抑郁的成年人。

指南制订委员会应用了现有的系统评价还是自行制作系统评价？

它们使用 SIGN 的方法学进行了系统评价（SR）和 meta 分析，同时应用了符合质量标准的现有系统评价（SR）和 meta 分析。

指南拟达到怎样的临床结局？

使用公认的抑郁测评量表、疾病持续时间、生活质量、患者的满意度来测量抑郁状态的减轻程度。

指南制订者是谁？

指南制订者是由 22 位来自苏格兰不同学科和机构的临床及学术专家组成。

指南的制订时间以及指南引用的最新证据的时间；
发布于 2010 年 1 月；90 篇参考文献更新时间截止为 2008 年。

指南主要的推荐意见是什么？
唯一的推荐意见是关于运动和生活方式改变：结构化的运动可被视为一种治疗方式。没有关于生活方式改变的推荐意见，但提供了最佳实践点。

可信性

指南制订委员会是由专业人员组成吗？ ☑是□否□不清楚
照护的护士能够获益。

指南制订委员会是否有利益冲突？ ☑是□否□不清楚
指南制订小组的所有成员达成了关于利益冲突的共识。指南的 11.2 章。

系统评价是由高质量的文献制订而来的吗？ ☑是□否□不清楚
SIGN 在 http：//www.sign.ac.uk/guidelines/fulltext/50/section6.html 上对其制订了明确标准。

指南的制订是否按照标准的流程？ ☑是□否□不清楚
SIGN 关于临床实践指南的制订标准有明确的规定，详见网站上的"指南制订者手册"。

* 每条推荐意见的支持证据是否经过分级、指定、总结以及讨论？
☑是□否□不清楚
基于证据类型和质量定义了证据等级（1++ ～ 4）。例如：证据等级 1++ ～ 1+。运动的证据体为 B 级，陈述性判断提供了很多方面的实例。

指南是否经过外部专家及公众的现场评审？ ☑是 □否 □不清楚
是的，经过了同行评审，也纳入了患者意愿（指南的 11.3 ～ 11.2.1 章节中均有体现）
指南是最新版本的吗？ ☑是 □否 □不清楚
发布于 2010 年。

推荐意见可信吗？ ☑全部 □部分 □否

临床意义
是否考虑了患者的意愿、价值观及风险？ ☑是□否□不清楚
综合考虑了这一推荐意见。在"运动"证据的讨论部分，考虑了患者的风险。

是否说明了指南的效益？ ☑是□否□不清楚

在 1.2 和 1.5 章节描述了症状的减少。

* 是否说明了每一条推荐意见的置信区间（有评级或其他表示方式）？

☑是 □否 □不清楚

定义了推荐意见等级 A、B、C 和 D。我们发现最佳实践推荐点是有益的。每条推荐意见的受益在证据的讨论处都有描述。然而，5.1 章节的讨论没有详细描述结局。缺少健康生活方式的研究，最佳实践点是有用的，与我们的经历有着共同点。然而，我们还没有形式化的方法。

护士是否决定所有重要的决策或行动？ ☑是□否□不清楚

我们考虑到了所有可能的非药物疗法，尽管推荐意见可能由于证据不足而没有指定。

推荐意见是否具有临床意义？ ☑完全□部分□无

适用性

假如社区的精神健康中心考虑使用非药物疗法作为替代疗法。抑郁症状的减轻或许是我们要考虑的重点，但是社区患者的意愿也同样是我们要考虑的。

指南是否聚焦于我们在临床环境中正在检查的某一问题、疾病或决策？ ☑是□否

18% 的患者表示如果可能，希望避免使用处方药。很少数的研究证据支持的非药物疗法不尽如人意。

研究证据中纳入的患者与我们临床中的患者一样吗？研究证据中的临床环境和我们现实的临床环境一样吗？

☑是□否□部分

我们认为减少药物疗法的患者可能会选择结构化运动疗法和/或健康的生活方式支持疗法。我们希望看到年纪较大患者会接受结构化的运动疗法，同时收集他们进行运动的体验。

基于这些推论结论，我们需要加入一些什么变量、附加物、训练或者采购，来保证临床方案的正确实施？ 详细说明

我们需要讨论是否在赞助下提供结构化的运动疗法，或向患者提供某种社区项目。有了赞助，我们可以租一部分空地，雇一位指导者；我们需要成本分析；清晰地论证进行此方案的益处。作为替代，我们可以编制结构化运动项目的清单；顾问应该容易地获得该清单。我们也可以张贴海报。健康的生活方式支持小组可以由赞助商支持。我们有成员进行运动疗法，但是专家顾问应当帮助发展运动的内容。我们将制订结构化运动和健康生活方

式的草案提交给医生协会，作为治疗抑郁患者的替代疗法。

* 我们为实施新方案以实现我们的目的必须作出的努力是什么（资源、能力、承诺）？

☑是 □否 □不清楚

选择运动作为一个主要的治疗方式需要成本分析。健康生活方式支持小组需要少量的额外花费，只是在最初有一个咨询活动，调查是否能够提供可补偿的保险。

改革可能会影响到哪些部门和 / 或供应商？ 详细说明

顾问需要为招募的患者提供关于这些疗法的价值观与成本分析的教育。

* 我们如何知道我们的患者是否可以受益于我们的新方案？ 详细说明

我们应该：①建立能够识别出患者需要非药物疗法的系统；②确定提供结构化运动和 / 或健康生活方式支持小组成员的百分比；③确定有多少实际上已经被招募成为运动小组（我们的或者社区的）或生活方式支持小组的成员；④在 4 个月试验后评估抑郁的减轻程度。

我们应该实施指南还是修订后实施？ ☑是 □修订 □否

如果成本分析是支持的或模棱两可的，我们应该向医生协会提供：我们关于运动和健康生活方式推荐意见的进展情况说明。

* = 重要标准

评论

____
____
____

附录 C

评价指南：整合性系统综述的结论

引用

____

____

____

概要

一共有多少人员参与了评价？
整合性研究评价围绕什么研究主题？
如何确定潜在的研究报告？
研究分析中的决定性因素是什么？
评价涉及了多少项课题研究？
研究中都应用了什么研究设计方法？
研究结论的连贯性和重要性是什么？

可信性

是否准确地阐明了研究课题？ □是 □否 □不清楚
研究和其他的证据的检索是否全面而无偏倚？ □是 □否 □不清楚
筛选纳入文献是否基于明确的标准？ □是 □否 □不清楚
纳入研究有没有经过质量评定？ □是 □否 □不清楚
是否充分细致地阐述和讨论了纳入研究的设计特性和调查结果？
□是 □否 □不清楚
是否充分整合了研究结果，而不仅仅片面地报告个别案例结果？ □是 □否 □不清楚
评价者是否深入探究了是什么原因造成了研究结果的不同？ □是 □否 □不清楚
评价者有没有将部分优质研究结果发现的结论与其他劣质证据的发现区分开来？
□是 □否 □不清楚

哪些结论是得到了至少两个以上高质量研究结果的支持？清单

___
___
___

这些结论可信么？ □全部 □部分 □否

临床意义

研究中治疗规模或研究结果之间的关联程度或定性研究结果的意义，是否足以对患者结局和护理体验产生影响？

□是　□否　□不清楚

这些结论是否与护士提供的护理服务有关？

□是　□否　□不清楚

结论是否具有临床意义？

□全部 □部分 □无

适用性

IRR 是否聚焦于我们在临床环境中正在检查的某一问题、疾病或决策？

□是　□否　□不清楚

研究的患者跟我们平常看到的那些，总体人群或者亚组患者有相似之处么？

□有　□无　□不清楚

基于这些结论，我们需要加入一些什么变量、附加物、训练或者采购，来保证临床方案的正确实施？

□是　□否　□不清楚

我们为实施新方案以实现我们的目的必须作出的努力是什么（资源、能力、承诺）？

□是　□否　□不清楚

我们如何知道我们的患者是否可以受益于我们的新方案？详细说明

___
___
___

我们是不是应该结合这些我们得到的结论着手去设计一个方案？

□全部　□部分　□否

* = 重要标准

评论

___
___
___

附录 D

整合性系统综述的结论评价范例

引用：

Crowe，M.，Wilson，L.，&linder，M.（2011）. Patients’ reports of the factors influencing medication adherence in bipolar disorder-An integrative review of the Literature. International journal of nursing students，48. 894-903.

概要

一共有多少人员参与了评价？

3

整合性研究评价围绕什么研究主题？

躁郁症患者关于服药依从性的认知

如何确定潜在的研究报告？

需要进行数据检索和手动检索。需要报告研究策略。

研究分析中的决定性因素是什么？

有明确的纳入和排除标准。

评价涉及了多少项研究？

13

研究中都应用了什么研究设计方法？

多数是定量的描述性研究，一个是混合法研究，一个是质性研究。

研究结论的连贯性和重要性是什么？

服药依从性的影响因素是众多的，其可归类为疾病相关的、患者态度和信念、药物相关的以及环境相关因素。一项至多项研究确定，患者对疾病本身、对自身以及服药对其影响等的看法是其影响因素。部分研究还显示了与处方提供者关系的重要性。

可信性

是否准确地阐明了研究课题？　☑是□否□不清楚

"来自患者主诉"这一短语的内涵是重要的。

研究和其他的证据的检索是否全面而无偏倚？　☑是□否□不清楚

检索了多个数据库。

筛选纳入文献是否基于明确的标准？　☑是□否□不清楚

我们确实想过为什么一些我们知道的研究不符合纳入标准，比如 Fleck，D.E.，Keck，P.E.，Corey，K.B.，&Strakowski，S.M.（2005）. 非裔美国人和白种人躁郁症患者服药依从性相关因素 . 临床精神病杂志，66，646-652.

纳入研究有没有经过质量评定？　☑是□否□不清楚

列出采用的标准，并且说明它们均符合最小化标准，但是研究质量的可变性并未描述。

是否充分细致地阐述和讨论了纳入研究的设计特性和调查结果？

☑是□否□不清楚

然而，我们发现研究类型的信息有些令人困惑；我们倾向于将其列在表 3 中。我们亦希望我们知道该研究是在哪个国家开展的，以及关于参与研究患者的简短介绍，因为他们每一个人可能在疾病以及服药方面都受到独定文化的影响。唯一一个质性研究和混合法研究令我们很是惊讶。

是否充分整合了研究结果，而不仅仅片面地报告个别案例的结果？

☑是□否□不清楚

服药依从性影响因素的 4 种类型是否是评价者划分的或者是来自于其他地方并不是很清楚。另外，将综述结论以框架形式列出确实很有帮助。该评价确定患者会对他们的疾病有复杂的看法，这些看法会影响其依从性，服药依从性和情绪状态之间的关系还不明朗。

评价者是否深入探究了是什么原因造成了研究结果的不同？

☑是□否□不清楚

他们报道采用了多种服药依从性的测量方法，在多数研究中，依从状态与特定药物并未关联。只有一项研究对患者进行了长期随访。

评价者有没有将部分优质研究结果发现的结论与其他劣质证据的发现区分开来？

☑是□否□不清楚

我们发现这方面略显薄弱，但是可能与研究的多变性，以及关于该疾病可获得的有限证据有关。评价者确实就该综述的发现与从其他角度研究该主题的研究证据进行了联系。

哪些结论是得到了至少两个以上高质量研究结果的支持？ 清单

涉及的许多因素相互作用，与疾病相关信念、自身看法、服药对控制情绪的意义在许多研究中被确认。另外，患者对与他们处方提供者关系的认知的影响在一些研究中提到，包括一项大样本研究。

这些结论可信吗？ ☑是□否□不清楚

但是我们对该结论的信心受限于研究的不同性质。

临床意义

在这些研究中，疗程、关联强度、研究结果的意义等数据是否足以改变患者的结局或者其照护体验？

☑是□否□不清楚

患者对疾病、自身意识、药物对他们的作用等的复杂的信念是确定的，但是其动态过程仍然难以理解 ---- 因此难以在实践中建立。当然，与处方提供者关系的重要性、关于所给药物的信息，突出影响了服药依从性。假设提供者对可识别因素的感知范围确实会影响患者的结局，但并未确定，因为这超出了本 IRR 的目标。

结论是否跟护士提供的护理有关？

☑是□否□不清楚

我们发现这一样本人群的依从性问题经常发生，并且是其生活质量的一个重要问题。然而，我们失望地发现，患者是否认为药物有用，以及效果如何影响依从性的观点在任何一项研究中都没有直接说明。另外，前面与患者关于面对面给药以促进依从性的讨论依然未经核对。

结论是否具有临床意义？ □全部□部分☑不清楚

重要的是，将已识别出的因素合并入临床照护没有带来伤害风险。

适用性

假设为精神疾病门诊。

IRR 是否聚焦于我们在临床环境中正在检查的某一问题、疾病或决策？

☑是□否□不清楚

直觉告诉我们这是一个问题，但是我们没有数据。

研究的患者跟我们平常看到的那些，总体人群或者亚组患者有相似之处么？

□是□否☑不清楚

不能告知，因为没有描述研究中的纳入患者。

基于这些结论，我们需要加入一些什么变量、附加物、训练或者采购，来保证临床方案的正确实施？ 详细说明

我们将运用该综述以及一些其他研究的结果，为治疗躁郁症患者的临床工作者制订一个方案。该方案将：①提醒处方提供者在考虑用药时评价患者如何看待疾病和服药；②提醒他们讨论预期收益以及可能的副作用；③确定在其后的随访中应被讨论的问题；④探究是否应该重视药物依从性差的问题。

制订该方案的时间需要列在一边。另外，该方案（伴有提醒）需要被整合到临床信息系统中。

我们为实施新方案以实现我们的目的必须作出的努力是什么（资源、能力、承诺）？

☑是□否□不清楚

这个问题在许多患者的计划会议上已经讨论过，达成共识认为我们需要将其纳入护理标准中。

我们如何知道我们的患者是否可以受益于我们的新方案？ 详细说明

我们需要数据来证明药物不依从的后果，这一点我们只相信报道。我们希望在未来随访中看到患者不依从率降低 20%。

我们是不是应该结合这些结论着手去设计一个方案？

□全部☑部分□无

评论

这些作者在躁郁症方面有很多关于提高药物依从性的效果研究（http：//anp.sagepub.com/content/46/4/317.full）

有一个关于老年躁郁症患者药物依从性的系统评价（http：//www.ncbi.nlm.nib.gov/pmc/a□ticles/PMC2921250/）。有一个正在进行的临床试验，关于提高躁郁症患者的服药依从性（http：//clinicalt□ials.gov/ct2/show/NCT00830310）。因此有很多资源等待被发现。

附录 E

评价指南：质性研究的结果

引用：

____

____

____

概要

研究者寻求了解的是什么样的体验、情境或者亚文化？

研究者是想描述某一种体验、某一种社会历程或某一事件，还是想得出某一理论？

如何收集资料？

研究者如何控制研究者本人的偏倚和偏见？

报告中是否包含了资料的具体内容（如：直接引证资料）及整合性结论（主题、理论）？

该研究的主要结果是什么？

可信性

该研究是否发表在一个需要同行评议的平台？ □是 □否 □不清楚

从研究目的来看研究所用的方法是否恰当？ □是 □否 □不清楚

观察或访谈抽样是否恰当？对于研究目的而言是否足够丰富？ □是 □否 □不清楚

* 数据收集方法在获得更深层次的信息中是否有效？ □是 □否 □不清楚

数据收集方法是否可以避免对某些类型资源可能出现的疏忽、理解偏见以及过誉？

□是 □否 □不清楚

数据收集和分析是否动态融合？ □是 □否 □不清楚

* 是否以生动描绘了体验或现象及其情境的方式给出了数据？ □是 □否 □不清楚

提供的数据是否合理推断了一般阐述、主题或理论？ □是 □否 □不清楚

该研究结果是否可信 全部□ 部分□ 否□

临床意义

* 结果是否丰富且可提供有效信息？ □是 □否 □不清楚

* 该观点是否有助于为评估患者病情或疾病进展提供了建议、支持或指导？

□是 □否 □不清楚

该研究结果是否有临床意义 全部□ 部分□ 否□

*= 重要标准

评论：

____

____

____

附录 F

评价指南：量性研究的结果

引用：

____

____

____

概要

研究目的是什么？（研究问题、目的及假设）

如何进行抽样？

研究的纳入 / 排除标准是什么？

实际用于数据分析的研究对象？（人口学资料、临床特点以及退出率）

5. 数据收集的方法是什么？（如：顺序、时机、数据类型、测量指标）

是否检测了干预？ □是 □否

■ 样本量如何确定？

■ 患者是否被随机分配到各组

该研究的主要结果是什么？

可信性

该研究是否发表在一个需要同行评议的平台？ □是 □否 □不清楚

基于研究问题该研究设计是否恰当？ □是 □否 □不清楚

* 收集的数据与分析是否可以回答提出的研究问题？ □是 □否 □不清楚

测评工具是否为可信且有效？ □是 □否 □不清楚

* 是否控制了关键外部变量及偏倚？ □是 □否 □不清楚

* 无论研究如何、何时、何地执行，研究是否不受外部变量干扰？ □是 □否 □不清楚

* 如果测试了一项干预，回答下列 5 个问题： □是 □否 □不清楚

■ 是否研究对象被随机分配入组，且在起始时（干预前）两组基线一致？

□是 □否 □不清楚

- 是否很好地定义并始终如一实施了干预措施？　□是　□否　□不清楚
- 除了干预措施的差异外，两组是否被同等对待？　□是　□否　□不清楚
- 如果未发现差异，是否因为样本量不足而致未发现存在的差异？
　□是　□否　□不清楚
- 如果发现了差异，你是否可以确信差异来自于干预措施？　□是　□否　□不清楚

本研究结果与以往研究的结果是否一致？　□是　□否　□不清楚

该研究结果是否可信　□全部　□部分　□否

临床意义

注明出现在方法、r^2 或者临床效果（ABI、NNT、RR、OR）上的任何差异

* 目标人群是否被清晰描述？　□是　□否　□不清楚

* 频率、相关性或者治疗效果是否足够让你确信如果被用作护理基础则结果能够带来临床差异？　□是　□否　□不清楚

该研究结果是否有临床意义　□全部　□部分　□无

*= 重要标准

评论：

____

____

____

附录 G

量性研究范例

引用：

Evangelista L S，Moser D K，Westlake C，et al．Correlates of Fatigue in Patients With Heart Failure [J]．Progress in Cardiovascular Nursing，2008，23（1）：12-17.

概要

研究目的是什么？（研究问题、目的及假设）

“本研究旨在确定心力衰竭患者的疲劳患病率并分析其与患者的人口统计学、临床资料及心理因素之间的相关性”。研究同样关注疲劳的影响因素。

如何进行抽样？

研究采用便利抽样，招募一家位于美国西海岸大学附属三级医疗中心心力衰竭独立门诊的患者。这是研究提供的关于研究对象招募及情境的所有细节。

研究的纳入 / 排除标准是什么？

年龄在 18 岁或以上；能读、写和说英语；有左室射血分数< 40% 的超声或造影记录；心衰症状达 6 个月或更长时间。

实际用于数据分析的研究对象？（人口学资料、临床特点以及退出率）

纳入 150 位在三级医疗中心的独立门诊就诊且正在等待移植的心力衰竭患者，平均年龄为 55 岁；73% 为男性；平均射血分数为 26.7%；66% 有部分或完整的大学经历。

数据收集的方法是什么？（如：顺序、时机、数据类型、测量指标）

问卷的填写共需 10 ~ 15min，疲劳测评用简易情绪状态疲劳分量表（POMS-F）；生活质量采用明尼苏达心力衰竭生活问卷的亚量表：总体健康、生理功能和心理健康；抑郁采用 Beck 抑郁量表。研究对象在例行医院检查时被招募。

是否检测了干预？　　　　□是☑否

■ 样本量如何确定？

■ 患者是否被随机分配到各组

该研究的主要结果是什么？

a. 约 51% 的研究对象有高水平的疲劳，28% 在焦虑领域有得分。

b. 射血分数与疲乏低水平相关。

c. 最大负荷、总体生活质量、生理功能、心理健康以及抑郁均与疲乏高度相关。

d．在多变量模型中，最大负荷、身体健康、心理健康和抑郁解释了 51% 的疲劳方差（P ＜ 001）。

可信性

该研究是否发表在一个需要同行评议的平台？　☑是□否□不清楚

基于研究问题该研究设计是否恰当？　☑是□否□不清楚

研究旨在探索临床与心理症状及疲乏间的关系，因此采用相关性的研究设计是恰当的。

* 收集的数据与分析是否可以回答提出的研究问题？　☑是□否□不清楚

研究收集了可能相关或可以预测疲乏的生理学与心理学的变量。对于研究问题及数据而言，Pearson 相关性分析与多重回归分析为恰当的统计学方法。

测评工具是否可信且有效？　☑是□否□不清楚

测评工具为已被广泛应用的工具且具有良好的信效度。疲乏和抑郁的工具有着明确的分界点，但是，关于心力衰竭患者的有效性没有提供有效性信息。

* 是否控制了关键外部变量及偏倚？　☑是□否□不清楚

控制对于本次观察性研究而言并非十分重要，但是，本研究对研究对象纳入标准进行了限定：年龄、诊断以及能够填写问卷。

* 无论研究如何、何时、何地执行，研究是否不受外部变量干扰？☑是□否□不清楚

问卷的填写可能会使这些患者比那些没有被问及关于自身问题的患者更多地思考自己的心理状态。这可能会导致他们在关于自身生活质量、疲劳、抑郁、心理健康以及生理功能方面的测量得分比那些没有被问及关于自身疾病的患者有更多的问题。目前没有办法可以解决该干扰，但其可能会对结果的可靠性有所影响。

此外，因为大量已运行的显著性检验都各有问题，可能缺乏对 I 型结论错误的控制。但是当该研究采用了 bonferroni 校正数据后，研究结论在重要性方面并未发生改变。

* 如果测试了一项干预，回答下列 5 个问题：

■ 是否研究对象被随机分配入组，且在起始时（干预前）两组基线一致？

□是 □否 □不清楚

■ 是否很好地定义并始终如一实施了干预措施？

□是 □否 □不清楚

■ 除了干预措施的差异外，两组是否被同等对待？

□是 □否 □不清楚

■ 如果未发现差异，是否因为样本量不足而致未发现存在的差异？

□是 □否 □不清楚

■ 如果发现了差异，你是否可以确信差异来自于干预措施？

□是 □否 □不清楚

本研究结果与以往研究的结果是否一致？ ☑是 □否 □不清楚

是的，如讨论部分所阐述的，该研究结果与其他关于心力衰竭患者的研究结果完全一致。

该研究结果是否可信 ☑全部 □部分 □否

临床意义

注明出现在方法、r^2 或者临床效果（ABI、NNT、RR、OR）上的任何差异。

■ * 目标人群是否被清晰描述？ □是 □否 ☑不清楚

研究中缺少对招募过程以及临床招募情境的描述导致我们无法清晰描述目标人群。

■ * 频率、相关性或者治疗效果是否足够让你确信如果被用作护理基础则结果将能够带来临床差异？ ☑是 □否 □不清楚

多变量预测模型的 R^2 为 51%，这是相当可观的，正如作者所指出的，3/4 的疲劳影响因素（如：心理健康、生理功能及抑郁）是战胜疲劳潜在的干预措施。这个研究的发现可能引导未来通过调节这些变量来减轻疲劳。针对其的干预可一次研究一个或作为一组干预措施被研究。

我们认为这些研究结果确定了疲劳与生理功能、心理健康及心脏功能的相关性。疲劳无疑是一种生理体验，但是其对影响精神面貌及功能水平的经历同样有所反应。这些反应可能是干预措施的一个目标。

该研究结果是否有临床意义 ☑全部 □部分 □无

*= 重要标准

是的，我们发现所有的重要结果有临床意义。但是亦惊讶于射血分数与疲劳之间的弱相关性。研究中缺乏对研究结果所应用人群特征的清晰描述，这限制了我们对将这些结果应用于患者人群中可得临床意义的自信。

评论：

附录 H

充血性心力衰竭患者疲乏研究结果提取表

时间：2010 年 7 月

主题：充血性心力衰竭患者

作者及年份	问卷、变量、目的、假设	设计、样本、情境	结果	备注
Evangelista et al.2008	疲劳无力、心理及心脏变量、生活质量、抑郁、心理健康、生理功能	相关性分析 150 位在三级医疗中心的独立门诊就诊且正在等待移植的心力衰竭患者，平均年龄 =55 岁；男性 =73%；平均射血分数 =26.7% 美国	1.51% 的研究对象有高水平的疲劳 2. 在多变量模型中，最大负荷、身体健康、心理健康和抑郁解释了 51% 的疲劳方差。 3.28% 有焦虑得分。	简易情绪状态疲劳分量表（POMS-F）；生活质量采用明尼苏达心力衰竭生活问卷的亚量表：总体健康、生理功能和心理健康；抑郁采用 Beck 抑郁量表
Hägglund 2008	心力衰竭患者对疲劳的体验	质性研究 访谈及内容分析 10 位来自门诊的女性 平均年龄 =83 瑞典	1. 物理能量的损失 2. 身体出现极其软弱和不熟悉的感觉 3．经历体能的不可预知的变化 4. 需别人的帮助 5. 争求独立 6. 承认剩余能力 7. 被迫调整	

续表

作者及年份	问卷、变量、目的、假设	设计、样本、情境	结果	备注
Stephen 2008	疲劳程度、疲劳强度、症状严重程度、消极特质、功能状态、日常锻炼、生活质量、生活满意度	相关性分析 53 位老年稳定性心力衰竭患者，平均年龄 =77 岁； 男性 =68% 平均射血分数 =31% 美国	1．疲劳发生率 =96% 2．疲劳与生活质量、感知功能、生活满意度有关 3．疲劳与功能状态无关 4．结婚可以预测疲劳 5．规律的日常锻炼减轻疲劳	简易情绪状态疲劳分量表；疲劳视觉模拟量表；心力衰竭功能状态列表；MN 总表、MN 生活满意量表
Falk 2009	整体疲劳、躯体疲劳、心理疲劳、活动、动机、焦虑、抑郁、症状困扰	相关性分析 112 位寻求护理的心衰症状加重的社区老人。 平均年龄 =77 岁 男性 =60% 瑞典	1．疲劳与情绪困扰有关 2．诸多密集症状：疲劳、呼吸困难、失眠 3．抑郁与活动相关	多维疲劳量表（MFI-20）、症状困扰量表（SDS）、医院焦虑抑郁量表（HAD）

参考文献

[1] Evangelista，L.S.，Moser，D，K.，Westlake,C.,Pike,N.,Ter-Galstanyan，A.，&Dracup，K.（2008）correlates of fatigue in patients with heart failure. Progress in Cardiovascular Nursing，23（1）12-17.

[2] Falk，K.，patel，H.，Swedberg，K.，&Ekman，I.（2009）. Fatigue in patients with chronic heart failure-Aburden associated with emotional and symptom distress. European Journal of Cardiovascular Nursing，8，91-96.

[3] Hägglund，L.，Boman，K.，&Lunddman,B.(2008).The experience of fatigue among elderly women with chronic heart failure. European Journal of Cardiovascular Nursing，7，290-295.

[4] Stephen，S，A.（2008）. Fatigue in older adults with stable heart failure. Heart & Lung，37，122-131.

附录 I

基于证据的床旁照护信息资源总结

STAT!Ref

http：//www.statref.com/content/solutions.html

BestBETs

http：//www.bestbets.org/

BMJ Clinnical Evidence

http：//clinicalevidence.bmj.com/x/index.html

BMJ Point-of-care

http：//group.bmj.com/products/evidence-centre/bmj-point-of-care-1/

Mobile Clin-eguide

http：//www.unboundmedicine.com/news/unbound_wkhealth_ clineguide

DynaMed—EBSCO

http：//dynamed.ebscohost.com/

Essential Evidence Plus—formerly InfoPOEMs/InfoRetriever

http：//www.essentialevidenceplus.com/

Evidence-Based Medicine Guidelines（EBMG）—Wiley

http：//www.wiley.com/WileyCDA/WileyTitle/productCd-047001184X.html

Evidence Matters

http：//evidencematters.com/

JBI COnNECT+--Joanna Briggs Institute

http：//connect.jbiconnectplus.org/

NHS Clinical Knowledge Summaries

www.cks.nhs.uk/

Nursing Reference Center—EBSCO

http：//www.ebscohost.com/pointOfCare/nrc-about

OvidMD

http：//www.ovid.com/site/resources/prodinfo_ovidmd.jsp

ProQuest Nursing & Allied Health Source

http：//www.proquest.com/en-US/catalogs/databases/detail/pq_nursingahs.shtml

Rehabilitation Reference Centre—EBSCO

http：//www.ebscohost.com/pointOfCare/rrc_about

Thomson Clinical Xpert

http：//www.micromedex.com/products/clinicalxpert/

Up ToDate—WoltersKluwer

http：//www.uptodate.com/index

ZynxEvidence

http：//www.zynxhealth.com/Solutions/ZynxEvidence.aspx

术语表

绝对获益增加率（absolute benefit increase，ABI）：A 治疗组中获得临床效果的患者比例与 B 治疗组中获得临床效果的患者比例的差距。

研究间比对分析（across-studies analysis）：对两个及以上的研究进行比较和对比；将这些研究作为一个证据体进行分析。

决策算法（algorithm）：解决临床问题的一步步的详细指导，通常由一系列是或否的选择题引导得到几个可能的决策或行动方案。

适用性（applicability）：研究证据与具体环境之间的关联性，具体体现在患者的相似性，干预措施的安全性、可行性以及实施干预措施的预期效果上。

评价（appraisal）：针对研究证据的可信性、临床重要性以及适用性方面做出客观的系统评判以决定是否可以依据该证据进行实践变革。

偏倚（bias）：一项研究由于结果推论或研究方法等环节的不恰当导致研究结果偏离真实情况。最常见的研究方法偏倚主要包括设计偏倚、选择偏倚、测量偏倚和程序偏倚。

盲法（blinding）：在实验性研究中采取措施以保证研究工作人员或者参与者不知晓各个试验对象分在试验组还是对照组；盲法的作用是避免患者偏好影响治疗响应或响应评级。

邦费罗尼校正（Bonferroni correction）：用于避免由于在相同数据集上进行多重检验导致的 I 类错误。它是显著性 P 值水平的变化。

集束护理（care bundle）：针对一个健康问题所采取的一系列干预措施，当这些干预措施一起实施时能够产生比分别单个实施更好的效果。

护理设计（care design）：运用知识、信息和数据等为患者群体或者单个患者设计照护方案的过程。

病例对照研究（case-control study）：以现在确诊的患有某特定疾病的患者作为病例，以不患有该病但具有可比性的个体作为对照，研究者通过复查病史来判断某种暴露因素或经历是否与该结局的发生或者不发生相关。

机会变异（chance variation）：当测量相同人群中的两个或多个样本的特征、行为、心理状态或结局时，样本的平均变异是可以预测的。

临床决策支持（clinical decision support）：计算机临床信息系统的作用，通过输入患者数据来提供实践方案、信息和与患者照护相关的一般知识。

临床实践指南（clinical practice guideline）：针对具体的临床情景和临床问题提供的一系列通用的推荐意见。理想情况下，指南的开发需要有专家小组通过对科研证据进行严谨的分析而产生。

临床方案（clinical protocol）：组织的实践标准，其中详细阐述了在具体的健康问题、治疗方案和环境中对患者给予的照护。方案有各种不同的形式包括照护图示、决策算法、标准护嘱组合、临床程序、集束护理以及标准的照护计划；临床方案与临床决策、患者偏好共同指导临床照护。

临床意义（clinical significance）：在量性研究中，评价者对于研究结果表明有效的干预，或就患者健康状况而言，变量之间的联系有临床意义的判断。在广义上来说，该术语可以用在临床实践指南的推荐意见以及系统评价的结论中。

决定系数（coefficient of determination，r^2）：一个变量与另一个变量相关或能由另一个变量解释的比例。

Cohen's kappa：在对观测仪器进行检验时，如果需要将观察值归类，用该指标作为检验评价者间信度的统计学指标。如果所有的评价组将观察值都归为同一类，那么 kappa 值为 1，一般而言，kappa 值大于 0.7 较好。

队列研究（cohort study）：将某一特定人群按是否暴露于某可疑因素或暴露程度分为暴露组和非暴露组，追踪观察两组结局发生的情况。

对照组（comparison group）：在实验性研究中，不给予试验组所接受的某种特别治疗的组别。

结论错误（conclusion error）：由于偶然性的统计结果，样本量过小，分数或者额外变量上的较大变异等所导致的错误的统计结论。

置信区间（confidence interval，CI）：由样本统计量所构造的总体参数的估计区间。它是在样本值周围的一个区间。

混杂变量（confounding variable）：在对比分析的人群组中分布不匀，对结局产生影响的变量。它可能是在研究开始前未发现，也可能是无法通过研究设计来规避。它的影响可以通过统计学方法进行控制和分析。

连续抽样（consecutive series sampling）：获取样本的一种方法。该方法是指从某一点开始，每个符合纳入标准的个体都被邀请加入本项研究，招募人数直至预先设定的样本量。尽管该抽样方法相对于由研究者根据自己的安排和偏好来招募患者而言可能有较小的偏倚，其本质上属于方便抽样。

控制（control）：研究方法，主要用来①减少、降低或消除额外变量的影响；②避免偏倚影响研究结果；③降低机会变异。

对照组（control group）：同对照组（comparison group）。

便利样本（convenience sample）：样本来自于一批容易招募的人群，这些人群在研究者看来是目标人群的一部分。

相关（correlation）：两个区间或者序列变量之间的联系，一个变量的变化会引起另一个变量较小的、中等程度的或较大的变化。

相关性研究（correlational research）：研究两个或多个变量之间的关系，该研究中没有研究者的主动干预。

数据库（database）：一个结构化的，不断更新的信息数据收集存储库，包括论文、书籍和其他资源，常通过电脑软件来获取。如 CINAHL、MEDLINE 和 PsycINFO。

数据饱和（data saturation）：质性研究中，研究者在某个节点只能从招募的研究对象中获得冗余的信息，而且无法从最新招募的研究对象中获得任何新的信息。

护理方式（delivery system）：患者照护的具体情境。它是由包括患者流动、行程安排、交流、供给、设备获得、角色责任、工作模式、责任结构以及其他支持患者照护的工作动态在内的物流网络。

因变量（dependent variable）：也称为结局变量。在实验性研究中，效果或者结局的产生是由自变量引起的。因变量在时间序列上晚于自变量。

描述性研究（descriptive study）：量性研究的一种，旨在描述一个自然发生的情境、事件或者对疾病的反应。其数据主要包括事件发生频率的总结以及情境的各个方面所归属的类别和水平。

二分类变量（dichotomous variable）：一个变量只有两个可能的值。如再次住院/没有再次住院。

效应量（effect size）：两个变量关联强度的统计学指标。通常，干预措施对于结局变量的效应量与对照措施的效应有关。

错误（error）：数据失真或者由于抽样，测量过程的偏差，或没有进行研究过程的严密跟踪而导致的结果失真。

民族志研究（ethnographic research）：质性研究的一种，通过考察社群文化和亚文化来了解其工作模式和个体行为。

证据（evidence）：作为临床方案、临床决策或者临床实践基础的客观知识或者信息。证据的来源包括研究，关于系统绩效和患者结局的机构数据，大型卫生保健数据库，以及专家意见。

循证临床实践指南（evidence-based clinical practice guideline）：针对一个临床问题或人群提供的一系列的大部分基于科研证据的临床推荐条目。

循证实践（evidence-based practice，EBP）：现有的证据证明有效并且被机构采纳的照护方式。

试验组（experimental group）：在实验性研究中得到治疗干预的组，该干预可能是新的或者效果未被证实的。

实验性研究（experimental study）：旨在通过比较两个或多个干预措施对临床结局效果的研究。该研究类型的特点是受试者随机分组，准确测量结局指标，尽可能控制额外变量，以增强因果结论的可信性。

外部效度（external validity）：研究结论能够推广到样本以外的人群中的程度。

额外变量（extraneous variable）：在试验中不打算研究的变量，它能够影响数据的收集从而导致得到错误的结论。研究者需要提前识别这些变量以消除或者控制其影响。

研究发现（findings）：对研究结果的解读，通常比数据结果更宽泛普遍。

普适性（generalizability）：研究结论能够在样本以外的人群中进行推广的程度。

扎根理论研究法（grounded theory method）：是一种定性研究的方式，它是在系统性收集资料的基础上寻找反映事物现象本质的核心概念，然后通过这些概念之间的联系建构相关的社会理论。

指南（guideline）：同临床实践指南。

霍桑效应（hawthorne effect）：参与者在意识到自己正在被关注或者观察的时候，会刻意去改变一些行为或者反应。

假设（hypothesis）：对一项研究预期结果的正式陈述。它是通过数据收集和分析来检验的。

影响（impact）：常与循证实践影响模型共同使用。它是循证实践在患者结局、健康体验、疾病体验和照护体验上的作用。

自变量（independent variable）：也称为干预/治疗因素。在实验性研究中，该变量是由研究者控制和调整以保证对因变量产生作用。自变量在时间顺序上早于因变量。

伦理委员会（institutional review board，IRB）：独立机构或者学校委员会，其职责是在进行临床试验之前对临床试验方案进行核查以保证该研究符合伦理要求，确保受试者的权益不受损害。IRB 由联邦政府的负责管理。

工具（instrument）：也称为测量工具。它可以是实验室检查、问卷、量化的评分表格等。

工具的效度（instrument validity）：测量工具能够准确测出所需测量的概念，并区别于类似概念的程度。

整合性系统综述（integrative research review，IRR）：系统综述的一种类型。它是将多个研究的研究结果通过逻辑推理进行整合并通过结论总结表和清单的形式列出来。IRR 的目的是总结某一主题的研究结果。

内部一致性（internal consistency）：用来测量同一个概念的多个计量指标的一致性程度，常用的内部一致性的测量方法是 Cronbachα 系数。

评价者间信度（interrater reliability）：是指两个或更多评价者独立地赋值或打分，其赋值或得分相同或非常相似的程度。

干预措施（intervention）：见治疗措施。

测量误差（measurement error）：通过一种测量活动获得的值与真实值之间的差距。

***P* 水平下的显著性概率水平（level of significance probability p-level）**：见 *P* 水平。

Meta 分析（meta-analysis）：指通过汇总研究某一主题的一些（或更多）量性研究，从而得出基于更大样本的统计结果的一个系统研究综合过程。

质性 Meta 整合法（meta synthesis）：将一些（或更多）针对某一主题的定性研究合并形成概况和理论的系统研究综合过程。

需治疗病例数（number needed to treat，NNT）：是一个治疗效果的指标，即为获得 1 种有益结局（在原结局之外），需要用某种干预方法处理的人数。

结局测量指标（outcome measure）：用于量化某独立变量的工具或仪器。

离群值（outlier）：指在某单一研究数据中处于极端位置且在其他数据集范围之外的数据。

现象学研究（phenomenological research）：一种惯用于调查人类经验的质性研究。此研究方法试图去理解人类生活环境是如何影响人类赋予这些经验的意义的；这些方法通过了解一些或少数人来归纳性地确定对经验的理解。

PICOTS：是指在开展循证项目和检索文献数据库时需要考虑的一些要素的首字母缩写。P= 人群；I= 干预措施；C= 对照措施；O= 结局；T= 时间；S= 环境。

预先设定显著性水平决定值（p-level）：数据统计出的 *P* 值高于此水平则认为统计学差

异不显著。

个性化护理计划（point-of-care design）：针对某一特定患者制订的在床旁或护 - 患适宜地方的照护计划，包括修订原有方案或增加现有方案未定义的新行动。

个性化护理证据（point-of-care evidence）：指以短篇幅呈现的研究证据，它是对研究证据的总结，或是某些证据文件中的一部分。

人群（population）：指带有一个重要特征或特色的一组人。

效能检验（power analysis）：一种确定样本量的方法，影响因素为预期差异或关联的大小，*P* 值切割点，以及存在差异或关系的概率。

准规范化设计（prepecification design）：是指为众多患者仔细设计的将可获得的最佳证据融入到照护计划里的规范计划；在及时反馈的照护职责要求之外。

预计总体（projected population）：根据样本的简况，某一研究的结果被认为适用的人群。

方案（protocol）：见临床方案。

***P* 值（*p*-value）**：由于机会误差所致的源于统计数据结果的可能性结果。这一可能性会与预先设定的显著性 *P* 值相比较以得出一个结论，看得到的差异或关系是否具有统计学差异，比如可能存在于大样本人群。

质性内容分析（qualitative content analysis）：被执行研究者采用的一系列数据分析技术，以获得文本数据内容的含义。其典型代表就是制订一系列来自于数据的编码。

定性描述（qualitative description）：一种执行研究的方法，即尽量以与患者本来语言相似的言语明确表述患者体验。

定性筛选（过滤）（qualitative filter）：运用明确的标准对研究的方法学质量进行评估，其被运用于实施系统评价中，以区分不同方法学水平的研究或清除设计不好的研究。

质性研究（qualitative research）：探索关于人类现象学的问题，即重整那些对研究对象和情景印象深刻的假设。其目的包括探索、描述和理论形成。

质量改进（quality improvement）：一个机构项目意在促进照护系统的安全性、时效性、以患者为中心以及有效性。

量性研究（quantitative research）： 研究①验证之前被认可的议题；②运用控制外来变量的设计；③运用数值测定来决定多种变量的水平；④运用统计学或绘图法分析数据。

类实验性研究（quasi-experimental research）： 一种干预研究，即在试验中的干预措施和设置无法做到随机分成控制组或对照组。

随机分组（random assignment）： 一种基于可能性的程序，用于将研究参与者分入治疗组或对照组。每位参与者均有相同的机会被分配到两组。使得参与者的相应特征在两组之间均衡地分布。

随机对照实验（random clinical trial，RCT）： 是一种以大的、多样性的实验参与者样本为代表，运用预先设计好的研究方案进行研究的实验性研究。

随机样本（random sample）： 由多种方法中的一种形成的一群样本，其中每个人均有相同的机会被选中为样本。

关系（relationship）： 在研究中，一个变量影响另一个、两个变量互相影响或两者均被第三个因素影响，在这样的变量之间的联系称为相关性。

研究设计（research design）： 如何构建回答某一特定研究问题的研究的框架或基本指导。

研究证据（research evidence）： 个别研究的结果、系统评价的结论以及基于研究的设计完好的临床实践指南的推荐意见。

基于研究的实践（research-informed practice，RIP）： 护士在护理患者和在他 / 她的实践中采用研究证据。

结果（results）： 原始数据数值和统计分析的发现。

精确性（rigor）： 反应其与这一类研究公认标准贴合程度的调查研究的质量。

样本（sample）： 在参加研究的目标人群中选中的人。理想的样本是目标人群的代表。

科学知识生产（scientific knowledge production）： 一系列调查性活动，以知识性问题开始，以基于系统综述该问题所有研究的结论得出临床推荐意见结束。科学知识产生通常多年进行到底，并且随时可被修正。

适用范围（scope）：一个问题、设计、综述或指南的深度或广度，包括对其包含内容的描述。

检索（search）：在循证实践的概念里，检索是指识别所有相关主题的研究。特别的是指，利用电脑搜索引擎通过梳理文献参考资料和其他索引以识别相关研究文章。

简单随机样本（simple random sample）：指从总体中随机抽取的样本。

统计学差异（statistical significant）：指在样本人群中可能被发现的差异或关联的统计学结论。其是基于机会变异的结果的较低可能性。

研究计划（study plan）：定量研究中使用的术语，用来描述该研究是如何开展的，包括样本如何获取、数据如何测量和分析，以及应用的任何干预措施。

系统评价（systematic review）：对特定问题相关研究证据的综合及系统鉴定、分析和总结。一个系统评价可以运用统计学、表格、对照和比较法、图形识别，以得到一个基于该综述中研究的研究结论。

目标人群（target population）：样本研究结论适用的全体个人或组织。它可能是抽取随机样本的全部人口或者是简单样本剖面的影射人群。

重测信度（test-retest）：一种评估人们在间隔适当的时间段对某问卷的两次评分结果一致性的方法。

理论（theory）：提供一个凝聚的（虽然是试验性的）解释一种现象如何发生的假设、概念、定义和/或命题。

转化研究（translational research）：也称为实践研究。调查证据如何有效地整合入机构和特定实践的研究领域。

治疗（处理）（treatment）：在研究中评估的研究环境、临床干预、治疗方法、活动或者行动路线。治疗是一个独立变量，其对独立变量结果的影响是通过此研究检验的。

治疗效果的测量（treatment effect measures）：治疗措施、疗法和干预的临床效果的各种数值表示，包括绝对获益增加率（ABI）、需治疗人数（NNT）、相对危险度（RR）、比值比（OR）。

1 类错误（type 1 conclusion error）：是在统计检验时，实际上不存在关联或差异，却得出了变量间存在显著性关系或多组结果间存在显著性差异的结论。

2 类错误（type 2 conclusion error）：是在统计检验时，实际上存在关联或差异，却得出了变量间不存在显著性关系或多组结果间存在显著性差异的结论。

有效发现（valid finding）：一个严谨的研究发现或系统评价结论，其是可信的。因为其通过可靠的方法控制了混杂变量和偏倚。

变量（validity）：见工具的有效性。

变量（variable）：人、社会群体、事物或环境的属性，当测量时有两个或更多类别或可能的值。